AF898863

KREBS
IST EINE UMWELT-KRANKHEIT

MIX
Papier aus verantwortungsvollen Quellen
FSC® C005833

Verlagsgruppe Random House FSC® N001967

© 2019 1. Auflage der aktualisierten und überarbeiteten Neuausgabe
© 2013 Erstauflage by Südwest Verlag, einem Unternehmen
der Verlagsgruppe Random House GmbH, 81673 München

Die Verwertung der Texte und Bilder, auch auszugsweise,
ist ohne Zustimmungdes Verlags urheberrechtswidrig und strafbar.
Dies gilt auch für Vervielfältigungen, Übersetzungen, Mikroverfilmung
und für die Verarbeitung mit elektronischen Systemen.

Sollte diese Publikation Links auf Webseiten Dritter enthalten,
so übernehmen wir für deren Inhalte keine Haftung, da wir uns diese
nicht zu eigen machen, sondern lediglich auf deren Stand zum Zeitpunkt
der Erstveröffentlichung verweisen.

Das vorliegende Buch wurde sorgfältig erarbeitet. Dennoch erfolgen
alle Angaben ohne Gewähr. Weder der Autor noch der Verlag können
für eventuelle Nachteile oder Schäden, die aus den im Buch gegebenen
praktischen Hinweisen resultieren, eine Haftung übernehmen.

Projektleitung
Andrei-Sorin Teusianu

Redaktion
Claudia Lenz, Essen

Durchsicht und Korrektorat der Neuausgabe
Susanne Schneider

Umschlaggestaltung
*zeichenpool, München

Layout und Gesamtproducing
Lore Wildpanner, München

Druck und Bindung
Tesinska Tiskarna a.s, Cesky Tesin
Printed in the Czech Republic

ISBN 978-3-517-09798-5

Klaus-Dietrich Runow

KREBS IST EINE UMWELT-KRANKHEIT

Wie Entgiftung und Nährstofftherapie das Immunsystem stärken

südwest

Inhalt

Vorwort zur Neuauflage

Das Buch für Gesunde und Menschen mit Krebs ... 11

Prolog 13

A. Der Beginn ... 13

B. Tod und Tödlein – den Tod ins Leben holen ... 14

Sich mit dem Tod beschäftigen ... 15

Krebs, unser ständiger Begleiter ... 18

Der letzte Tag ... 20

Eindrücke, Spuren ... 22

Vom schönen Sterben ... 23

C. Krebs – Erdbeben der Stärke 8 auf einem Quadratmeter ... 25

Das konkrete Behandlungskonzept ... 26

Integrative Onkologie ... 27

D. Krebs – eine chronische Erkrankung ... 30

E. Fallbeispiele ... 32

Lises Story ... 32

Karolyns Story ... 34

1 Einführung 37

»Ich wünschte, ich hätte Krebs« ... 37

Den Krebsfaktor Umwelt entschärfen ... 38

Was hilft? – Schulmedizin, komplementäre Therapie, Wunderheiler? ... 39

2 Was ist Krebs? – Krebse? 47

Krebs als komplexe Erkrankung mit vielen Einflussfaktoren ... 48

Kalorien und Krebs ... 50

2.1 DNA-Schäden und Genominstabilität ... 52

2.2 Jede Krebszelle ist anders ... 54

2.3 Die unsterblichen HeLa-Zellen 61
2.4 Aggressive Tumorstammzellen.. 62
2.5 Persönliches Risiko – das onkogene Potenzial 63

3 Krebs: Status quo 65

3.1 Krebs trifft jeden Zweiten 65
3.2 Therapieerfolge: die große Ernüchterung 68
3.3 Mythos Vorsorge... 68
3.3.1 Beispiel Brustkrebs... 68
3.3.2 Beispiel Prostatakrebs.. 72
3.3.3 Zwiespältige Nutzen-Schaden-Bilanz.................... 73
3.3.4 Vorsorge mithilfe sensibler Tiernasen 75

4 Überlebenszeit nach der Krebsdiagnose 77

4.1 Überleben und Heilung.. 77
4.2 Progressionsfreies Überleben.. 79
4.3 Überlebensraten bei verschiedenen Krebstherapien 80
4.4 Falsche Aufklärung 83

5 Krebs durch Umweltfaktoren 85

5.1 Umweltfaktor Wasser 90
5.2 Umweltfaktor Chemikalien (Plastik, Schwermetalle, Pestizide).... 95
5.3 Umweltfaktor Naturheilmittel 98
5.4 Umweltfaktor Rauch und Rauchen 100
5.5 Umweltfaktor Elektronik.. 103
5.6 Umweltfaktor Kosmetika.. 106
5.7 Umweltfaktor Arzt.. 107
5.8 Umweltfaktor Arzneimittel.. 110
5.8.1 Antidiabetika... 111
5.8.2 Blutdruckmittel (Antihypertensiva).................... 112
5.8.3 Magenmittel (Säureblocker) 112
5.8.4 Schlafmittel.. 113
5.8.5 Sexualhormone 114

5.8.6 Dopingmittel – Mother's Little Helpers 116
5.8.7 Die Polypille 117
Exkurs: Medikamente ins Trinkwasser? 118

5.9 Umweltfaktor Hormone – Überestrogenisierung 119
5.10 Umweltfaktor Strahlung 122
5.11 Umweltfaktor Nahrungsmittel 126
5.11.1 Ernährungseinfluss in verschiedenen Ländern 127
5.11.2 Prostatakrebs durch Zucker? 129
5.11.3 Prostatakrebs durch Grillhähnchen? 131
5.11.4 Krebsrisiko durch Steak, Schnitzel und Wurst 131
5.11.5 Armut und ungesunde Ernährung 133
5.11.6 Fleisch-Lust? 134
5.12 Umweltfaktor Entzündung – Übergewicht 136
5.12.1 Krebsrisiko durch fettes Essen 136
5.12.2 Vorsicht vor dem Jo-Jo-Effekt: Schadstoffbelastung! 137
5.12.3 Umweltgifte und Diabetes (metabolisches Syndrom) 138
5.12.4 Umweltgifte und Entzündung 139
5.13 Umweltfaktor Darm – das Mikrobiom 139
5.13.1 Darmbakterien erhöhen Krebsrisiko 140
5.13.2 Antibiotika 142
5.14 Umweltfaktor Infektionen – Viren, Bakterien, Pilze 144
5.15 Umweltfaktor Vitaminmangel 147
5.15.1 Folsäure 147
5.15.2 Vitamin D_3 148
5.15.3 Vitamin C 149
5.16 Umweltfaktor Stress 150

6 Aus der Forschung 153
6.1 Antikörper steuern Signalprozesse 153
6.2 Antikörper stören Blutbildung 155
6.3 Gentherapie 156
6.4 Reparaturschalter NF-kappaB 158
6.5 Störung der Mikrotubuli 158

7 Chemotherapie – Vergiftung? 160

8 Ausgewählte Krebserkrankungen 164
8.1 Darmkrebs 164
8.2 Brustkrebs 166
8.2.1 Einfluss von Übergewicht und Bewegungsmangel 166
8.2.2 Brustkrebs und Hormontherapie (HT) 168
8.2.3 Brustkrebs und Strahlung/Röntgendiagnostik 169
8.2.4 Brustkrebs durch Kosmetika? 169
8.2.5 Brustkrebs durch Nährstoffmangel – positive Effekte durch Soja & Co. 170
8.3 Prostatakrebs 171
8.3.1 Zur Ursache 172
8.3.2 Vorbeugung 172

9 Prävention und das 3-E-Konzept der Functional Medicine 174
9.1 Ernährung 179
9.1.1 Es gibt keine Krebsdiät! 179
9.1.2 Biokost 180
9.1.3 Tierische Lebensmittel 180
9.1.4 Kachexie (Abmagerung) 181
9.1.5 Nahrung ist unser Umweltfaktor Nummer eins 183
9.1.6 Nahrungsmittelunverträglichkeiten 184

9.1.7 Nutriprävention und Therapie
mit Mikronährstoffen 185
9.1.8 Epigenetik und genetische Stabilität 188
***Pflanzliche Signalstoffe und ihre Wirkung
auf die Gene*** 191
Tee 191
Brokkoli (Sulforaphan) 192
Curcuma 195
Lycopin (Tomate) 196
Genistein (Soja-Isoflavone) 198
Resveratrol 198
Quercetin 199
Folsäure, Folat 200
9.2 Entgiftung: integrative Krebstherapie 207
9.2.1 Die Hepar-Tox-Therapie 207
9.2.2 Vitamin-C-Hochdosis-Infusionen 207
9.2.3 Glutathion – das Ordnungsmolekül 211
9.2.4 Alpha-Liponsäure 212
9.2.5 Melatonin 214
9.2.6 Therapieunterstützung bei Chemo- und
Strahlentherapie 216
***Vitalstoffe vor und während
der Chemotherapie*** 218
***Vitalstoffe vor und während
der Strahlentherapie*** 220
9.2.7 Mikronährstoffe zur präventiven Grund-
versorgung (Nutriprävention) 222
9.3 Entspannung – Sport – Physiotherapie 223
9.4 Darmtherapie: Regulierung und Aufbau der Darmflora 224
Das 4-R-Programm (Remove, Replace,
Reinocculate, Repair) 224
9.4.1 Remove (Eliminieren/Weglassen) 225
9.4.2 Replace (Ersetzen/Hinzufügen) 225
9.4.3 Reinocculate (Neubesiedelung) 226
9.4.4 Repair (Reparatur) 227

10 Diagnostik zur Prävention und Therapie 228

10.1 Umweltgifte: Blut- und Urinanalysen ... 228

10.1.1 Pestizide, Lösungsmittel und Weichmacher ... 229

10.1.2 Toxische Elemente im Haar, Blut und Urin ... 230

10.2 Stoffwechsel- und Nährstoffbedarfsanalyse: Organische Säuren (Original-Tests aus USA) ... 232

10.3 Folsäure-Spezialtest (unverstoffwechselte Folsäure) ... 234

10.4 Vitamin K und andere fettlösliche Vitamine ... 235

10.5 Stuhl- und Verdauungsanalyse (GI Effects) ... 236

10.6 Nahrungsmittelunverträglichkeiten – neue Blutanalysen und Allergix-Test ... 240

10.7 Hormonanalysen: Melatonin, Stress- und Sexualhormone ... 241

10.7.1 Melatonin ... 242

10.7.2 Stresshormone ... 243

10.7.3 Sexualhormone ... 244

10.8 Genanalysen (SNPs) – personalisierte Medizin ... 247

10.8.1 Die wichtige Rolle des Entsorgungsenzyms COMT ... 248

10.8.2 COMT und Estrogenausscheidung ... 249

11 Kostenübernahme umstrittener Methoden 252

12 Schlusswort: The Choice 255

Literatur/Quellen ... 257

Register ... 275

Literaturempfehlungen ... 279

Hilfreiche Links ... 281

Anlaufstellen für Diagnostik und Therapie ... 283

Bildnachweis ... 285

Dank ... 286

Für Hiltrud.
In Dankbarkeit für unsere gemeinsame Spur.

Das Buch für Gesunde und Menschen mit Krebs

Die Behandlung von Krebs gehört zu den größten medizinischen Aufgaben unserer Zeit. In Deutschland erkranken jährlich etwa 500.000 Menschen an Krebs.[1, 2] Im Januar 2019 ruft die Bundesregierung die „Nationale Dekade gegen Krebs" aus.[3] Oft resignieren Menschen, wenn sie von der steigenden Umweltverschmutzung in allen Lebensbereichen hören.[4] Ein Buch über Umweltgifte verstärkt nur noch dieses Ohnmachtsgefühl. Ein Krebspatient sagte mir: Die mir noch bleibende Zeit wird nicht ausreichen, um die Zusammenhänge zwischen Umweltfaktoren und Krebs zu durchdenken bzw. entscheiden zu können, welche Therapie und welche Änderung meines Lebensstil wirklich hilfreich sein wird? Er entschied sich für das onkologische Standardprogramm. Diese Haltung kann ich sehr gut nachvollziehen. Aus diesem Grund möchte ich mich der Herausforderung stellen und sozusagen als Scout in dem Dickicht der Krebspublikationen den Kranken und natürlich auch den Gesunden an der Hand zu nehmen und zu begleiten, um einen optimalen Weg zwischen klassischer Krebstherapie und den wertvollen Erkenntnissen aus dem Bereich der angewandten Umwelt- und Ernährungsmedizin (Functional Medicine) zu finden. Dieses Buch richtet sich nicht nur an Menschen, die an Krebs erkrankt sind, denn Krebs geht uns alle an: Jeder zweite Mann muss damit rechnen, im Laufe seines Lebens an Krebs zu erkranken. Bei Frauen sind es 43 Prozent. Wichtig ist auch für Gesunde zu begreifen, dass eine Veränderung des Lebensstils nicht als Strafe sondern vielmehr als Chance zu begreifen ist.

Wenn aber die Diagnose Krebs gestellt wird, handelt es sich noch lange nicht um ein Todesurteil. Ein wunderbares Beispiel ist die Biologin Sandra Steingraber, die im Alter von Mitte 20 an Blasenkrebs erkrankt ist, obwohl sie nicht geraucht hat und nicht in der Textilindustrie gearbeitet hat. Frau Steingraber beginnt ihr Buch *Living Downstream* mit den ermutigenden Worte: »Vor 30 Jahren hatte ich Krebs ...«[5] Ich finde dieses Buch so faszinierend, weil es uns eindringlich zu einem Paradigmenwechsel motiviert. Die Botschaft lautet: *Living Upstream*. Was das bedeutet, erklärt die Parabel im Vorwort Ihres Buches:

Es war einmal eine kleine Stadt an einem Fluss. Die Menschen dort waren sehr freundlich. Die Einwohner bemerkten, dass seit einiger Zeit immer mehr Menschen in der Strömung des Flusses trieben und in Not gerieten. Und so machten sie sich an die Arbeit und entwickelten immer mehr Geräte und Technologien, um die Menschen zu retten. Auf diese Weise waren die heldenhaften Bewohner derart mit der Rettung und der Behandlung der Menschen beschäftigt, dass sie nie daran dachten, flussaufwärts zu blicken, um herauszufinden, wer eigentlich die Opfer in den Fluss wirft. Steingrabers Buch ist eine Reise flussaufwärts: *Living Upstream*. Wir alle müssen uns fragen, woher kommen die vielen Krebserkrankungen, Autoimmunerkrankungen, Verhaltensstörungen wie Hyperaktivität (ADHS), neurodegenerative Erkrankungen wie Parkinson, Alzheimer und multiple Sklerose? Sind es nur die Gene, die hierfür verantwortlich sind, oder stimmt etwas mit unserer Umwelt und der Art, wie wir leben, nicht? Möge dieses Buch uns ermutigen, flussaufwärts zu gehen, um nachzusehen, wer hierfür verantwortlich ist: *Living Upstream!*

PROLOG

A. Der Beginn

Heute wird Birgit beerdigt.

Jetzt werde ich mit dem Buch über Krebs beginnen.

Heute, am 14. Juli 2011, findet in einer nordhessischen Kleinstadt um 14 Uhr die Trauerfeier für unsere Freundin statt. Letzte Woche konnten wir uns noch sehen – am Krankenbett. Sie war schwer von der Brustkrebserkrankung gezeichnet, geschwächt, kachektisch. Obwohl sie nicht mehr sprechen konnte, verrieten ihre Augen, dass sie uns sieht und versteht. Plötzlich kam ihr so typisches Lächeln über ihre Lippen und die vorher vor Schmerzen und von Schmerzmitteln gelähmte Gesichtsmimik erstrahlte wie in alten Zeiten zu einem freudigen Ausdruck. Worte folgten aber dennoch nicht.

Schön, dass wir da sind, dachte ich. Dies sollte das letzte Lächeln für uns gewesen sein. Ein Abschied – und vielleicht ein Auftrag.

Durch die Erlebnisse der letzten Tage und Wochen fühle ich mich dazu veranlasst, endlich mit dem schon lange geplanten Buch über Krebs anzufangen. Es soll der Brückenschlag zwischen klassischer Schulmedizin und einer auf den Grundlagen der Umwelt- und Ernährungsmedizin basierenden Beratungs- und Behandlungsstrategie werden. Eigentlich lässt es mein Zeitplan überhaupt nicht zu, jetzt schon wieder mit dem Schreiben zu beginnen. Denn gerade vor wenigen Monaten habe ich mein letztes Buch über die Darm-Hirn-Verbindung fertiggestellt (*Der Darm denkt mit*), was mich doch sehr viel Zeit und Energie gekostet hat – Energie, die ich für die Behandlung meiner Patienten benötige. Und für meine Familie möchte ich auch noch ansprechbar sein.

Doch mit einer geschickten Zeitplanung soll es gelingen. Das Thema liegt mir sehr am Herzen.

Nun beginne ich also dieses Buch mit dem Ende, mit dem Tod.

B. Tod und Tödlein – den Tod ins Leben holen

»Der Tod wird in unserer Gesellschaft bzw. in unserem Leben nicht akzeptiert. Es besteht eine Fixierung auf Aktivität, Fitness und ewige Jugend. Dabei hat niemand einen Anspruch auf ein langes Leben.« [14]

Ich möchte meinen Lesern und Patienten raten, sich mit den Themen Zeit und Tod so früh und intensiv wie möglich zu beschäftigen – und das, bevor uns ein Schicksalsschlag oder eine böse Krankheit trifft.

Margot Weber schreibt in ihrem Essay in der Zeitschrift *Emotion*:[40] »Die Zeit ist ein demokratisches Gut: Sie ist an alle Menschen gleich verteilt. Nicht die Zeit ist schuld an unserem Gehetzt-Sein, sondern die Uhr und der Wert, den wir ihr zumessen – sie ist das Hilfsmittel, das unser Leben taktet.«

Unsere persönliche Einstellung ist entscheidend. Es reicht, den Schalter im Kopf umzulegen und anders zu denken. Wir sollten nicht sagen: Schrecklich – ich habe keine Zeit! Sondern: Wie schön, was ich heute alles tun, erleben, erledigen, fühlen und genießen kann. »Wir brauchen nicht mehr Zeit«, schreibt Margot Weber. »Die, die wir haben, reicht völlig aus. Wir müssen nur bewusst Prioritäten setzen, Grenzen ziehen. Denn Freiheit bekommen wir nicht geschenkt. Sie kann nur im eigenen Kopf beginnen.«[40]

Zu diesem Thema äußert sich Manfred Lütz, Arzt und Theologe, in einem Zeitungsinterview der *Hessischen/Niedersächsischen Allgemeinen Zeitung* zum Thema Zeit: »Wenn ich den Lesern dieses Interviews genau sagen könnte, wann sie sterben, bin ich sicher, dass sie morgen schon anders leben würden. Wer weiß, dass er in zwei Wochen stirbt, der wird nicht vor der Glotze abhängen, Ratgeber lesen oder den DAX beobachten. Er wird vielleicht mit Freunden reden, mit Angehörigen, Musik hören. Mein Buch *Bluff* will anregen, damit schon vor dem Sterben zu beginnen. Insofern ist es lebensrettend, natürlich im körperlichen Sinne. Doch was hat man davon, wenn man mit stabilem Blutdruck sein Leben verplempert?«[59]

Auch wenn wir unserem Leben mehr Stunden geben könnten, würden wir nicht reicher werden. Die Kunst besteht vielmehr darin, den Stunden mehr Leben zu geben.

Sich mit dem Tod beschäftigen

Lassen Sie uns zum Wesentlichen kommen und über den Tod reden, denn der Tod erwischt jeden von uns. Ich empfehle meinen Patienten, Freunden und Lesern dieses Buches, das Museum für Sepulkralkultur in der Weinbergstraße in Kassel zu besuchen. Es besteht nun schon seit 20 Jahren. Der Begriff »Sepulkralkultur« leitet sich ab

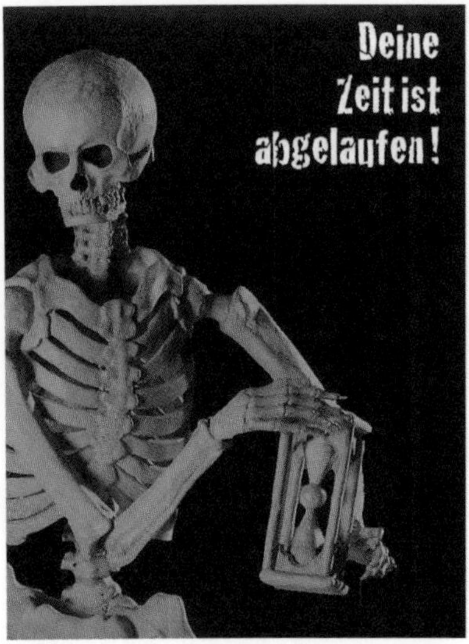

Abb. 1: Zeit ist abgelaufen, Museum für Sepulkralkultur (Quelle: Lopomedia, Kassel)

vom lateinischen Wort »sepulcrum« = Grab. Im Kasseler Museum werden alle kulturellen Erscheinungen, die sich im Zusammenhang mit »den letzten Dingen« entwickelt haben, berücksichtigt. Hierzu zählen Bestattungsriten, Särge und Gräber, aber auch zeitgenössische künstlerische Sichtweisen auf Leben und Tod.(26) Das Museum für Sepulkralkultur versteht sich nicht als »Friedhofsmuseum«. Angesichts aller Vergänglichkeit möchte es für das Leben sensibilisieren, so formulierte es der Leiter des Museums, Prof. Reiner Sörries.(27) Und genau das soll auch dieses Buch.

»Leben Sie wohl!« steht an der Ausgangstür des Museums für Sepulkralkultur.

Auch wenn die Vorstellung der Endlichkeit unseres Daseins bedrückend sein mag, so verleiht ebendiese ihm doch seine unwiederbringliche Einmaligkeit.[28] »Memento mori« sollten wir uns täglich ins Gedächtnis rufen: »Denke daran, dass du sterben wirst.« Erst wenn wir uns intensiv mit dem Tod befasst haben, werden wir den Wert, die Schönheit und die Chancen unseres Daseins würdigen und schätzen lernen. Ganz konkret kann das z. B. bedeuten, dass ich mir – auch in Zeiten bester Gesundheit – jeden Abend zehn Minuten Zeit nehme und mich frage, ob das, was ich heute getan habe, sinnvoll, erfreulich und hilfreich für meine Umwelt war. Was ist, wenn ich gleich sterbe und meine Lieben alleine lassen muss? Kann ich mit dem, was war, was ich als Spur hinterlassen habe, zufrieden sein? Mein Freund Dr. Lothar Kreutzig, Apotheker und Lebensmittelchemiker, der an Pankreaskrebs erkrankt war, klagte am Sterbebett: »… aber wir wollten doch noch so viel machen – ein gemeinsames Buch schreiben …« Meine spontane Antwort war: »Wir beide sind doch nie fertig! Wir können nur eine Spur hinterlassen – und das haben wir getan. Du wirst nun bald sterben und meine Aufgabe wird es sein, die gemeinsame Spur noch etwas zu verlängern.«

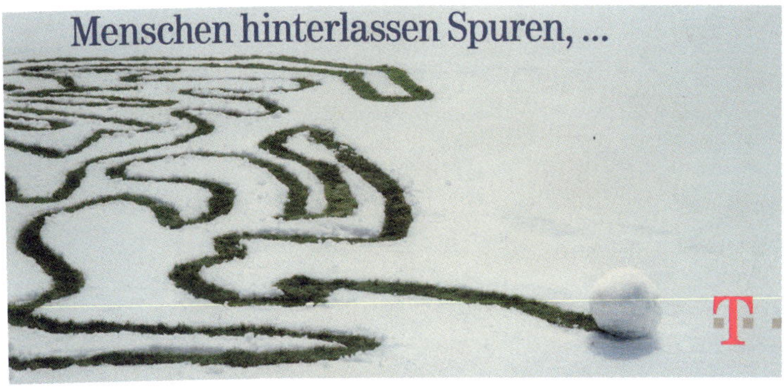

Abb. 2: »Menschen hinterlassen Spuren« – so steht es auf einer Karte, die ich nach einer Forschungsarbeit von der Deutschen Telekom erhalten habe

Erst wenn wir mit der begonnenen Spur zufrieden sind und die Herausforderungen des noch vor uns liegenden Weges nicht als Last, sondern als Chance und sinnvolle Aufgabe betrachten, wird das Memento mori seinen Schrecken verlieren. Mit der Grundeinstellung, dass eine böse Erkrankung auf jeden Fall kommen wird, kann ich gelassen und voller Kreativität an meiner Lebensspur arbeiten und auf den Tag der Diagnose einer zerstörerischen Krankheit wie Parkinson, Alzheimer, Krebs etc. gelassen warten und das Leben genießen – täglich!

»Genießen […] ist ein Geschenk des Himmels.
Nehmen wir es an!«(14)

Krebs, unser ständiger Begleiter

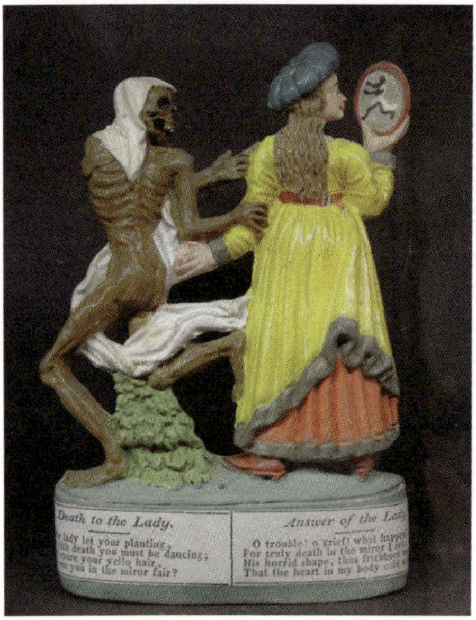

Abb. 3: Tod und Edelfrau, Zizenhausener Totentanz (Anton Sohn), Museum für Sepulkralkultur, Kassel, Foto: K.-D. Runow(26)

Und warum haben wir noch keinen Krebs? Weil die Krebszellen, unsere ständigen Begleiter, bis heute erfolgreich von unserem Immunsystem eliminiert bzw. am weiteren Wachstum gehindert worden sind. Darum ist es sehr wichtig, unser Wissen um die Immunvorgänge zu vertiefen und unsere Lebensweise derart zu gestalten, dass unsere Genprogramme und die Signalstruktur unserer Immunzellen optimal funktionieren können – so lange wie möglich.
Wir sollten uns die Tatsache, dass Krebszellen unsere ständigen Begleiter sind, täglich bewusst machen. Dabei hilft z. B. ein Tödlein, das man in seiner Aktentasche, im Auto oder im Wohnhaus oder an einem anderen Ort, den man täglich aufsucht, platziert.

Jeder sollte ein Tödlein besitzen.

Im Museum für Sepulkralkultur findet man die Tödlein. Es handelt sich um künstlerische Arbeiten, die uns täglich an den Tod erinnern sollen, Miniatursärge von 10 bis 15 Zentimetern Länge. Manche lassen sich mithilfe einer Feder aufklappen und es springt ein kleines Tödlein mit der Sense heraus. Andere verfügen über keinen Mechanismus, wenn man aber den Deckel abhebt, ist ein geschnitztes Tödlein zu sehen. Manche dieser künstlerischen Arbeiten sind von einer filigran-überirdischen, das Leben überdauernden Schönheit.[38, 39] Heute erfreuen sich die Memento-mori-Motive sogar in Tätowierstudios wachsender Beliebtheit.

Die drei Memento-mori-Tipps

1. Überprüfe täglich, ob du mit deiner Spur zufrieden bist.
2. Denke an den morgigen Tag und an die Spur, die du erzeugen möchtest.
3. Besorge dir ein Tödlein, gib ihm einen Namen, trage es in der Hand-, Akten- oder Computertasche oder platziere es an einem Ort, an dem du es jeden Tag mindestens einmal sehen kannst.

Der letzte Tag

Nur wenn man den Tod akzeptiert, kann man jeden Tag leben und erleben – auch den letzten Tag. Dieser letzte Tag und schließlich der Tod selbst gehören zu den Dingen im Leben, die man nur schwer akzeptieren kann, obwohl es normal ist zu sterben. Jeder muss es.

»Wenn ich am Ende keine Angst mehr haben muss, lebe ich den Weg dahin viel befreiter.«
(Krebspatientin)[29]

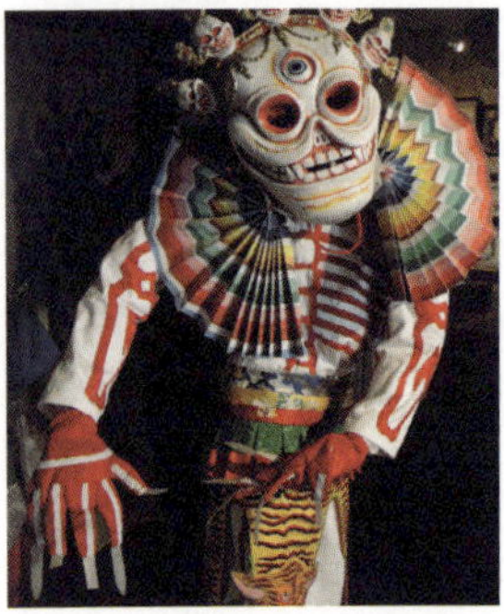

Abb. 4: Totentanzmaske, Tibet/Nepal, Museum für Sepulkralkultur, Kassel, Foto: K.-D. Runow

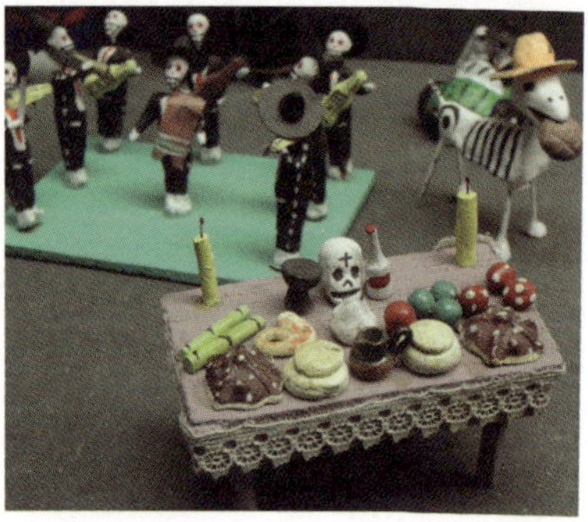

Abb. 5: Utensilien zum mexikanischen Totenfest, Museum für Sepulkralkultur, Kassel, Foto: K.-D. Runow

Im Museum für Sepulkralkultur finden wir neben verschiedenen Tödleins weitere Symbole der Vergänglichkeit auf Alltagsgegenständen, etwa den Totenkopf und die Schlange auf der schwarzen Pfeife.
Ausdrucksstark ist auch die Totentanzmaske aus Tibet/Nepal. Die Skeletttänzer weisen in dem ritualisierten Tanz auf die Vergänglichkeit unseres menschlichen Körpers und zeigen, dass hinter jeder noch so beeindruckenden äußeren Schönheit ein Gerippe steckt.
Auf Schönheit trifft man auch beim »Día de los Muertos«, dem mexikanischen Totenfest. Einmal im Jahr begehen die Einwohner des Landes einen farbenprächtigen Feiertag in heiter-morbider Atmosphäre zu Ehren der Verstorbenen. In Mexiko heißt es: Erst wenn sich niemand an die Toten erinnert, zerfallen sie zu Staub. Felix Pestemer hat für sein Buch *Der Staub der Ahnen* diese mexikanische Tradition beobachtet und bringt uns das Thema mit Sinn für Humor und detailreichen Bildern dar.[52]

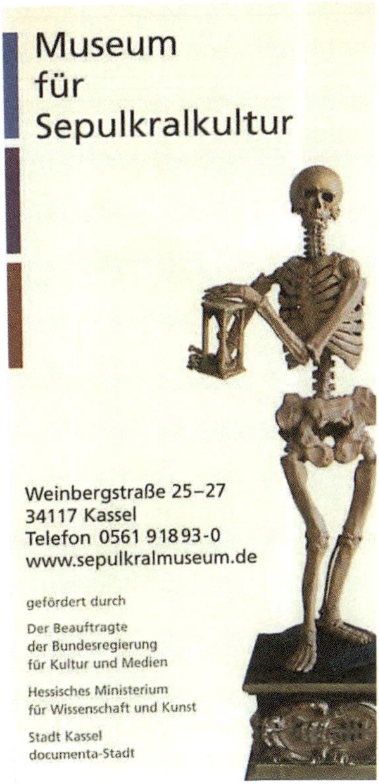

Abb. 6: Eintrittskarte mit Tödlein, Museum für Sepulkralkultur

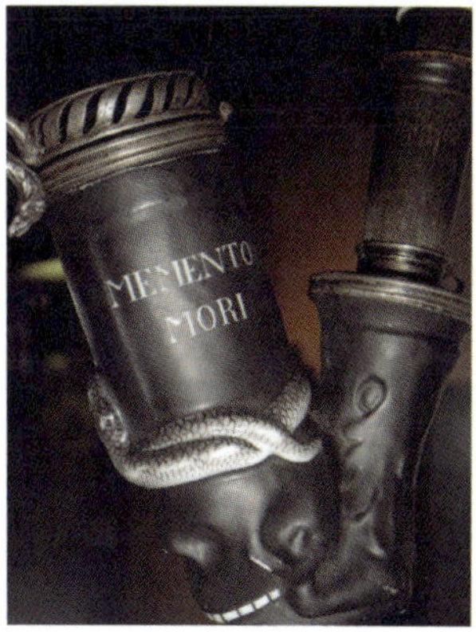

Abb. 7: Memento-mori-Pfeife, Museum für Sepulkralkultur, Kassel, Foto: K.-D. Runow

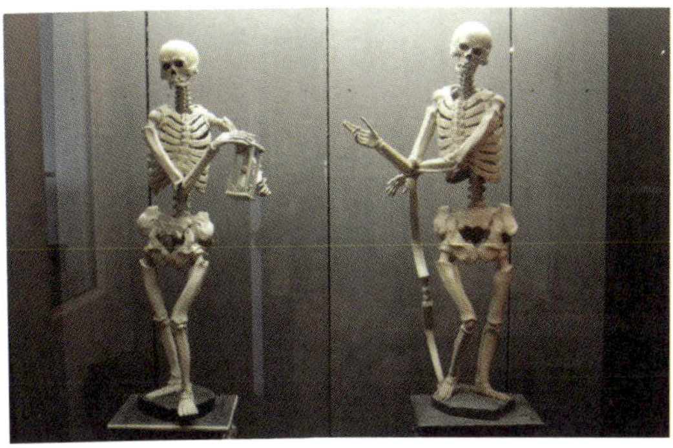

Abb. 8: Tödlein, Museum für Sepulkralkultur, Kassel, Foto: K.-D. Runow

Der Arzt Dr. Schätzler schreibt: »Der Tod geht uns alle an, aber wir möchten nicht, dass er uns heimsucht.«[30]

Was mache ich am letzten Tag meines Lebens?
Diese Frage beantwortet der Filmemacher Yann Arthus-Bertrand (Film: *Planet Ocean*) so: »An meinem letzten Tag, dem perfekten Tag, werde ich alles, was ich besitze, verschenken. [...] Der Tod ist wahrscheinlich der wichtigste Teil unseres Lebens.«[31]

Bei Dreharbeiten in New Orleans hatten Arthus-Bertrand und sein Pilot einen Hubschrauberabsturz überlebt. Beide hatten zuerst versucht, den Absturz aufzuhalten, was aber nicht möglich war. Arthus-Bertrand war sich daraufhin sicher, dass er nun sterben würde. Der Helikopter stürzte zu Boden. Beide hatten unglaubliches Glück. Arthus-Bertrand berichtet, dass er sich wie ein Betrunkener gefühlt habe. Er hätte nur zwei Dinge tun wollen: seine Frau anrufen und ein Glas Wein trinken. »Ich wollte trinken, wie ein Betrunkener.« Er fragte die Krankenschwester so lange nach Wein, dass sie ihm irgendwann entnervt ein paar Schlafmittel gegeben habe. Den Moment des Absturzes und das blitzschnell emporschießende Wissen, jetzt sterben zu müssen, hatte in ihm ein unglaublich starkes Gefühl ausgelöst.

Arthus-Bertrand wird in seinen letzten 24 Stunden alles verschenken, mit seiner Frau und seiner Familie sprechen und versuchen, Wiedergutmachung zu leisten für Sachen, die er falsch gemacht hat. Er wird ihnen sagen, dass er sie liebt. Er glaubt, dass wir am Ende einfach nur geliebt werden wollen. Er möchte mit einem Lächeln auf den Lippen sterben und sagen können: »Ich habe alles getan, was ich konnte.«

Eindrücke, Spuren

Wenn wir auf die Metapher »Spuren« zurückkommen, so möchte auch ich selbst sagen können: »Die Spur, die mich bis zu diesem letzten Tag geführt hat, war interessant, erlebnisreich und hinterlässt Eindrücke.«

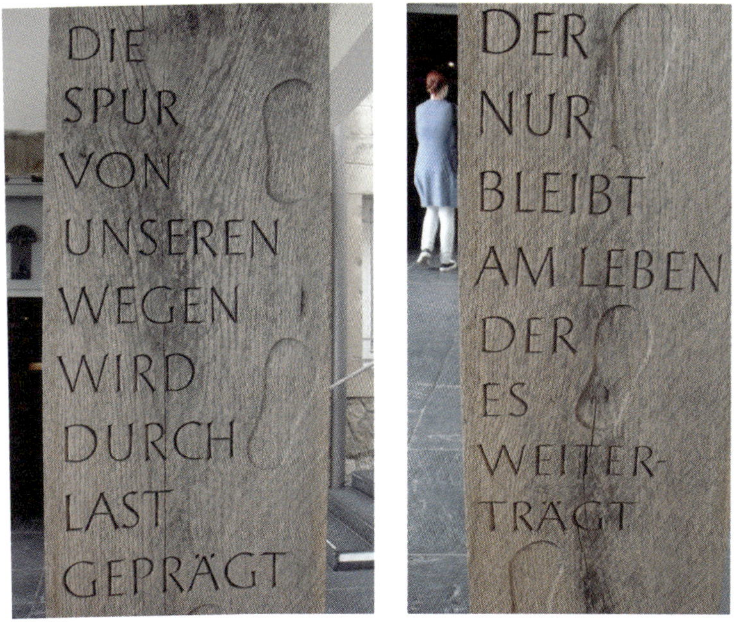
DIE
SPUR
VON
UNSEREN
WEGEN
WIRD
DURCH
LAST
GEPRÄGT
DER
NUR
BLEIBT
AM LEBEN
DER
ES
WEITER-
TRÄGT

Abb. 9 und 10: Eindrücke/Spuren, Museum für Sepulkralkultur, Kassel

Gott sei Dank ist sie bei mir nicht gradlinig gewesen, die Spur – es ist eben meine persönliche Lebensspur (my way), nun kommt etwas anderes. Mit innerer Zufriedenheit und auch mit einem Lächeln möchte ich meiner Frau und meiner Familie sagen können: »Nun seid ihr dran, geht weiter, malt ein anderes Bild aus Spuren.«

Vom schönen Sterben

Der Schriftsteller Tiziano Terzani starb ohne Angst, denn dies sei ja die natürlichste Sache der Welt. Seinem Sohn berichtete er von der geballten Freude, die er spüre, die in alle Richtungen ausstrahlte.[25]

Diese Beschreibung dürfte inhaltlich genau dem griechischen Euthanatos – dem guten bzw. schönen Tod – entsprechen.

Die Mehrheit der Deutschen träumt vom Eu-Thanatos (griechisch: guter bzw. schöner Tod). Laut einer *Spiegel*-Umfrage wünschen sich 67 Prozent der Deutschen, plötzlich aus guter gesundheitlicher Verfassung zu sterben, ohne Dinge regeln oder Abschied nehmen zu können. Ein solches Ende ist allerdings nicht einmal 5 von 100 Menschen vergönnt. Niemand möchte verwirrt aus diesem Leben scheiden, jedoch trifft dieses Schicksal mehr als ein Drittel. Und es gibt ihn oft, den grausamen Tod, vor allem, wenn Ärzte glauben, auf Teufel komm raus das Leben verlängern zu müssen. Diese Ärzte treffen wir in Intensivstationen und in onkologischen Abteilungen von Krankenhäusern. Auch wenn keine Therapie erfolgreich anspricht, werden die Patienten mit der x-ten Chemotherapie misshandelt.[32]

»Da kriegt man fünf Infusionen, fünfmal Chemo, da kriecht man nur noch auf'm Boden rum, man ist ein Wrack, man kann nicht mehr denken, nicht mehr sprechen, die Seele schreit ›Was tust du uns an?‹, die Zellen machen Tohuwabohu«, so beschreibt der an Lungenkrebs erkrankte Regisseur Christoph Schlingensief zwei Jahre vor seinem Tod die Heilversuche der Schulmedizin. Weiter wird er im *Spiegel* zitiert: »Wer nicht mit drei Schläuchen im Arsch in so'ner Klinik krepieren will, wer sicherstellen möchte, dass sein Leben nicht auf der letzten Etappe qualvoll verlängert wird, der muss sich einen Sterbeort aussuchen, an dem palliativ gearbeitet wird.«[32]

Palliativmedizin kann man als Rebellion gegen die Pharmakonzerne und den gesamten medizinisch-industriellen Komplex betrachten, weil jene einen großen Teil des

Umsatzes mit Medikamenten für die letzten Monate im Leben eines Krebskranken generieren.

Nach wie vor glauben viele, dass die palliative Behandlung nur auf die Linderung von Schmerzen reduziert sei. Doch auf Palliativstationen kümmert man sich um alles, was das Wohlbefinden ausmacht. In den 1970er-Jahren hat der aus England kommende Hospiz- und Palliativgedanke den Sterbenden in den Mittelpunkt gestellt. Seine Würde und seine Wünsche sollten mehr zählen als der Wille der Ärzte, Leben um jeden Preis zu erhalten.

Palliativmedizin kann man als Rebellion gegen die Pharmakonzerne und den gesamten medizinisch-industriellen Komplex betrachten.

C. Krebs – Erdbeben der Stärke 8 auf einem Quadratmeter

Bis heute gilt die Diagnose Krebs als Todesurteil – früher oder später.

Kein Wunder, dass von allen Krankheiten Krebs den Deutschen am meisten Angst macht. Laut einer Forsa-Umfrage fürchten sich drei Viertel der Menschen vor bösartigen Tumoren.(33)

Krebs versetzt uns sofort in einen Zustand der Angst und Verzweiflung. Gustav Dobos beschreibt die Reaktion auf diese Diagnose mit einem plötzlichen Erdbeben der Stärke 8 – auf einem Quadratmeter.(79)

Die ersten Wochen nach der Krebsdiagnose stellen eine extrem stresserfüllte Zeit für die Betroffenen dar, in der sie besonders gut betreut werden sollten. Das Risiko eines Suizids oder eines kardiovaskulären Todes ist in dieser Zeit stark erhöht.(97)

Mit der Diagnose Krebs beginnt ein Fulltime-Job. Überwältigend ist die Zahl der Entscheidungen, die nun täglich und unter erheblichem psychischen Druck erledigt werden müssen.

Ab jetzt dreht sich alles um die Krankheit. Arztbesuche, Klinikaufenthalte, neue Ernährungsformen, alternative Behandlungen bei Heilpraktikern oder Naturheilärzten müssen organisiert werden. Alles andere als Entspannung, obwohl dies jetzt so wichtig wäre.

Der Alarmzustand flutet den Körper mit Stresshormonen. Die Nebennierenrinde überschüttet den Blutkreislauf verstärkt und dauerhaft mit Cortisol und führt den Organismus in kurzer Zeit in einen Zustand, den man durchaus als Burn-out bezeichnen kann.

Mit der Angst, Verzweiflung und Depression fühlen sich Krebspatienten oft alleingelassen. Sie brauchen sofort Informationen über Hilfsangebote wie z. B. psychoonkologische Betreuung. Nur etwa 1 Prozent der Krebspatienten machen von einer solchen Hilfe Gebrauch. 99 Prozent kämpfen sich alleine durch, weil sie von den Angeboten für ihre seelische Gesundheit nichts wussten.[98] Ich rate meinen Patienten, die Fachleute in den Tumorzentren der großen Kliniken und Universitäten unbedingt auf dieses Thema anzusprechen.

Das konkrete Behandlungskonzept

Für Krebskranke sei der massive Kontrollverlust nach der Diagnose am schwersten zu verkraften, erklärt der Gynäkologe Jürgen Frost. Die Patienten begäben sich in eine Behandlungskaskade, die sie über eine lange Zeit entmündige. Erste Krankheitszeichen seien schnelle Erschöpfung, Konzentrationsstörungen, Übelkeit und Nervenschmerzen.[99]

Wichtig ist in dieser Extremphase, den Patienten eine konkrete Handlungsanweisung zu bieten.

Wie gelingt es nun nach der Diagnose Krebs, dass Angst und Stress schwinden? Natürlich nur, wenn sich der Patient gut aufgehoben und nicht übergangen fühlt. Er muss mit seiner Erkrankung ernst genommen werden und darf nicht das Gefühl haben, jetzt zum Spielball eines überbürokratisierten Medizinapparates zu werden, der die von einem elitären Kreis von Meinungsbildnern ausgearbeiteten Leitlinienprogramme durchlaufen muss.

Wenn fast 90 Prozent der Krebspatienten zusätzlich komplementäre Therapieverfahren einsetzen, wird deutlich, dass sich die klassische Onkologie bewegen muss.

Integrative Onkologie

Ich persönlich beziehe meinen Patienten intensiv in das Behandlungskonzept ein. Hierbei erhält jeder Patient einen Therapieplan, der auf der Basis der umwelt- und ernährungsmedizinischen Untersuchungen erstellt wird.

Selbstverständlich wird die jeweils aktuelle Situation berücksichtigt: Soll eine Operation, eine Strahlen- oder Chemotherapie erfolgen? Wenn ja, welche unterstützenden Maßnahmen aus der orthomolekularen Medizin und der Pflanzenheilkunde können vorab oder während der onkologischen Behandlung hilfreich sein?

Wie auch immer die persönliche Situation ist – die Entscheidung wird gemeinsam mit dem Patienten getroffen, die besprochenen Maßnahmen werden konkret umgesetzt und natürlich zu gegebener Zeit kontrolliert.

Mit diesem Vorgehen lässt sich die »Alarmreaktion«, in der sich der Patient nach der Diagnosestellung befindet, deutlich dämpfen.

Eine **integrative Onkologie**, *die Erfahrungen der Fachleute aus der Onkologie und komplementärer Bereiche wie der Umwelt- und Ernährungsmedizin sowie Phytotherapie bündelt, wird bei dem an Krebs erkrankten Menschen zu einer positiven Einstellung beitragen.*
(siehe auch Abschnitt E – »Karolyns Story«)

Studien zeigen, dass eine positive Grundeinstellung zu einer signifikanten Verlängerung der Lebenserwartung von Krebspatienten führt.

Wie kommt man zu dieser positiven Grundeinstellung?

Bevor wir uns um Diagnostik- und Therapieverfahren kümmern, rate ich dazu, sich zunächst intensiv mit dem Tod zu beschäftigen.

Da die meisten Menschen jegliche Gedanken an den Tod verdrängen, kommt für sie die Diagnose Krebs immer ungelegen und auf jeden Fall zu früh. Es drängen sich plötzlich Fragen auf: Wieso ich? Ich habe mich doch immer gesund ernährt und regelmäßig Sport getrieben. Warum so früh? Welche Ursachen haben zu der Krankheit geführt? Ist es Vererbung – sind also meine Gene verantwortlich? Ist es eine Bestrafung Gottes? Was habe ich falsch gemacht? In dieses Hadern mit dem Schicksal und die damit verbundene Zerrissenheit muss schnell Struktur und Entspannung kommen. Wie kann das gelingen?

Als primäres Ziel strebt jeder Krebspatient natürlich vor allem an, den Tod so lange wie möglich hinauszuzögern. Völlig ausgeblendet wird die Tatsache, dass bei vielen Krebsarten das Leben durch eine Chemo- oder Strahlentherapie nicht bzw. nicht wesentlich verlängert wird – aber die noch verbleibende Lebenszeit durch die toxische Wirkung der Medikamente, der Strahlendosis oder die durch Operationen verursachten Verstümmelungen erheblich beeinträchtigt wird (siehe auch Kapitel 4 – Überlebenszeit nach der Krebsdiagnose). Grundsätzlich darf man nach der Diagnose Krebs natürlich nicht nihilistisch werden, denn zahlreiche Krebsarten kann man dank moderner Diagnostik und Therapie als chronische Erkrankung betrachten, mit der man noch viele Jahre überleben kann.

Um aber nicht in die entmündigende Abhängigkeit des medizinisch-industriellen Komplexes zu geraten, sollte man sich so früh wie möglich mit dem Tod auseinandersetzen und sich mit den Ideen der Palliativmedizin vertraut machen (siehe unter Abschnitt B – »Vom schönen Sterben«). Zu einer psychischen Stabilisierung kann ich nur gelangen, wenn ich mich innerlich mit dem Tod arrangiert habe, ihn als »Partner« im Leben akzeptieren kann und nicht vorzeitig innerlich aufgebe. Mir gefällt der Satz Dustin Hoffmans aus einem Interview in der Fernsehsendung *Aspekte:*[(248)]

»Stirb nicht, bevor du tot bist!«
Dustin Hoffman

In dieser Lebensphase ist es hilfreich, sich mit den segensreichen, hochwirksamen Verfahren der angewandten Umwelt- und Ernährungsmedizin (Functional Medicine) zu befassen, da sie eine Fülle von präventivmedizinischen Möglichkeiten bieten, die die Lebensqualität deutlich verbessern und das Krebsrisiko reduzieren (siehe Kapitel 10 – »Diagnostik zur Prävention und Therapie«). Die modernen medizinischen Untersuchungsverfahren können allerdings nicht so exakt deterministisch sein, wie sich das der damals 46-jährige Bestsellerautor Wolfgang Herrndorf in einem *Spiegel*-Artikel wünschte. Er wusste, dass er nur noch wenig Zeit hatte, weil sich in seinem Kopf ein Tumor ausbreitete. Er hielte es für segensreich, wenn man frühzeitig im Leben wüsste, wann man sterben wird: »Besuch im Genlabor, dann ungefähr ausrechnen, dann planen, dann leben. So könnte man sich viel Quatsch ersparen.«[25]

Mit der Diagnose Krebs darf es nicht zu einem persönlichen Erdbeben kommen. Mein Wunsch wäre es, wenn dieses Buch dem Krebskranken eine fundierte Orientierung gäbe – als Grundlage für ein entkrampftes, stress- und angstfreies Handeln während der nun kommenden Zeit, die zu seiner intensivsten, ja vielleicht sogar zu seiner schönsten Lebensphase wird.

D. Krebs – eine chronische Erkrankung

Für viele Menschen ist die Diagnose Krebs gleichbedeutend mit einem Todesurteil. Allerdings kann ein großer Teil der Patienten ihr Schicksal als chronische Erkrankung betrachten. Mittlerweile überleben 60 Prozent der Frauen und 53 Prozent der Männer die magische Fünf-Jahres-Grenze. 1,5 Millionen Menschen leben schon über fünf Jahre mit der Diagnose Krebs. Bei 2 Millionen liegt die Diagnose über zehn Jahre zurück.[49]

»Nach Kobaltbestrahlung und Chemotherapie habe ich meine Krebserkrankung mit einer konsequenten Ernährungsumstellung (vegetarisch/vegan), mit Vitalstoffen und Sport immerhin 38 Jahre überlebt.«
Lothar Leipner, Knüllwald

Trotz dieses erfreulichen Trends werden nur die Hälfte aller Krebspatienten geheilt, wobei das Wort »Heilung« differenziert betrachtet werden muss (siehe Kapitel 4 – »Überlebenszeit nach der Krebsdiagnose«). Betrachtet man den hohen materiellen und personellen Einsatz für Forschung und Diagnostik und Therapie, ist dies ein eher bescheidenes Ergebnis.[55] Im Jahr 2000 postulierten die Deutsche Krebsgesellschaft und die Deutsche Krebshilfe acht Thesen zum damaligen Stand der Krebsmedizin und ihren Strukturen. Eine – subjektive – Bilanz nach zwölf Jahren liefert ernüchternde Ergebnisse. Im Hinblick auf die Gentherapie, in die große Hoffnungen gesetzt worden ist, heißt es im *Deutschen Ärzteblatt:* »Die Hoffnung, Krebserkrankungen mit der Gentherapie erfolgreich zu behandeln, hat sich nicht erfüllt.«[56] Hauptgrund ist die genetische Heterogenität von Tumorerkrankungen (siehe auch Kapitel 2).

Im Mai 2010 haben meine Frau und ich – erstaunlicherweise als einzige Deutsche (!) – am mit über 800 Teilnehmern ausverkauften 17. Internationalen Symposium für Functional Medicine in Carlsbad, Kalifornien teilgenommen.[8] Das Leitthema war Krebs als chronische Erkrankung: »Confronting Cancer as a Chronic Disease: Primary Care Takes a 360-degree View«.

Die folgenden drei Kernaussagen wissenschaftlicher Studien hatten den Veranstalter, das Institute for Functional Medicine, veranlasst, dieses Kongressthema auszuwählen:

1. Mehr als 50 Prozent der Krebserkrankungen können verhindert werden.
2. Zwei Drittel der Krebspatienten überleben die fünf Jahre danach.
3. Die Mehrheit der Krebspatienten (90 Prozent) nutzen zusätzlich komplementäre bzw. alternative Behandlungsmethoden ohne die Anleitung durch professionelle Therapeuten und ohne hierüber mit dem Hausarzt bzw. Onkologen zu sprechen.

E. Fallbeispiele

Lises Story

Lise Alschuler hat mit ihrer Co-Autorin Karolyn Gazella ein außergewöhnliches Buch über Krebs geschrieben. Es behandelt ausführlich Themen zur integrativen Prävention, Behandlung und Heilung von Krebs: *The Definitive Guide to Cancer* (siehe Bücherliste). Kurz vor der Veröffentlichung der zweiten Auflage des Buches wurde bei ihr selbst Krebs diagnostiziert.

Da ich Lise Alschuler und ihre Arbeit sehr schätze und sie auf verschiedenen Kongressen in den USA erleben durfte, halte ich es für notwendig, kurz auf *Lises Story* einzugehen:

In Frau Alschulers Familie ist Krebs nicht unbekannt. Im Jahr 2005 rief sie ihr Vater aus einem Krankenhaus in Kalifornien an und teilte ihr mit, dass man bei ihm Pankreaskrebs festgestellt habe. Der Tumor sei groß und habe bereits in die regionalen Lymphknoten metastasiert. Lises Vater, Professor für Pädagogik und Psychologie, war – bis auf eine schwere Knieverletzung im Alter von 64 – immer gesund gewesen und war für Lise stets ein Mentor und inspirierender Freund gewesen. Die Nachricht über den Pankreastumor traf sie daher schwer. Wie konnte ihrem Vater so etwas passieren? Warum von allen Krebsarten gerade Pankreaskrebs? Warum jetzt? Diese Fragen stellte sie sich immer wieder.

Ihr Vater unterzog sich der klassischen onkologischen Therapie mit Operation, Bestrahlung und Chemotherapie. Obwohl diese therapeutischen Maßnahmen keinen Erfolg brachten und die Krebszellen sich langsam in Lunge, Leber und weiteren Lymphknoten ausbreiteten, fühlte sich Lises Vater besser als vor der Diagnosestellung. 17 Monate später, am 3. August 2006, verstarb er im Kreise seiner Familie.

Während dieser Zeit arbeitete Lise intensiv mit Karolyn Gazella an dem gemeinsamen Krebsbuch.

Ist es Ironie des Schicksals? Im Oktober 2008 wurde bei Lise Alschuler im Alter von 42 Jahren Brustkrebs diagnostiziert. Dies war für Lise ein besonderer Schock: Weder durch ihren Beruf noch durch die Krebserfahrung in der Familie noch durch ihren relativ gesunden, an Prävention orientierten Lebensstil hatte sie den Krebs verhindern können!

Nach der Diagnose fühlte sie sich nicht schlecht, sondern wie eine gesunde Person mit Krebs. Die nachfolgende onkologische Therapie (Operation, Chemotherapie, Bestrahlung) stellte ihre Gesundheit auf eine harte Probe. Aus erster Hand lernte sie nun, wie unterstützende Maßnahmen wie natürliche Wirkstoffe, Nahrungsergänzungsmittel, Stressmanagement und Sport ihr dabei halfen, die Nebenwirkungen der klassischen Therapie wirksam zu lindern.

Auch nach einem Jahr fühlte sich Lise gesünder denn je – allerdings etwas verändert aufgrund der tiefen Erfahrungen der letzten Monate. Ihre ärztliche Arbeit führte sie auch während der Behandlung fort – einschließlich der Vortragstätigkeiten über die Themen Krebs, integrative Therapie und Prävention. Auf dem Podium stehend – ohne Haare – war sie die erkennbare Krebspatientin, die gerade eine Chemotherapie oder Bestrahlung durchlaufen hat, was ihre Ausführungen sehr authentisch machte.

Trotz der Herausforderung, die diese Erkrankung mit sich bringt, sagt sie, habe sie viele wertvolle Geschenke bekommen. Sie spricht von der sich öffnenden Tür, die nur der Krebs öffnen kann. Als Geschenk nennt sie unter anderem Zuwendung, Fürsorge, Demut und Liebe. Lise Alschuler hofft, dass ihre Erfahrungen das in ihrem Buch zusammengetragene Wissen mit liebevoller Freundlichkeit durchfließen und dass das fertige Werk ein Geschenk und ein ehrliches Werkzeug für all jene darstellen mag, die ebenfalls diesen Weg gehen müssen.

Karolyns Story

Karolyn Gazella, Co-Autorin von Lise Alschulers Krebsbuch, wuchs mit Schwester Kathi und vier Brüdern auf. Kathi ist ihre ältere Schwester, die sie immer beschützt hat. Eines Tages kam Kathi weinend zu Karolyn und berichtete von ihrem Routinearztbesuch. Der Arzt habe einen Knoten in der Brust entdeckt und eine Biopsie vorgeschlagen. Alle waren sehr betroffen, zumal sie gerade an der Beerdigung ihrer Tante teilgenommen hatten, die sehr leidvoll an einem metastasierenden Brustkrebs gestorben war. Andere Tanten waren ebenfalls an Brustkrebs gestorben – ebenso wie die Großmutter mütterlicherseits. Für beide Schwestern war das Wort »Krebs« gleichbedeutend mit Tod.

Im Alter von nur 35 Jahren wurde Kathi im Juli 1994 operiert. Die Diagnose lautete: Krebs. Es folgte eine Strahlentherapie. Am stärksten litt die Mutter der beiden Schwestern. Obwohl sie sich nach außen nichts anmerken ließ, kam sie häufig in Karolyns Büro und weinte. Einige Monate nach Kathis Operation entwickelte die Mutter grippeähnliche Symptome und Rückenschmerzen. Sie hatte sich stets für die Familie und die kleine Firma aufgeopfert und war eigentlich nicht der Typ, der aufgrund einfacher Beschwerden einen Arzt konsultierte. Als sich jedoch die Haut gelb färbte, konnte sie das Drängen der Familienmitglieder nicht länger abwehren und stimmte einem Arztbesuch zu. Es folgte eine sofortige stationäre Aufnahme, bei der ein großer Tumor im Gallengang und auch schon Lebermetastasen gefunden wurden. Der Haupttumor wurde in der Bauchspeicheldrüse lokalisiert: fortgeschrittenes Pankreaskarzinom – Überlebenszeit höchstens drei Monate.

Drei Wochen nach der Diagnosestellung starb die Mutter am 6. Januar 1995 im Alter von 58 Jahren.

Kurze Zeit später spürte Karolyn Schmerzen im Unterbauch. Weniger als drei Monate nach dem Tod der Mutter diagnostizierte man einen Ovarialkrebs. In weniger als acht Monaten waren also in der Familie drei Krebserkrankungen aufgetreten.

Da der Tumor außerhalb des Ovars lokalisiert war, empfahl der Arzt eine aggressive Chemotherapie. Diese musste aufgrund des schlechten Blutbildes zunächst verschoben werden. Karolyn änderte ihre Ernährungsweise, machte Sport und wendete Entspannungs- und Anti-Stress-Verfahren an, lebte insgesamt bewusster und nahm verschiedene Nahrungsergänzungsmittel ein. Nach einem Jahr zeigte das Blutbild wieder Normwerte. Da sie sich insgesamt gut fühlte, entschied sie sich, auf die geplante Chemotherapie zu verzichten. Jahre später, am 28. März 2010, feierte sie 15 (!) Jahre krebsfreie Zeit!

Zwischenzeitlich kam es bei Karolyns Schwester Kathi zu einem erneuten Tumorwachstum in der Brust. Aufgrund der Aggressivität des Krebses wurde seitens der Onkologin eine Chemotherapie empfohlen. Kathi wollte sich der Therapie unterziehen und gleichzeitig aber auch unterstützende Maßnahmen in das Therapieprogramm einbeziehen wie z. B. Vitamine und andere Nahrungsergänzungsmittel. Die Ärztin riet ihr hiervon ab und wandte sich an Karolyn und fragte: »Sie hatten also Gebärmutterkrebs? Und Sie haben Ihre Brüste immer noch?« »Ja«, antwortete Karolyn, »ich habe gesunde Brüste und ich denke nicht daran, sie aus Angst vor einer möglichen Brustkrebserkrankung entfernen zu lassen.« Die Ärztin schüttelte nur den Kopf.

Die Schwestern konsultierten daraufhin eine andere Onkologin, bei der sie auf mehr Verständnis trafen. Diese sagte, sie wisse zwar wenig von orthomolekularer Medizin und Nahrungsergänzungsmitteln, aber sie wolle sich in das Thema einarbeiten und auch das Krebsbuch von Lise Alschuler und Karolyn Gazella lesen. Bei dieser Ärztin fühlte sich Kathi verstanden und aufgehoben.

Die beschriebenen Fälle zeigen, dass es keine einfachen Antworten auf die Behandlung von Krebs gibt. Während Lise die klassische onkologische Therapie durchlaufen hat, konnte Karolyn auf die Chemotherapie verzichten. Wegweisend für uns Ärzte sollte die Einstellung und das Verhalten der zweiten Onkologin sein. Wir müssen den Patienten in seiner individuellen Situation akzeptieren lernen und hinsichtlich therapeutischer Maßnahmen gemeinsame Entscheidungen erarbeiten – so etwas nennt man integrative Onkologie. Hier bietet die funktionelle Medizin interessante diagnostische und therapeutische Ansätze (siehe Kapitel 9 – »Prävention und das 3-E-Konzept der Functional Medicine«).

1 Einführung

»Ich wünschte, ich hätte Krebs.«

Diesen Satz höre ich immer wieder in meiner Sprechstunde. Er kommt von Patienten, die an chronischen Beschwerden leiden, die aber aufgrund der Vielzahl der Symptome bislang keine klare Diagnose bekommen konnten. Ärzte stufen die Erkrankung als psychosomatisch ein und in der Familie werden sie auch nicht ernst genommen. Also wünschen sie sich die Diagnose Krebs, damit man eine richtige, handfeste Diagnose hat und man endlich als »wirklich krank« anerkannt wird. Ich hoffe, dass meine Patienten nach der Lektüre dieses Buches anders denken, sich diese Erkrankung nicht wünschen und aufgrund der guten präventiven Optionen wieder Hoffnung auf ein Leben mit mehr Lebensqualität finden.

Anders als in der Forschung über die verschiedensten chronischen Erkrankungen kommen in der Krebsforschung trotz immer tieferer Einblicke in die genetische Steuerung der Zellen therapeutische Innovationen nur langsam voran.

Bei den meisten Krebspatienten werden immer noch die mittelalterlichen Methoden eingesetzt: Schneiden, Brennen und Vergiften (Operationen, Strahlen- und Chemotherapie).

Anstatt entartete Zellen abzutöten, müssen wir lernen zu verstehen, welche biochemischen Prozesse und welche natürlichen Signalstoffe helfen, diese wieder in den natürlichen Prozess einer Wachstumskontrolle zu überführen. Das Immunsystem muss dabei unterstützt werden, aus eigener Kraft die Tumorzellen anzugreifen und diese zum Absterben zu bringen.[6] Da im Darm fast 70 Prozent des Immunsystems lokalisiert sind, wird diesem Organ im Hinblick auf Diagnostik und Therapie größere Aufmerksamkeit geschenkt werden müssen.

Den Krebsfaktor Umwelt entschärfen

Weil die meisten Menschen jegliche Gedanken an den Tod verdrängen, kommt für sie die Diagnose Krebs immer ungelegen und auf jeden Fall zu früh:

»Wieso ich? – Warum jetzt? – Ich habe mich doch stets gesund ernährt und regelmäßig Sport getrieben. Warum so früh? – Welche Ursachen haben zu der Krankheit geführt? – Ist es Vererbung, sind also meine Gene schuld?«

Nein, es sind nicht primär die Gene! Im Jahr 2000 wurde ein Meilenstein der Wissenschaft veröffentlicht: Eine Forschungsgruppe am Karolinska-Institut in Schweden, das zu den größten medizinischen Universitäten in Europa gehört, hat die Vererbbarkeit von Krebs an 44.788 eineiigen Zwillingen untersucht. Aus den Ergebnissen lässt sich ableiten, dass fast zwei Drittel aller Krebserkrankungen umweltbedingt sind.[9] Andere Stellen gehen davon aus, dass weniger als 5 Prozent der Krebserkrankungen in den USA genetisch bedingt sind.[93]

Die Zwillingsforschung zeigt: Zwei Drittel aller Krebserkrankungen sind umweltbedingt.

Wenn Krebs also nicht schicksalhaft den Genen anzulasten ist, sollten wir überlegen, welche Maßnahmen und Verhaltensweisen es uns erlauben, den Krebsfaktor Umwelt zu entschärfen, damit unsere Gene die Chance bekommen, normal funktionieren zu können.

Dieses Buch zeigt auf, welche Umweltfaktoren unsere Gene belasten bzw. diese zerstören und somit das Krebsrisiko – das **onkogene Potenzial** – erhöhen. Heute weiß man, dass die Ernährung und spezielle Nährstoffe eine bedeutende Rolle bei der Krebsentstehung haben.[84] Der Patient lernt, dass er seinen Krebs nicht als akute und somit rasch zum Tode führende Erkrankung sehen darf, sondern als chronische Erkrankung, mit der er noch viele Jahre leben kann.

Diese gilt es nun mit einer maßgeschneiderten Nährstoff- und Entgiftungstherapie sowie mit Ratschlägen zur Lebensführung und individuellen Ernährungsumstellung zu begleiten.

Die angewandte Umwelt- und Ernährungsmedizin (Functional Medicine) bedient sich moderner Diagnostik- und Therapieverfahren, um gemeinsam mit dem Patienten eine individuelle Präventions- und Behandlungsstrategie zu entwickeln. Diese orientiert sich am umweltmedizinischen 3-E-Konzept: Ernährung – Entgiftung – Entspannung.[7]

Was hilft? – Schulmedizin, komplementäre Therapie, Wunderheiler?

90 Prozent der Krebspatienten setzen zusätzlich komplementäre Therapieverfahren ein.

Da über 90 Prozent der Krebspatienten zusätzlich zur klassischen Krebsbehandlung komplementäre Therapien anwenden und dies dem behandelnden Arzt aber nicht mitteilen, drohen hier nicht nur Spannungen im Arzt-Patienten-Verhältnis, sondern es kann unter Umständen auch zu Wirkungsbeeinträchtigungen der eingeleiteten medikamentösen Therapie kommen (z. B. Strahlen- und Chemotherapie). Auch bei uns Ärzten herrscht Unsicherheit im Hinblick auf unterstützende Maßnahmen mit Vitaminen, Mineralstoffen und pflanzlichen Wirkstoffen. Im Medizinstudium wurde dieser Sachverhalt bislang nicht hinreichend gelehrt.

Dem gesunden Leser möchte ich wertvolle Ratschläge im Hinblick auf die Prävention geben und dem Krebskranken eine fundierte Orientierung im Dschungel der komplementären therapeutischen Verfahren bieten. Im Laufe der letzten drei Jahre hatte ich vielfältige Gelegenheiten, mir auf medizinischen Fachkongressen und in persönlichen Gesprächen mit Patienten und Therapeuten einen Überblick über das Spannungsfeld zwischen klassisch-onkologischer Therapie und alternativen Krebsbehandlungen zu verschaffen. In beiden Lagern bin ich immer wieder auf Menschen gestoßen, deren grenzenlose Selbstüberschätzung mir Angst bereitet. Die klassischen Onkologen gaukeln uns eine Omnipotenz der Schulmedizin vor und berichten über immer mehr »Heilungen« durch den Einsatz von Chemikalien, Antikörpern und Gentherapien, die verbunden mit immer schneller wachsenden Therapieeinrichtungen und größer werdenden Maschinen erreicht werden. Der gigantomane technische Aufwand, den uns ein medizinisch-industrielles Kartell anbietet, erreicht inzwischen Größenordnungen (ähnlich einem Krebsgeschwür!), über die man einmal in Ruhe nachdenken sollte.

Die 670 Tonnen schwere riesige Bestrahlungsmaschine Gantry (Abbildung 11), die sich im Ionenstrahl-Therapiezentrum in Heidelberg befindet, zeigt deutlich, wohin die Entwicklung geht.[57] Beim Betrachten dieses Bildes kam

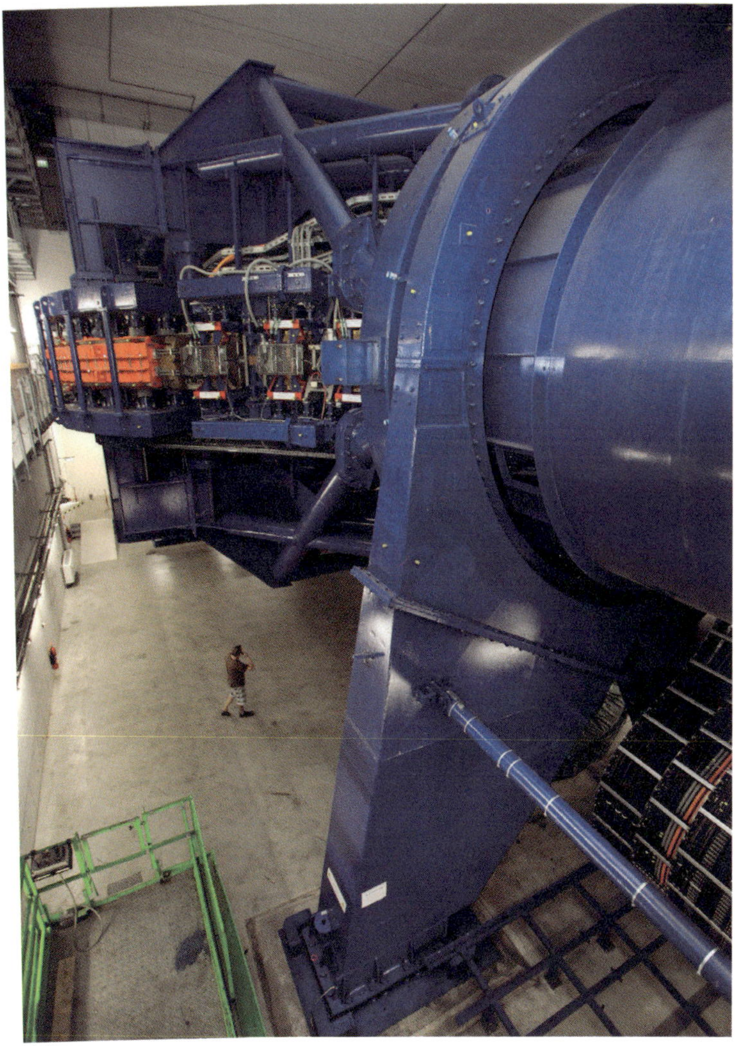

Abb. 11: Gantry-Ionenstrahl-Einrichtung

mir Klaus Lages Hit »Monopoly« in den Sinn: Der Mensch ist nur die Randfigur in einem schlechten Spiel.

Bei der Strahlentherapie sollen Kohlenstoff- und Wasserstoffionen den menschlichen Körper durchdringen und Tumore genau treffen und erst dort ihre zerstörerische Kraft entfalten. Die Therapie findet im Rahmen klinischer Studien statt. Ein vor wenigen Jahren veröffentlichter Fall zeigt, dass die Strahlentherapie noch nach Monaten zu Osteoporose und Knochenbrüchen führen kann. Eine 68-jährige Patientin wurde in Pamplona im Februar 2008 aufgrund einer Lungenmetastase einer Strahlentherapie unterzogen: stereotaktische Bestrahlung aus einem Linearbeschleuniger. Zehn Monate später zeigte ein CT das komplette Verschwinden der Metastase, ohne Zeichen einer Entzündung des Lungengewebes. Es kam allerdings zu Brüchen im Bereich der Rippen sowie der Brustwirbelkörper (Th7, Th8). In der Kernspintomografie (MRT) wurden bei den Wirbelkörpern unter anderem Deckplatteneinbrüche festgestellt. In dem Artikel heißt es: »Es handelt sich um den ersten publizierten Fall dieser Art.«[(271)] Wahrscheinlich müsse man bei Patienten mit Osteoporose bei der Anwendung einer solchen Therapie mit der Strahlendosis zurückhaltend sein.

Ist der Gigantismus noch zu stoppen? Schaffen wir es, uns von dem entmündigenden medizinisch-industriellen Komplex, zu dem auch die Krankenkassen gehören, zu befreien? Oder regelt sich das Problem aus ökonomischen Gründen? Die Betreibergesellschaft des Marburger Ionenstrahl Therapiezentrums hat die Behandlung von 700 Patienten pro Jahr geplant. Für 2018 gehe man von 220 Patienten aus. Da ein wirtschaftlicher Betrieb somit nicht möglich ist, droht dem Therapiezentrum die Insolvenz.[(282)]

Und brauchen wir Substanzen als Krebstherapeutikum, die man nur mit Handschuhen und Mundschutz unter einem Abzug mischen kann, bevor sie dem Krebskranken injiziert werden – Substanzen, die selbst Krebs auslösen können oder aus krebserregenden Stoffgruppen hergestellt werden?

Oder driften wir ab, wie zu Hahnemanns Zeiten, in immer verrücktere esoterische Verfahren, an die man glauben kann oder auch nicht? Hahnemanns Homöopathie war in seiner Zeit als Gegenpol zur damaligen Schulmedizin sicherlich wichtig. Denn diese setzte teilweise extrem schädigende Verfahren ein. Ob wir aber »Medikamente«, die zigfach verdünnt sind, heute noch brauchen, soll an dieser Stelle nicht weiter vertieft werden.

Zu besonderer Achtsamkeit rate ich bei Therapiemaßnahmen, die das Adjektiv »traditionell« im Schriftzug tragen. Die *Ärzte Zeitung* berichtete kürzlich von einem wachsenden Problem bei der »traditionell asiatischen Medizin«, die fragwürdige Heilmittel wie Löwenknochen – z. B. bei Asthma und Impotenz – einsetzt. Löwenhandel bedeutet natürlich das Todesurteil für die wilden Löwen Südafrikas, schreibt Emma Ruby-Sachs von der Organisation Avaaz. Oder denken wir an die Schwermetalle in Präparaten, die in der ayurvedischen Medizin verabreicht werden. Dass solche Produkte mit Schwermetallen belastet sind, ist aber nicht auf Verunreinigungen zurückzuführen, sondern auf die Rasashastra-Schule der Ayurveda-Medizin, die auf der Anwendung von Metallen basiert. Traditionell werden nämlich bei dieser Medizin Kupfer, Silber, Blei, Eisen, Zinn, Zink und sogar Quecksilber verarbeitet.

Die »Heilmittel« in der »traditionellen« asiatischen Medizin sollten besonders sorgfältig geprüft werden.

Immer häufiger lassen sich Krebspatienten nicht nur unterstützend durch komplementäre Verfahren behandeln, sondern sie lehnen die konventionelle Therapie komplett ab und suchen ihr Heil ausschließlich in alternativen Behandlungsmethoden. Amerikanische Onkologen führten eine retrospektive Analyse von 61 Brustkrebspatientinnen durch, die statt konventioneller Therapie alternativmedizinische Behandlungen eingesetzt hatten. 26 dieser Patientinnen hatten auch chirurgische Maßnahmen verweigert oder ver-

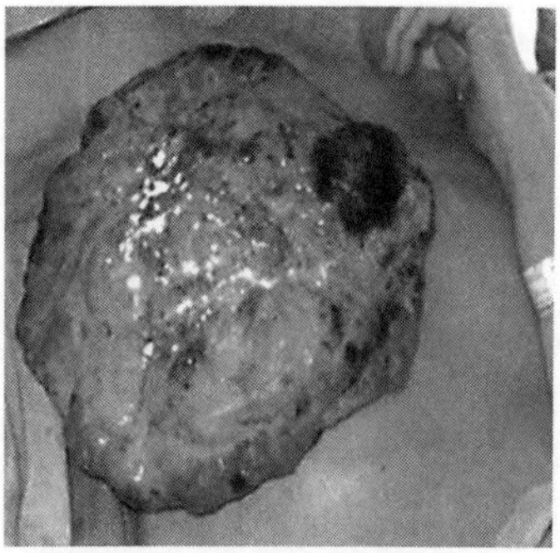

Abb. 12: Brustkrebs. Schulmedizinische Maßnahmen wurden konsequent verweigert. Bei der Diagnose war der Tumor 2 Zentimeter groß

zögert. In dem zehnjährigen Beobachtungszeitraum starben 50 Prozent der alternativ behandelten Patientinnen, während es in der konventionell therapierten Gruppe nur 20 Prozent waren. Nach Ansicht der Autoren könne man hieraus ableiten, dass eine alleinige alternative Behandlungsweise mit Progression und einer erhöhten Sterblichkeit einhergehe.[(211)]

Ein Heilpraktiker, der vorgab, mittels Dunkelfeldmikroskopie und Irisdiagnostik Tumorpatienten von Gesunden unterscheiden zu können, konnte dies in einer kontrollierten Studie nicht beweisen. »In keinem einzigen Fall schaffte er es, eine klinisch verwertbare, korrekte Diagnose zu stellen«, heißt es in einer Publikation über die Untersuchung von Prof. Karsten Münstedt der Universitätsfrauenklinik in Gießen.[(215)]

Ich bin immer wieder erstaunt, aber auch erschrocken über die Gutgläubigkeit von Menschen, die ich als gebildet, aufgeklärt, ja als intellektuell einstufen würde. Sie rennen zu Wunderheilern, geben Geld aus bei Esoterikern und lassen Schamanen kommen.

Ja, auch Patientin Birgit, mit der ich mein Buch begonnen habe, hat einen Schamanen kommen lassen. Ein Knochen über der Eingangstür sollte den Tod vom Eintreten abhalten. Der Lebensgefährte versicherte uns aber, dass es sich nicht – wie in solchen Fällen wohl üblich – um einen Menschenknochen handle, sondern dieser von einem Tier stamme. Trotz freundschaftlicher Verbindung war uns nicht klar, dass unsere orthomolekulare, umweltmedizinisch orientierte Medizin, die Therapie also mit messbaren, gut dosierten Vitaminen und Mineralstoffen, offenbar als zu schulmedizinisch und zu wenig vergeistigt aufgefasst worden ist. Eine ordentliche Portion Spiritualismus fehlte ganz offensichtlich bei den Ratschlägen, die unsere Freundin von meiner Frau und mir erhielt. Wie wir später erfahren sollten, hatte Birgit einige Monate vorher nach einem Telefonat mit meiner Frau furchtbar geweint. Der Grund: Meine Frau hatte gefragt, ob eine Probeexzision, also eine Gewebeprobe, entnommen worden sei. Diese Frage entlarvte meine Frau als zu sehr schulmedizinisch orientiert und führte zu dem nervlichen Zusammenbruch. Es folgte eine Kommunikationspause von einigen Monaten – bis es schließlich doch noch zu einem letzten Treffen kam: am Totenbett.

Was machen sie eigentlich, die Heiler, Schamanen und Esoteriker? Sind sie nüchtern denkende Geschäftsleute oder tummeln sich in der Alternativszene einfach nur kleine Narzisse? Warum halten sogar manche Ärzte an alternativen Verfahren ohne jeden wissenschaftlichen Wirksamkeitsnachweis fest?

Das Festhalten an alternativmedizinischen Verfahren, ohne sie sauber untersucht zu haben, helfe den Ärzten, ihr autistisch-undiszipliniertes, magisches Denken zu bewahren, so Prof. Rolf Adler: »Die Kollegen klammerten sich auf infantile Weise an ihre narzisstische Grandiosität.« Doch die sei nur dem kleinen Bub erlaubt, der sich eine Feder ins Haar steckt und sich als Indianerhäuptling erlebt.[58]

Beide – Alternativmedizin und Schulmedizin – müssen meiner Ansicht nach nüchterner, bodenständiger und sachlicher werden. Beide können aber sicher auch voneinander lernen, besonders wenn wir vielleicht nicht von der »alternativen« Medizin, sondern eher von »komplementären Verfahren« sprechen, die durchaus vielversprechende Ideen und zukunftsträchtige Ansätze beinhalten. Krempeln wir die Ärmel auf, lassen wir den Narzissmus etwas beiseite und arbeiten wir an neuen, zukunftsweisenden Konzepten, ohne dabei den Patienten aus den Augen zu verlieren.

Dieses Buch …

… soll Mut machen durch informierte Hoffnung, aber keine falschen Hoffnungen wecken.

… bringt Zitate aus hochwertigen Quellen, die eine Entscheidungshilfe darstellen können.

… soll dabei helfen, die eigenen problematischen Umweltfaktoren besser einzuschätzen, und Tipps geben, was wir selbst tun können, um das Krebsrisiko zu minimieren.

… versucht eine Brücke zu bauen zwischen der üblichen Krebstherapie und komplementären Maßnahmen, wobei besonders die Umwelt- und Ernährungsmedizin mit den orthomolekularen Therapieansätzen beleuchtet werden soll.

2 Was ist Krebs? – Krebse?

»Krebs« ist der Sammelbegriff für eine Vielzahl von individuellen neuen Zellarten, die sich autonom reproduzieren und der Wachstumskontrolle des Organismus entziehen. Man müsste eigentlich von »Krebsen« sprechen.

Der in Indien geborene Onkologe Siddhartha Mukherjee bezeichnet den Krebs in seinem Buch als den König aller Krankheiten. Er datiert die erste Beschreibung einer Krebserkrankung in das Jahr 2625 vor Christus und berichtet von »geschwollenen Massen in der Brust«.(72)

Jeffrey Bland, Mitbegründer des Institute for Functional Medicine, USA, spricht im Plural von »Krebsen« als systemische funktionelle Erkrankungen (Systemic Functional Disorders), weil sich die biochemischen und molekularen Prozesse bei jedem Krebspatienten voneinander unterscheiden und auch innerhalb eines Tumors teilweise deutlich unterscheiden.(84) Die Functional Medicine interessiert sich mehr für die Person, die eine Krankheit entwickelt, sowie deren Umwelt/Umfeld als für die Krankheit bzw. die Krankheitsbezeichnung selbst. In diesem Zusammenhang gefällt mir ein Zitat des Chirurgen Bernd Hontschik: »Jeder Patient ist individuell. Ich wüsste nicht, was zehn Diabetiker gemeinsam haben außer einem entgleisten Blutzuckerspiegel.«(135)

Es ist viel wichtiger zu wissen, welcher Mensch [»what sort of a patient«] eine Krankheit hat, als welche Erkrankung die betreffende Person hat. Versuche zu verstehen, wie die Gesundheit und der Lebensstil deines Patienten waren, bevor die aktuelle Krankheit aufgetreten ist.
(Übersetzt nach Sir William Osler)

Krebs als komplexe Erkrankung mit vielen Einflussfaktoren

Krebserkrankungen werden nicht durch eine einzelne Ursache (single hit) verursacht. Es scheint keine einfache Beziehung zu geben zwischen der Exposition mit einem Krebserreger und dem tatsächlichen Auftreten von Krebs. Die einfache Ursache-Wirkungs-Beziehung geht auf Beobachtungen im 19. Jahrhundert zurück, als Sir Percivall Pott den Zusammenhang zwischen dem Kontakt von Schornsteinruß und Skrotumkrebs (Hodenkrebs) beschrieb. In dieser Zeit entdeckte man auch den Zusammenhang zwischen radioaktiver Strahlung und Krebs. Im 20. Jahrhundert beschrieb Denis Parsons Burkitt, dass einige Lymphome (Lymphdrüsenkrebs) mit einer Virusinfektion in Zusammenhang standen. In jüngerer Zeit ergaben sich Hinweise auf genetische Ursachen. Im Jahr 1990 entdeckte die Genetikerin Mary-Claire King, Professorin an der Universität in Washington, dass bei Frauen mit einer speziellen genetischen Konstellation ein vermehrtes Auftreten von Brustkrebs zu beobachten ist. Man spricht bei diesen Mutationen auch von den Brustkrebsgenen: BRCA1 und BRCA2. Laut Frau King besteht gegenwärtig bei Trägerinnen der Brustkrebsgene das Risiko, im Laufe ihres Lebens Brustkrebs zu bekommen, bei 82 Prozent. Interessant ist, dass das Risiko vor 1940 bei nur 24 Prozent lag. Als Gründe für den Anstieg führt die Professorin Bewegungsmangel und Gewichtszunahme im Alter an.[(85)] Dies ist wieder ein Beispiel für meine Patienten, denen ich erkläre, dass Gene alleine noch keine Krankheiten verursachen. Es spielen immer Umweltfaktoren eine Rolle, wenn es zu einer Genexpression (also zur Umsetzung und Ausprägung der in den Brustkrebsgenen beinhalteten Informationen) kommen soll.

Vor dem Jahr 1940 entwickelten 24 Prozent der Trägerinnen der Brustkrebsgene im Laufe ihres Lebens Brustkrebs. Heute sind es 82 Prozent! Als Gründe für den drastischen Anstieg kommen Umweltfaktoren wie Ernährung und Bewegungsmangel in Betracht.

Auf der Grundlage der zunächst für die Entstehung von Krebs angenommenen Ursache-Wirkungs-Beziehung leitete man entsprechende Vorbeugungsmaßnahmen ab: Man sollte bestimmte Chemikalien, Strahlung, Infektionen meiden, um das Krebsrisiko zu reduzieren. Heute weiß man aber, dass die Krebsentstehung komplexer ist und damit als sogenanntes Multi-Hit-Modell betrachtet werden muss.[86]

Krebs/Krebse kann man durchaus als Metapher unserer Zeit betrachten: Resultat einer reizüberfluteten Welt, die zu einer gestörten Signalstruktur führt, verbunden mit hochregulierten biochemischen Energieprozessen in unseren Zellen.[88]

Wie in Kapitel 5.12 näher beschrieben, sind etwa 25 Prozent aller Krebsfälle weltweit auf Übergewicht und Bewegungsmangel zurückzuführen. Es gibt kaum ein Organ, das bei Dicken nicht in erhöhter Krebsgefahr schwebt. Der Umweltfaktor Kalorienaufnahme nimmt mittlerweile eine Spitzenposition als Krebsauslöser ein, hier haben wir es selbst in der Hand, diesen Risikofaktor zu minimieren. Schon eine moderate Kalorienrestriktion zeigt im Tierversuch dramatische Ergebnisse.

Jeffrey Bland berichtete auf dem Krebskongress in Carlsbad in Kalifornien im Jahr 2010 von einer Ernährungsstudie mit Rhesusaffen: Durch eine Kalorienrestriktion um

30 Prozent konnten Alterungsprozesse, Krebs, Diabetes, Herz-Kreislauf-Erkrankungen und neurologische Erkrankungen verzögern werden.[90, 91]

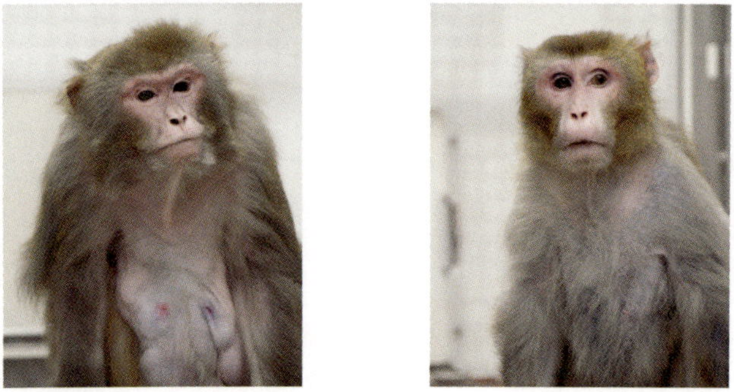

Abb. 13: Aussehen zweier gleichaltriger Rhesusaffen bei einer Kalorienrestriktionsstudie: *Links:* Eine uneingeschränkte Ernährung führt zu Überfettung und vor-zeitiger Alterung. *Rechts:* Deutlich gesünderes Tier bei 30-prozentiger Kalorienrestriktion.

Übermäßige Kalorienzufuhr führt zur exzessiven Energiebereitstellung, die zelluläre Prozesse unter anderem in den Mitochondrien anfeuert. Dabei entstehen oxidative Radikale, die die Enden unserer Chromosomen, die Telomere, biochemisch angreifen und so Alterungsprozesse beschleunigen. Gegenteilige Prozesse werden durch Kalorienrestriktion bewirkt. Es kommt zur Genberuhigung, gesteuert durch eine Aktivierung der Sirtuin-Gene in unseren Zellen. Ein Naturstoff, das Resveratrol, besitzt ebenfalls die Fähigkeit, unsere Sirtuin-Gene zu aktivieren. Damit hat die Substanz den gleichen positiven Effekt auf den Organismus wie eine echte Kalorienrestriktion.[243] Mehr über Telomere und wie wir sie schützen können siehe Kapitel 9.1.4 – »Kachexie (Abmagerung)«.

Kalorien und Krebs

Die Energiebereitstellung in gesunden physiologischen Prozessen unterliegt hochkontrollierten Steuerungen. Ein

Zustand mit hoher Ordnungsdichte, wie wir ihn in einer gesunden Zelle antreffen, wird als Zustand negativer Entropie bezeichnet. Nimmt der Ordnungszustand ab und wächst die Anzahl von Reaktionsmöglichkeiten in der Zelle, nimmt sozusagen das Chaos zu. Je mehr Aktivitäten im Sinne von biochemischen Reaktionen ermöglicht werden, desto mehr Unordnung tritt auf. Dieses Anwachsen an Möglichkeiten in einem definierten Raum wie der Zelle bezeichnet man als positive Entropie. Der Endpunkt der Unordnung (höchste positive Entropie) ist die außer Kontrolle geratene physiologische Steuerung, die schließlich zum unkontrollierten Wachstum – also zum Krebs – führt. Angefeuert wird diese Unordnung durch eine exzessive Energiebereitstellung durch Kalorien. Eine Kalorienreduktion bremst die Unordnung und lenkt die Entwicklung wieder in Richtung negativer Entropie. Pflanzliche Inhaltsstoffe wie Resveratrol signalisieren unserer Zelle eine Kalorienrestriktion und sorgen somit für eine Verstärkung der negativen Entropie: Resveratrol stellt die Ordnung innerhalb des Zellstoffwechsels wieder her (siehe auch Kapitel 9.1.8 – »Epigenetik und genetische Stabilität«).

Tab. 1: Krebsrisiko durch Dysfunktion der Energiebereitstellung

– Die Energiebereitstellung in gesunden physiologischen Prozessen unterliegt hochkontrollierten Steuerungen (negative Entropie).
– Die Energiebereitstellung in Krebszellen ist außer Kontrolle geraten (positive Entropie).
– Eine Umwelt, in der unkontrollierte exzessive Energie zur Verfügung steht bzw. benötigt wird, begünstigt die Krebsentstehung: exzessive Kalorien, Stress, chemische Botenstoffe (Xenobiotics/Chemikalien), Fettsucht, Strahlung, Rauchen, Fehlernährung, entkoppelte Mitochondrienfunktion und oxidativer Stress.

2.1 DNA-Schäden und Genominstabilität

Krebszellen entstehen durch Änderungen bzw. Schädigungen im Erbgut. Als Auslöser kommen verschiedene Umweltfaktoren in Betracht (siehe Kapitel 5). Täglich verursachen unter anderem Chemikalien und Strahlen (UV-Licht, Radioaktivität) das Absterben von 50 Millionen Zellen aus der gesamten Zellmasse von etwa 100 Billionen Zellen. Die abgestorbenen Zellen werden durch neue ersetzt. Es ist schon erstaunlich, dass bei einem derart großen Abbau und Aufbau nur so wenige Fehler auftreten. Wenn aber Fehler auftreten, müssen sie sofort erkannt werden und es müssen Gegenmaßnahmen erfolgen. Auch ein Mangel an Nährstoffen und pflanzlichen Signalstoffen (Polyphenole) führt zu einer genetischen Instabilität und damit zu Fehlern und Schädigungen im komplizierten Steuerungssystem der Zelle. Eine DNA-Reparatur funktioniert unter anderem über einen genetischen Schalter, der **Nuklearfaktor kappaB (NF-kappaB)** genannt wird (siehe auch Kapitel 6).

Neben der Potenz, geschädigte Zellen bzw. die DNA zu reparieren, ist der kontrollierte Zelltod (**Apoptose**) außerordentlich wichtig für das weitere Existieren eines gesunden Organismus. Erst wenn geschädigte Zellen überleben und Veränderungen im Erbgut sich durch Zellteilung vermehren und ausbreiten können, wächst die Gefahr von Krankheiten, Entzündungen und Krebs. Gelingt es den geschädigten Zellen, sich der Wachstumskontrolle zu entziehen, beginnt die betroffene Zelle, sich ungebremst zu vermehren. Der Nuklearfaktor kappaB ist in der Lage, durch eine Verstärkung von Reparaturprozessen den kontrollierten Zelltod zu verhindern und kann somit zu einem Fortschreiten des Krebswachstums beitragen.

Das Erbgut **(Genom)** von Krebszellen vermehrt sich rasend schnell, wie im Zeitraffer, wenn man sie mit den eher träge ablaufenden Vorgängen der Evolution vergleicht. Alan Ashworth vom Institute of Cancer Research in London sagt: »Bei Tumoren lassen sich 10.000 bis 100.000 genetische Veränderungen im Vergleich zu normalen Zellen nachweisen, von denen etwa zehn für das Wachstum und das Überleben entscheidend sind.«[68] Im Genom von Nierenkrebszellen im fortgeschrittenen Stadium hat Ashworths Kollege Charles Swanton 118 verschiedene Mutationen nachgewiesen, von denen nur 40 in allen und 53 in den meisten Biopsien vorhanden waren.

Krebsforscher sind nun auf der Suche nach Veränderungen im Erbgut, die man als Schlüsselmutationen bei der Krebsentstehung oder schlicht als Onkogen bezeichnen kann. Obwohl diese genetischen Veränderungen eigentlich zum Absterben, also zur Apoptose, führen müssten, gelingt es einigen Zellen, sich weiterzuvermehren oder als Krebsvorläuferzellen im Körper wie im Winterschlaf zu ruhen – man nennt sie Schläfer. In dieser Ruhephase (Seneszenz) unterliegen die Schläferzellen einer ständigen Kontrolle unseres Immunsystems. Diese Vorläuferzellen unterscheiden sich von den späteren Tumorzellen. Sie können eine Chemotherapie überleben und zu einem späteren Zeitpunkt zu einem Rezidiv, einem Wiederauftreten der Tumorerkrankung, führen.[69, 79]

Krebsvorläuferzellen können eine Chemotherapie und auch eine Strahlenbehandlung überleben, quasi »überwintern«, und den Körper zu einem späteren Zeitpunkt mit Tumorzellen überschütten.

In diesem Zusammenhang gefällt mir Günter Franzens Formulierung in der *Frankfurter Allgemeinen Sonntagszeitung* sehr gut:

»Der Mensch hetzt über den Acker des Lebens, aber der Krebs, eingeigelt, extrem wandlungsfähig und ausdauernd, ist immer schon da oder dem nachhinkenden medizinischen Fortschritt um einen Wimpernschlag voraus.«[72]

2.2 Jede Krebszelle ist anders

Der Zellbiologe Prof. Peter Duesberg von der University of California in Berkeley vergleicht die Entwicklung maligner Tumoren mit der Entstehung neuer Arten während der Evolution.[78] Wenn zahlreiche Krebspatienten ihren Tumor als Parasiten betrachten, der die Hoheit über den eigenen Körper gewinnen will, so sei diese Metapher nach Prof. Duesberg nicht verkehrt. Für ihn sind Tumoren parasitäre Organismen, wobei jeder einzelne Tumor eine neue Art darstelle. Eine Art hat die Fähigkeit, sich autonom zu reproduzieren. Auch bei bösartigen Tumoren teilen sich die Zellen unabhängig von anderen.

Duesberg widerspricht der vorherrschenden Auffassung von der Krebsentstehung, die davon ausgeht, dass einige veränderte Gene die Zelle zur Tumorzelle machen, die sich einer Wachstumskontrolle entzieht. Duesberg geht davon aus, dass Krebszellen durch eine Umgruppierung von Chromosomen entstehen, durch Duplikate, Verluste und Umlagerungen, wodurch es zu einer Störung des Gleichgewichts von Zehntausenden von Genen kommt. Beeindruckend finde ich die beiden komplett unterschiedlichen Karyogramme von Prof. Duesberg, die zeigen, dass Tumoren ganz offensichtlich eine neue Art darstellen.

Die Krebszellen eines Tumors haben sehr individuelle Chromosomeneigenschaften (Karyotypen). Als Karyotyp bezeichnet man die Gesamtheit aller zytologisch erkennbaren Chromosomeneigenschaften eines Organismus – eines gesamten Menschen oder aber eines im Menschen lokalisierten Tumors – wie z. B. die Zahl der Chromosomen, die Größe, die Lage des Zentromers, die spezifischen Ban-

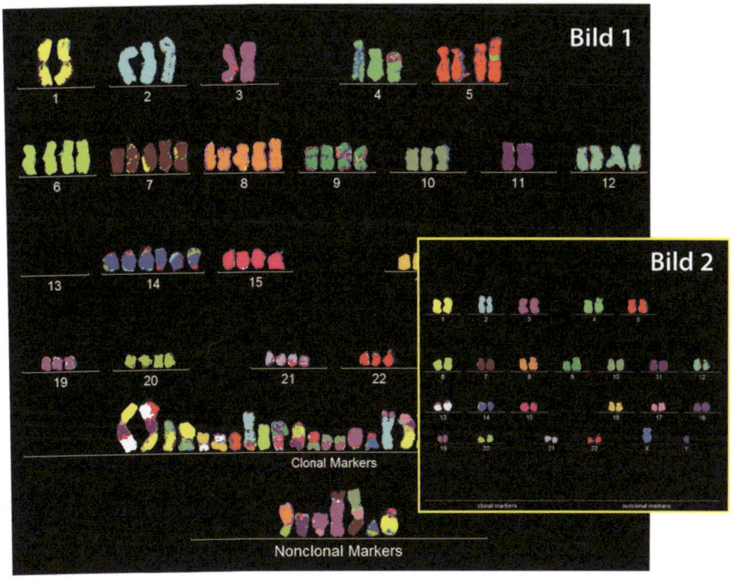

Abb. 14: Bild 1 zeigt das Karyogramm einer Krebszelle (Urothelkarzinom). Der Chromosomensatz weicht erheblich von dem einer Normalzelle ab (= vollständig neuartiger »Organismus«?).
Bild 2 zeigt ein Karyogramm einer normalen Zelle (Fibroblast). Man erkennt einen normalen Chromosomensatz von 46.

denmuster und die Chromatinverteilung im Chromosom. In einer Datenbank des National Instituts of Health, USA, werden derzeit 60.000 Karyotypen aufgeführt.

Bei dieser extremen Individualität von Tumoren kann man sich nur schwer vorstellen, dass es in absehbarer Zeit eine wirklich »individuelle Tumortherapie« geben wird, und man versteht auch den Hinweis von Frau Prof. Tejparman, die das Wort »Darmkrebs« in Anführungszeichen setzt, weil sich hinter diesem Begriff komplett unterschiedliche Tumoren verbergen. So sprechen rechtsseitige Kolonkarzinome schlechter auf eine wie auch immer geartete Therapie an als linksseitige Karzinome mit einer medianen Überlebenszeit von 28,4 gegenüber 16,2 Monaten. (siehe Kapitel 8.1 – »Darmkrebs«).[77]

Nach Ansicht von Duesberg könnte man aber auf der Grundlage dieser Überlegungen zukünftig neue Erkenntnisse über das Verhalten eines Karzinoms wie Wachstum und Metastasierung gewinnen. Vorstufen von Tumorerkrankungen könnten anhand der veränderten Chromosomen frühzeitig unter dem Mikroskop erkannt werden.

Wenn ich mir nun aber die komplizierte Signalstruktur innerhalb der Zellen vorstelle, verbunden mit deren komplexen Verbindungen zu unterschiedlichen Genabschnitten, glaube ich, dass es noch Jahre dauern wird, bis wir überhaupt eine kleine Vorstellung von den tatsächlichen Prozessen in unserer Zelle bekommen werden. Meine Zweifel möchte ich mit der Abbildung »The Human Disease Network« von Joseph Loscalzo und Mitarbeitern untermauern.(92) Loscalzo glaubt, mit einer systembasierten Netzwerkanalyse Krankheiten im Netzwerk der Genetik, des Stoffwechsels und der Umweltfaktoren besser beschreiben und erklären zu können.

Dieses Netzwerk erinnert an den Sternenhimmel, und mir fällt aus dem Griechischunterricht ein: *»Mikrokosmos Makrokosmos estin«* – die physikalischen Gesetzmäßigkeiten, das Wesen, sind in beiden Systemen, also in der Zelle und im Weltall, die gleichen. So, wie wir unser Planetensystem vermüllen (Makrokosmos), so belasten wir unsere Zellen und Chromosomen (Mikrokosmos) mit Umweltgiften (Abbildung 16).

Analog zu diesem Gedanken bedeutet ein chemischer Eingriff, wie er durch Chemotherapeutika und andere Substanzen, die die Signalstruktur in den Zellen angreifen, geschieht, die Zerstörung von Sternen. Ich kann mir nicht vorstellen, was passieren würde, wenn wir Menschen derart massiv und grobschlächtig in unser Sonnensystem eingreifen würden. Kann man wirklich alles vorausberechnen? Schafft es die systembasierte Netzwerkanalyse, den

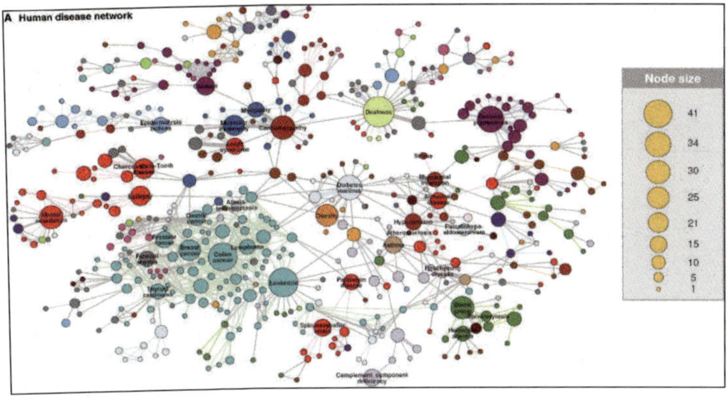

Abb. 15: Krankheiten-Netzwerk (The Human Disease Network) Jeder Knoten korrespondiert mit einer spezifischen Erkrankung. Die Größe jedes Knotens ist proportional mit der Anzahl von Genen, die im Zusammenhang mit der Erkrankung stehen.

Einsatz von Chemikalien in der Onkologie zu berechnen? Immerhin schreibt Loscalzo, dass sich die Netzwerkanalyse noch in den Kinderschuhen befindet.

Tumorzellen folgen keinem Masterplan.

Wie diese Netzwerksignale (auch Transkriptionsfaktoren genannt) in einem Krebsgeschehen funktionieren bzw. sich gegenseitig regulieren, ist kaum bekannt. Tumorzellen folgen nämlich keinem Masterplan. Prof. Reinhold Schäfer vom Comprehensive Cancer Center der Charité in Berlin erklärt in Bezug auf seine Forschungsresultate, dass es »entgegen einer bislang herrschenden Annahme keinen übergeordneten Transkriptionsfaktor gibt, der als ›Dirigent‹ die Aktivität der anderen Faktoren kontrolliert«.(96) Neue Therapieansätze müssten nicht nur einzelne, sondern multiple Faktoren als Angriffsziel beeinflussen und die Netzwerkstrukturen berücksichtigen.

Diese Tatsachen sollten uns etwas zurückhaltender werden lassen und nachdenklich machen. Wir sollten

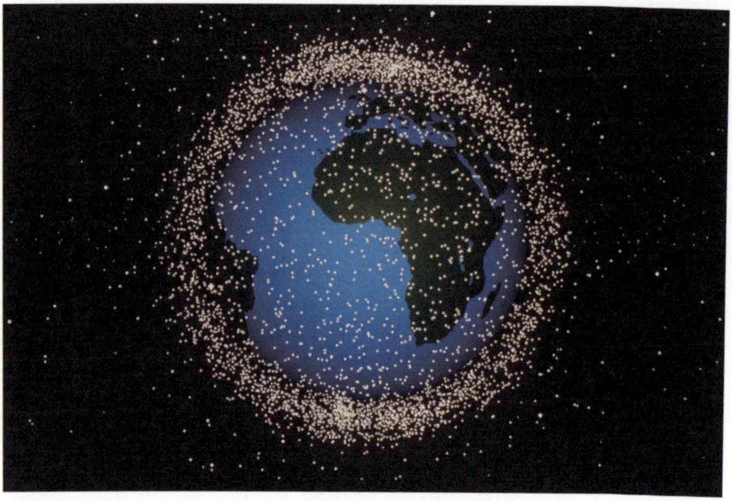

Abb.16: Weltraumschrott rast um unsere Erde. Der Makrokosmos ist ähnlich vermüllt wie unser zellulärer Mikrokosmos.

überlegen, ob wir wirklich all das durchschauen, was uns die moderne Onkologie bzw. Molekularbiologie vorgaukelt. Hierzu fällt mir ein Zitat aus Goethes Faust ein.

»Geheimnisvoll am lichten Tag, lässt sich Natur des Schleiers nicht berauben, und was sie deinem Geist nicht offenbaren mag, das zwingst du ihr nicht ab mit Hebeln und mit Schrauben.«
Johann Wolfgang von Goethe, Faust:
Der Tragödie erster Teil (Nacht)

Ein Bild von Frau Rosemarie Finckh, das ich in meinem Buch *Klinische Ökologie* mit freundlicher Genehmigung der Künstlerin abdrucken durfte, zeigt die »ratlosen Heiligen«. Es zeigt, wie die Gelehrten krampfhaft versuchen, die Welt und die Lebensvorgänge zu erklären, die sie doch nur schemenhaft oder als Schattenbilder wahrnehmen können.

Oft lesen wir als Nebenwirkung: »Durch die Chemotherapie oder durch die Immuntherapie [klingt erst einmal positiv] kommt es zu Blutbildveränderungen wie nicht selten zu einem massiven Abfall von neutrophilen Zellen.«

Was bedeutet das, wenn wir im Bild unseres Netzwerk-Sternenbildes bleiben? Es stürzen sozusagen ganze Planeten ab. Durch die »Therapie« wird ein kompliziertes filigranes System an den Rand des Zusammenbruchs gebracht. Kann so Heilung aussehen? Ordnung, Entropie – dies sind Begriffe, die Dr. Ohlenschläger aus Frankfurt häufig im Zusammenhang mit seiner orthomolekularen Therapie verwendet hat. Er bezeichnet beispielsweise die natürliche Substanz Glutathion als Ordnungsmolekül. Eine körpereigene Substanz, die die verzerrten Netzwerksignale innerhalb der Zelle wieder in Balance bringen soll. Der Begriff »Ordnungsmolekül« lässt sich auch auf andere Substanzen anwenden. Hierbei meine ich natürliche Substanzen, die wie Coenzym Q10, Alpha-Liponsäure und Carnitin in der Lage sind, die Membranstruktur innerhalb der Kraftwerke in den Zellen zu stabilisieren.

Darüber hinaus möchte ich in diesem Zusammenhang die sekundären Pflanzeninhaltsstoffe (Polyphenole, Flavonoide) erwähnen, die nicht primär als Nährstoffe, sondern vielmehr als Signalstoffe zu betrachten sind und unseren Zellkern, die DNA, veranlassen, bestimmte Programme zu aktivieren, die unter anderem die Entgiftungsleistung verstärken und unsere eigenen antioxidativen Stoffwechselprozesse aktivieren. Hierdurch wird die Zelle und deren innere Strukturen vor aggressiven Molekülen geschützt. Bei den pflanzlichen Signalsubstanzen handelt es sich besonders um die **farbigen Pflanzeninhaltsstoffe** in Tomaten, Brokkoli, Heidelbeeren, Kurkuma etc. Die große Gruppe von Flavonoiden beinhaltet sehr wirksame Antioxidanzien, antientzündliche und immunmodulierende Substanzen sowie Signalstoffe, die den Hormonhaushalt in Balance bringen, den Blutzucker stabilisieren und das Krebsrisiko vermindern (siehe Kapitel 9.1.8 – »Epigenetik und genetische Stabilität«).

Essen Sie einen Regenbogen jeden Tag!

Farbe	Lebensmittel	Farbige Schutzsubstanzen und mögliche Wirkungen
Rot	Tomaten und Tomatenprodukte, Wassermelonen, Guave	Lycopin: Antioxidans, reduziert Risiko von Prostatakrebs
Orange	Karotten, Yamswurzel, Süßkartoffeln, Mango, Kürbis	Betacarotin: unterstützt das Immu system; kraftvolles Antioxidans
Gelborange	Zitrusfüchte – Orangen, Zitronen, Grapefrucht, Papya, Pfirsich	Vitamin C, Flavonoide: schränken Tumorzellwachstum ein; entgiften schädigende Substanzen
Grün	Spinat, Mangold, Grünkohl und andere grüne Gemüsesorten	Folat: baut gesunde Zellen auf und unterstützt die Genregulation
Grün – Weiß	Brokkoli, Rosenkohl, Chinakohl, Blumenkohl	Indol, Lutein: beseitigt überflüssig Estrogen und Karzinogene
Weiß – Grün	Knoblauch, Zwiebeln, Schnittlauch, Spargel	Diallylsulfide: zerstören Krebszelle reduzieren Zellteilung, unterstützen das Immunsystem
Blau	Blaubeeren, rote Trauben, Pflaumen	Anthocyane: neutralisieren freie Radikale
Violett	Trauben, Beeren, Pflaumen	Resveratrol: kann die Estrogen-produktion zurückfahren
Braun	Vollkorn, Hülsenfrüchte	Ballaststoffe: entfernen Karzinogene

Abb. 17: Rainbow-Lebensmittel (modifiziert nach Lise Alschuler: The Colorful Adventures of Polyphenolic Flavonoids: A Story of Epigenetic Transformation, Integrative Health Care Symposium, New York 2012)

Lise Alschuler beendete ihre Präsentation auf dem Integrative Healthcare Symposium in New York 2012 mit der Empfehlung: »Eat a rainbow every day.«

Stellen wir uns vor, wie dieser Regenbogen an bunten Pflanzeninhaltsstoffen sozusagen mit seinen farbigen Signalstoffen positiv in das bunte Krankheiten-Netzwerk in Abbildung 15 einwirkt – ordnungsgebend und nicht signalblockierend.

2.3 Die unsterblichen HeLa-Zellen

Der Name der unsterblichen Krebszellen, die HeLa-Zellen, steht für Henrietta Lacks, die 1951 an einem aggressiven Zervixkarzinom (Gebärmutterkrebs) gestorben ist. Frau Lacks hat Medizingeschichte geschrieben, denn ihre Zellen werden heute noch in vielen Laboratorien der Welt für Forschungsarbeiten verwendet.

In der Frauenklinik des Johns-Hopkins-Krankenhauses in Baltimore sollte bei der damals 31-jährigen Frau eine Radiumtherapie durchgeführt werden. Vorher nahm der Chirurg, Dr. Lawrence Wharton jr., noch münzgroße Gewebestücke vom Gebärmutterhals und kennzeichnete sie mit den Buchstaben des Vor- und Nachnamens der Patientin: HeLa. Bis zu dem Zeitpunkt war es noch nie gelungen, menschliche Zellen künstlich am Leben zu erhalten.

Die HeLa-Krebszellen überlebten nicht nur im Labor, sondern vermehrten sich in einer beängstigenden Geschwindigkeit – die Zellzahl verdoppelte sich alle 24 Stunden. Während eine gesunde Zelle aufhört, sich zu teilen, sobald sie an biologische bzw. mechanische Grenzen stößt, teilt sich eine Krebszelle ständig weiter, sie entzieht sich der biologischen Wachstumskontrolle.

Laut Rebecca Skloot, die ein spannendes Buch über Henrietta Lacks geschrieben hat, gehen mittlerweile 17.000 Patente und 60.000 Forschungsergebnisse auf HeLa-Zellkulturen zurück. HeLa half bei der Entwicklung eines Impfstoffs für Kinderlähmung. Die Zellen wurden mit Mumps, Masern, Windpocken, Herpes und Tuberkulose und schließlich HIV infiziert. Auch wurden sie bei Atombombentests starker Strahlung ausgesetzt. Die robusten und sich rasant teilenden Zellen waren für die Wissenschaft ein Glücksfall, für Henrietta Lacks jedoch eine Tragödie. Die Tumorzellen zerfraßen ihren Körper innerhalb kurzer Zeit.[(83)]

Frau Lacks starb am 4. Oktober 1951. Weder sie noch ihr Mann, weder die fünf Kinder noch ihre Enkelkinder erhielten auch nur einen Cent aus den Gewinnen, die mit Ihren Zellen verdient worden sind. Rebecca Skloots Buch ist inzwischen in 18 Sprachen übersetzt worden. Mit den Verkaufserlösen hat sie die Henrietta Lacks Foundation gegründet, einen Stipendienfonds für die Nachkommen der unfreiwilligen Zellspenderin.(81, 82)

2.4 Aggressive Tumorstammzellen

In vielen Tumoren können wegen ihrer speziellen Oberflächenrezeptoren Krebsstammzellen nachgewiesen werden. Aus diesen Vorläuferzellen gehen alle anderen zu einem Tumor heranwachsenden Zellen hervor. Darüber hinaus produzieren Krebsstammzellen ständig neue Krebszellen und sollen verantwortlich sein für ein Wiederauftreten von Tumoren nach einer scheinbar erfolgreichen Therapie. Die Stammzellen sind offenbar extrem aggressiv und können unglücklicherweise durch die übliche Chemo- und Strahlentherapie nicht zerstört werden. Kleine, gut differenzierte Tumoren weisen nur wenige Stammzellen auf, während therapieresistente Metastasen oft fast ausschließlich aus diesen hochaggressiven Zellen bestehen.

Problematisch ist, dass Stammzellen genau wie die Tumoren selbst sehr heterogen sind (siehe auch Kapitel 2.1). Anhand neu entwickelter Biomarker kann man aber inzwischen im Tumormaterial die Stammzellen genauer klassifizieren und man kann analysieren, wie der klinische Verlauf durch die betreffenden Subklassen von Stammzellen beeinflusst worden ist. In einer Subklasse konnte man beispielsweise sehen, dass die Patienten 40 Monate überlebten, während die Krebspatienten einer anderen Gruppe nur 16 Monate überlebten.

Interessant ist die Beobachtung, dass die Subklasse mit der längeren Überlebenszeit, also die prognostisch günstige Gruppe, schlecht auf Chemotherapeutika (Kinaseinhibitoren) ansprach. Diesen Patienten könnte man also die negativen Nebenwirkungen einer Chemotherapie ersparen, weil sie von der Medikation nicht profitieren.

Um diese Erkenntnisse gezielt in der Therapie einsetzen zu können, sind weitere Studien notwendig. Auf diesem Forschungssektor sind die Universität Heidelberg und das Nationale Centrum für Tumorerkrankungen Heidelberg (NCT) führend.[36]

2.5 Persönliches Risiko – das onkogene Potenzial

Die in diesem Buch genannten chemischen, physikalischen und psychischen Umweltfaktoren führen zu Änderungen von Stoffwechselvorgängen in unserem Organismus. Zur Beurteilung des individuellen Krebsrisikos (onkogenes Potenzial) können die im Folgenden aufgeführten Stoffwechselprozesse untersucht werden:

Tab. 2: Das onkogene Potenzial: »Early-Stage-Biomarker«
– Störungen der Insulin-Signalfunktion
– chronische Entzündung
– Vermehrung von Signalen, die die Zellteilung aktivieren
– unkontrollierte, exzessive Energiebereitstellung (siehe Tab. 1)
– verstärkte genetische Instabilität
– Störungen der Mitochondrien mit verstärktem oxidativen Stress
– zelluläre Hypoxie (Sauerstoffmangel durch Störung der Mitochondrien)
– Veränderung der Methylierungsfunktionen in der DNA

Zur Bestimmung des persönlichen Krebsrisikos eignen sich folgende Untersuchungsmethoden:
(siehe auch Kapitel 10 – »Diagnostik zur Prävention und Therapie«)

1. das Entzündungspotenzial: CRP, Interleukine (z. B. IL-6), Tumornekrosefaktor-Alpha (TNF-Alpha), Homocystein, Immunglobuline (z. B. Gesamt IgE)
2. Folsäure (unmetabolisierte Folsäure und 5-MTHF)
3. Vitamin D_3
4. Mitochondrienprozesse und Nährstoffbedarf überprüfen mittels organischer Säuren (ORGANIX-Profil; Original-Test/USA)
5. Glutensensibilität (erhöht das Risiko von Autoimmunerkrankungen)
6. Allergietests
7. Umweltgifte: Haar-, Urin- und Blutanalysen auf Schwermetalle, Bisphenol A, Weichmacher etc.
8. Stuhl- und Verdauungsanalysen
9. Hormone
   a) Estrogenstoffwechsel: krebserregende Metaboliten (4- und 16-OH-Estrogen)
   b) Stresshormonspiegel (Cortisol, DHEA, Melatonin, Serotonin, Dopamin, Adrenalin)
10. genetische Analysen: BRCA1 und BRCA2 (z. B. bei familiären Häufungen von Brustkrebs)

Im Rahmen einer ausführlichen Anamnese entscheidet der Arzt, welche Untersuchungen zur Abklärung des individuellen Risikos wichtig sind.

Grundsätzlich sollten für die Bestimmung des persönlichen Krebsrisikos neben dem großen Blutbild die Entzündungsmarker, ein Nährstoffmangel (z. B. Vitamin D_3) und eine mögliche Belastung durch Umweltgifte abgeklärt werden.

---

3 Krebs: Status quo

3.1 Krebs trifft jeden Zweiten

Man kann die Entwicklung der Fallzahlen in der Krebsmedizin gar nicht dramatisch genug beschreiben. Fast jede Minute erkrankt in Deutschland ein Mensch an Krebs. Die Menschen in Deutschland sterben immer häufiger an Krebs. Dies geht aus den am 4. Februar 2013, dem Weltkrebstag, veröffentlichten Zahlen des Statistischen Bundesamtes hervor. Der Anteil an allen Todesfällen ist in den vergangenen 30 Jahren um fast 25 Prozent gestiegen. Der Anteil an Herz-Kreislauf-Erkrankungen ist im gleichen Zeitraum fast genauso stark zurückgegangen, nämlich um 23 Prozent.(265)

Wissenschaftler gehen davon aus, dass Krebs in den kommenden Jahren in allen Regionen der Erde zur häufigste Krankheits- und Todesursache wird.(18) Anfang 2012 machte das Robert Koch-Institut (RKI) Angaben zur Prognose von Krebserkrankungen im laufenden Jahr. Es wurde damit gerechnet, dass 721.000 Frauen und 731.500 Männer an malignen Erkrankungen leiden werden. Noch vor 20 Jahren waren nur 511.000 Frauen und 361.000 Männer betroffen.(9)

Falls sich die auf den aktuellen Studienergebnissen basierenden Entwicklungen verwirklichen, wird ein Anstieg der

Inzidenz aller Krebserkrankungen von 12,7 Millionen Fälle im Jahre 2008 auf 22,2 Millionen im Jahr 2030 erwartet.[13]

Die Angaben zu den Krebsneuerkrankungen sind zum Teil recht unterschiedlich. Sie liegen nach Angaben der Uniklinik Hamburg-Eppendorf in Deutschland bei etwa 450.000 jährlich.[54, 55] Die Deutsche Gesellschaft für Hämatologie und Medizinische Onkologie (DHGO) gibt »nur« 230.000 Neuerkrankungen pro Jahr an.[279] Auf jeden Fall wird es zu einem Anstieg der Krebserkrankungen kommen. Bis zum Jahr 2020 werden laut einer Studie der Universität Greifswald die Krebsneuerkrankungen um jährlich 67.000 zunehmen. Diese Entwicklung habe für die Versorgung der Patienten dramatische Konsequenzen: Es gebe einen Mehrbedarf in der Behandlung, gleichzeitig fehlten Onkologen.[279]

In der Todesfallstatistik für das Jahr 2011 liegen Krebserkrankungen mit 221.591 Verstorbenen auf Platz zwei. Als häufigste Todesursache gelten die Herz-Kreislauf-Erkrankungen mit 342.233 Todesfällen.[49] Von allen Krebserkrankungen ist der Darmkrebs (kolorektales Karzinom) das am häufigsten diagnostizierte Malignom bei beiden Geschlechtern in Europa und eine der Hauptursachen für krebsbedingte Todesfälle weltweit.[60]

In Deutschland ist von 1980 bis 2006 die Zahl der jährlich neu auftretenden Krebserkrankungen bei Frauen um 35 Prozent und bei Männern um 80 Prozent gestiegen.
Jeder zweite Mann (!) und 43 Prozent aller Frauen müssen während ihres Lebens damit rechnen, an Krebs zu erkranken.[16]

- In der Europäischen Union geht jeder zweite Todesfall auf Krebs oder eine chronische Erkrankung zurück.
- In Nordamerika und Europa zusammengenommen sterben jedes Jahr 5,6 Millionen Menschen an Krebs.[53]

- In den Mitgliedsstaaten der Europäischen Union sterben mehr als 2 Millionen Menschen an nicht-akuten Erkrankungen.(17)
- Die Bekämpfung von Krebs kostet europaweit jährlich 120 Milliarden Euro, davon verursachen die medizinischen Ausgaben nur etwa ein Drittel der Gesamtkosten. Der Rest sind volkswirtschaftliche Kosten. Am höchsten sind die Behandlungskosten in Deutschland (165 Euro pro Kopf der Bevölkerung). Besonders stark zu Buche schlagen die Opportunitätskosten, die dadurch entstehen, dass Arbeitskräfte wegen vorzeitigen Krebstodes nicht mehr zur Verfügung stehen. Sie sind genauso hoch wie die direkten Behandlungskosten.(48)

In den USA diagnostizieren Ärzte pro Jahr etwa 1,5 Millionen Krebsfälle und bis zum Jahr 2030 wird ein Anstieg der Krebserkrankungen um 45 Prozent auf 2,3 Millionen erwartet.(73) Kopf-Hals-Tumoren sind früher auf Nikotinabusus zurückgeführt worden. Heute gelten humane Papillomaviren als wahrscheinliche Auslöser. Bis zum Jahr 2020 wird sich die Zahl der Kopf-Hals-Tumoren (Oropharynxkarzinom) in den USA verdoppeln. Kopf-Hals-Tumoren stehen bei Männern schon an vierter Stelle der bösartigen Neuerkrankungen (siehe auch Kapitel 5.14 – »Umweltfaktore Infektionen – Viren, Bakterien, Pilze«).(196)

Besorgniserregend ist auch die deutlich gestiegene Zahl der durch das Hepatitis-C-Virus verursachten Fälle an Leberkrebs. Von 1999 bis 2007 stieg in den USA diese Zahl von 8000 auf 15.000.(196)

Annähernd 41 Prozent der Amerikaner werden in ihrem Leben an Krebs erkranken, und 21 Prozent der Amerikaner werden an Krebs sterben. Nach Berechnungen der amerikanischen National Institutes of Health (NIH) lag die ökonomische Belastung durch diese Erkrankung im Jahr 2009 bei 243,4 Milliarden Dollar.(93)

3.2 Therapieerfolge: die große Ernüchterung

Jede Heilung von Krebs kann nur eine Heilung auf Widerruf sein.[67]

Die *Frankfurter Allgemeine Zeitung (FAZ)* kommt im Juni 2009 zu dem Fazit: »Ernüchterung ist auf allen Feldern der Krebsbekämpfung eingekehrt, größere Therapieerfolge im fortgeschrittenen Stadium der Krankheit hat es, abgesehen von ein paar Ausnahmen wie bei Hodenkrebs, manchen Leukämien und vielen Krebserkrankungen bei Kindern, seit Mitte des vergangenen Jahrhunderts praktisch nicht gegeben.«[19] Was Hodenkrebs betrifft, trägt die Chemotherapie dazu bei, dass über 90 Prozent der betroffenen Männer von ihrer Krebserkrankung geheilt werden können.[70]

3.3 Mythos Vorsorge

Das *Deutsche Ärzteblatt* schreibt im Februar 2012 zum Thema Onkologie in Deutschland: »Ein Nutzen derzeitiger Maßnahmen zur Krebsfrüherkennung kann nicht belegt werden. Sie kosten die Solidargemeinschaft viel Geld (nicht zuletzt durch die Folgekosten der Überbehandlungen) und einige Teilnehmer ihre Gesundheit.«[56]

Dass Früherkennung aus einem Gesunden einen chronisch Kranken machen kann, sollen die folgenden Ausführungen vertiefen.

3.3.1 Beispiel Brustkrebs

Die Erfahrungen mit Vorsorge und Früherkennung sind unterschiedlich, schreibt Werner Bartens in seinem Buch *Vorsicht Vorsorge!*. Er zitiert zwei Fallbeispiele am Anfang seines Buches im Kapitel »Der präventive Blick«.[12]

»Es war die schlimmste Zeit, die ich bisher erlebt habe.«

Das sagt die 48-jährige Lehrerin über die quälenden Monate, in denen sie unsicher war, ob sie an Brustkrebs leiden würde. In der Mammografie, die ihr von ihrem Frauenarzt empfohlen wurde, obwohl sie keinerlei Beschwerden hatte, war eine unklare Verdichtung aufgefallen. Mehrere weitere Untersuchungen mittels Ultraschall, erneuter Mammografie, Kernspin und sogar eine Gewebeentnahme waren nötig, bis sich der Fleck schließlich als harmlos herausstellte.

Eine andere Patientin hatte weniger Glück. »Alle zwei Jahre bin ich zur Mammografie gegangen und habe trotzdem Brustkrebs bekommen«, sagt die 57-Jährige, die sich jetzt in einer Selbsthilfegruppe engagiert. Sie ist wütend auf die Ärzte und fest davon überzeugt, dass ihr Gynäkologe den Tumor übersehen hat und sie noch gesund sein könnte, wenn er nicht so geschlampt hätte. Sie weiß zwar, dass auch bei regelmäßiger Früherkennung immer wieder mancher Krebs übersehen wird. »Mein Tumor ist aber so ausgedehnt, das hätte man bemerken müssen«, sagt sie.

Für Werner Bartens gibt es die »Zauberformel Vorsorge« nicht. Wahrscheinlich wird es sie auch nie geben, auch wenn die Diagnosemethoden ständig verfeinert werden.

Immer mehr Menschen berauben sich durch vermeintliche Vorsorge ihrer Gesundheit, obwohl sie eigentlich gesund sind und keinerlei Schmerzen oder andere Beschwerden spüren. Sie unterliegen dem vielleicht naheliegenden, aber eben irrigen Glauben, etwas für ihre Gesundheit tun zu können, wenn sie früher daran zweifeln.

- Um Krebs vorzubeugen bzw. zu vermeiden, lassen sich jedes Jahr Millionen Menschen den Darm spiegeln, die Haut und die Brüste untersuchen.
- Manche Frauen, bei denen das sogenannte Brustkrebs-Gen nachgewiesen worden ist, lassen sich präventiv beide Brüste abnehmen (siehe auch Kapitel 9 – »Prävention und das 3-E-Konzept der Functional Medicine«).[45]

- Während in ländlichen Regionen die Frauen zur Mammografie in spezielle »Brustkrebs-Omnibusse« eingeladen werden, gehen Frauen in den Städten in die Röntgenpraxis. Für jedes Bruströntgen im »Mammomobil« dürfen Ärzte den Krankenkassen 57 Euro in Rechnung stellen. Wenn sich jeden Tag 80 Frauen röntgen lassen, kommt bei 250 Arbeitstagen pro Jahr eine Summe von über 1,1 Millionen Euro zustande.
- Aktueller Mammografie-Stand für das Bundesland Hessen: Nur gut die Hälfte der Frauen über 50 geht in Hessen zur Brustkrebs-Früherkennung. Nach Angaben der Kassenärztlichen Vereinigung erhielten 658.000 Frauen eine Einladung, aber nur 359.000 seien dieser gefolgt.[44]

Grundsätzlich stellt sich die Frage, ob Patienten, Ärzte und Politiker überhaupt wissen, was die Krankenkassen so großzügig finanzieren. Wie viele Menschen profitieren hiervon wirklich?

Zu den Fragen hinsichtlich des Nutzens der Mammografie schreibt der *Spiegel* im Jahr 2009: »Im Schnitt wird geschätzt, dass von 1000 Frauen, die regelmäßig am Screening teilnehmen, 60 dem Brustkrebs entgehen. Jede dritte Frau glaubt sogar, dass zwischen 100 und 200 Frauen durch das Screening gerettet werden. »Auf die echten Zahlen kam in der Umfrage fast keine: dass nämlich nur rund eine oder zwei von 2000 vom Screening profitieren.«[21]

Gerd Gigerenzer, Direktor am Max-Planck-Institut für Bildungsforschung, hat einen Test bei 160 Gynäkologen durchgeführt. Er fragte: Wenn eine Frau im Mammografie-Screening positiv auf Krebs getestet wurde, wie wahrscheinlich ist es dann, dass sie tatsächlich Krebs hat? »10 Prozent«, wäre die richtige Antwort gewesen. Denn nur eine (!) von zehn Frauen mit angeblich positivem Befund hat Brustkrebs. Der Rest sind Fehlalarme. Die Hälfte der Frauenärzte schätzten allerdings, dass neun von zehn getesteten Frauen tatsächlich Krebs haben. »Wenn schon viele Ärzte die Screening-Ergebnisse nicht verstehen, wie soll es dann die normale Frau verstehen?«, fragt Gigerenzer.[21]

Nach Ansicht des Berliner Frauenarztes Hans-Joachim Koubenec sind Screening-Untersuchungen mittlerweile zu einem richtigen Industriezweig geworden: Da die Patienten die Früherkennung für sinnvoll halten, verdienen Ärzte gut daran. Die Medizinjournalistin Karin Bäck spricht sogar von dem »mammografisch-industriellen Komplex«.[34]

In einer aktuellen Literaturübersicht kommen Mediziner zu dem Schluss, dass die flächendeckende Brustkrebsvorsorge bei Frauen über 50 Leben rettet. Allerdings werden pro verhindertem Krebs drei Frauen überdiagnostiziert. Eine von 100 Frauen erhält unnötige Chemotherapie, Operationen oder Bestrahlungen.

Karsten Jørgensen vom Nordic Cochrane Centre in Kopenhagen sagt: »Es ist wichtig, dass sie nun anerkennen, dass das Screening gewichtige Schäden anrichtet.«[20]

Studien von Peter C. Gøtzsche und M. Nielsen vom Kopenhagener Zentrum deuten darauf hin, dass 30 Prozent der Diagnosen eine Übertherapie zur Folge haben.[34]

Bekämen alle Frauen (Trägerinnen des Brustkrebs-Gens BRCA1 und 2) eine Mammografie vor dem 30. Lebensjahr, würde sich hierdurch laut einer niederländischen Studie das Brustkrebsrisiko erhöhen. Die Statistik zeige, dass 9 von 100 30-jährigen Mutationsträgerinnen bis zum Alter von 40 Jahren an Brustkrebs erkranken (siehe auch Kapitel 8.2 – »Brustkrebs«).[41]

Die Kritik an den Früherkennungsverfahren schließt auch die Haut-Screenings, Impfungen gegen Gebärmutterhalskrebs und die Koloskopie ein. Eine Koloskopie könnte allerdings dem Darmkrebs-Screening mittels Blutnachweis im Stuhl (fäkaler okkulter Bluttest) überlegen sein.

Fachgesellschaften empfehlen dennoch, den Stuhltest bei Personen über 50 einmal jährlich durchzuführen.[61]

3.3.2 Beispiel Prostatakrebs

Im *New England Journal of Medicine* sind zwei Arbeiten erschienen, die auch Zweifel am PSA-Test, der zur Früherkennung von Prostatakrebs verkauft wird, ergeben. Langjährige Befürworter des PSA-Bluttests rücken nun von ihrer ursprünglichen Meinung ab. Unter den Kritikern warnt ausgerechnet jener Forscher besonders ausdrücklich, der das PSA, ein Protein, vor 40 Jahren im Prostatagewebe gefunden hat: der US-Immunologe Richard Ablin.[22] Von 1410 untersuchten Männern muss man 48 an der Prostata operieren, um rein statistisch einen Tod durch Prostatakrebs zu verhindern (siehe auch Kapitel 8.3). Die genannte Fachzeitschrift berichtet über die Ergebnisse der ERSP-Studie (European Randomized Study of Screening for Prostate Cancer). Teilnehmern im Alter von 55 bis 69 Jahren wurde ein PSA-Screening angeboten bzw. nicht und die Daten beider Gruppen wurden nach elf Jahren ausgewertet: Um einen einzigen Tod durch Prostatakarzinom im Elf-Jahres-Zeitraum zu verhindern, mussten 1055 Männer zum PSA-Testen eingeladen und 37 Krebsfälle gefunden werden. Bei der Gesamtmortalität ergab sich kein Unterschied zwischen den untersuchten Kollektiven. Die Autoren sehen durchaus auch die Nachteile des Screenings, wie ein hohes Maß an Überdiagnostik und Infektionen durch Biopsien. Sie halten die Diskussion über die Balance von Nutzen und Nachteilen für noch nicht ausgestanden.[42]

Eine US-amerikanische Studie findet ebenfalls hohe Raten an Überdiagnostik und Übertherapie und überhaupt keinen Gewinn hinsichtlich der Sterblichkeitsrate, weder nach sieben noch nach 13 Jahren Follow-up.[61]

In einer europäischen Screening-Studie wurden Daten von 61.604 Männern ausgewertet, die in Belgien, Finnland,

Italien, den Niederlanden oder Schweden an der Studie teilgenommen hatten. Je nach Land wurden die Männer alle zwei bis sieben Jahre einbestellt. Mithilfe der Screening-Untersuchungen wurden 4733 Prostatakarzinome entdeckt. Der Anteil falsch-positiver Ergebnisse lag bei 11 Prozent. Mit dem Alter der Getesteten nahm nicht nur die Zahl der Krebsdiagnosen, sondern auch die der falsch-positiven Befunde zu. 17,8 Prozent der Männer erhielten aufgrund ihres PSA-Wertes mindestens einmal eine falsche Verdachtsdiagnose. Bei jedem vierten dieser Männer war das sogar zwei- bis dreimal der Fall.(74)

Der *Spiegel* zitiert den Medizinexperten Klaus Koch, der für die Stiftung Warentest ein Buch über die Krebsfrüherkennung geschrieben hat: »Viele Tests haben ein ernst zu nehmendes Schadenspotenzial.« Als Faustregel für die Praxis könne gelten: »Das Risiko, unnötig zu einem Krebspatienten zu werden, ist größer als die Wahrscheinlichkeit, durch die Untersuchung vor dem Tod durch einen Tumor bewahrt zu werden.« Gut belegt sei diese Aussage insbesondere für die Früherkennung von Brust-, Prostata- und Gebärmutterhalskrebs.(21)

3.3.3 Zwiespältige Nutzen-Schaden-Bilanz

Auch ist bezüglich der Hautkrebsfrüherkennung unklar, ob ein Screening nutzt oder schadet.

Das Melanom-Screening wird von Fachgesellschaften daher gar nicht oder lediglich für folgende Risikogruppen empfohlen:(61)

1. Melanom in der Anamnese
2. Melanom in der Familie
3. heller Hauttyp (prädisponierender Phänotyp/die Ausbildung eines Hautkrebses begünstigender Hauttyp)
4. vermehrte Sonnenbestrahlung
5. dysplastische oder kongenitale Nävi (atypische oder angeborene Pigmentmale)

Bei Magenspiegelungen werden bei jedem dritten älteren Menschen Stromatumoren entdeckt. Es handelt sich hierbei um winzige gastrointestinale Tumoren, die unter der Schleimhaut liegen und im gesamten Magen-Darm-Trakt auftreten können. Klinisch manifeste – also behandlungsbedürftige – Tumoren treten mit 10 bis 20 Fällen pro 1 Million Einwohner auf und gehören somit zu den seltenen Erkrankungen. Die Mehrzahl der Tumoren ist also gutartig. Wenn also durch Zufall ein solcher gastrointestinaler Stromatumor (GIST) entdeckt wird, sollte man eher entspannt sein. Einheitliche Therapierichtlinien existieren bislang nicht. Eine chirurgische Entfernung aller Mikro-GIST wäre besonders bei älteren Menschen als Übertherapie zu betrachten. Sicherheitshalber empfehlen Gastroenterologen in solchen Fällen, jährlich eine Magenspiegelung durchzuführen. Wenn der Tumor bei zwei bis drei Kontrollen kein Wachstum zeigt, können die Intervalle verlängert werden. Wenn der Durchmesser mehr als 2 bis 3 Zentimeter beträgt, sollte er chirurgisch entfernt werden.(47)

Die Nutzen-Schaden-Bilanz der Untersuchungen zur »Krebsfrüherkennung« seien zwiespältig, schreibt das *Deutsche Ärzteblatt:* »Zudem ist keine der vorhandenen Screening-Studien groß genug, um nachzuweisen, dass die Gesamtmortalität für einzelne Tumorentitäten [Tumorarten, Anm. d. Red.] durch Reihenuntersuchungen abnimmt. Die derzeit verfügbaren Daten zeigen aber, dass Überdiagnosen und daraus resultierende Überbehandlungen mindestens zehnmal häufiger sind als verhinderte Todesfälle.«(56) Dass die Reihenuntersuchungen häufig doch bei den Kostenträgern akzeptiert werden, muss nicht auf eine gewissenhafte Evidenzprüfung zurückgeführt werden, sondern kann durchaus auch das Resultat einer erfolgreichen Lobbyarbeit sein. Die anschließenden diagnostischen und therapeutischen Maßnahmen in den Tumorzentren werden häufig nicht durch das ärztliche Fachpersonal, sondern von Ökonomen und Betriebswirten gebahnt, ohne dass sich die Lebensqualität geschweige denn die Überlebenszeit der Krebspatienten verlängert.

Das Thema »Mythos Vorsorge« möchte ich mit dem Zitat von Klaus Koch abschließen, der zu dem Schluss kommt: »Wer nicht raucht, tut mindestens hundertmal mehr für seine Gesundheit, als er mit allen Früherkennungsmaßnahmen zusammen erreichen kann.«[23]

Vielleicht sollten wir uns zukünftig aber einer ganz anderen Art von Vorsorgeuntersuchungen widmen, nämlich der Diagnostik anhand flüchtiger organischer Verbindungen (Volatile Organic Compounds, VOC), die bestimmte Tiere mit ihren hochsensiblen Riechorganen wahrnehmen können.

3.3.4 Vorsorge mithilfe sensibler Tiernasen

Der Riechnerv von Hunden ist im Verhältnis zum Gesamthirn 40-mal größer als der des Menschen. Sein Geruchssinn ist bis zu 1 Million Mal sensitiver als der menschliche. Auf der Liste der von Hundenasen diagnostizierten Tumorarten sind z. B. Blasenkrebs, Brustkrebs und Darmkrebs verzeichnet, berichtet Dr. Robert Bublak.[62] Dabei rochen die Hunde an Urin (Blasenkrebs), an Ausatemluft (Brust- und Lungenkrebs) bzw. an Atemluft und Stuhlproben (Kolorektalkrebs). Bei Brust- und Lungenkrebs erreichten die Tiere erstaunliche Sensitivitäts- und Spezifitätswerte nahe 100 Prozent. Ebenso hohe Quoten wurden beim Darmkrebs erzielt. Bei Blasenkrebs lagen die Trefferraten niedriger, mit einer Sensitivität um 70 Prozent und einer Spezifität von 60 bis 90. Die Fachzeitschrift *MMW – Fortschritte der Medizin* schreibt im Dezember 2012: »Japanischen Forschern ist es kürzlich gelungen, Muster organischer Verbindungen in der Atemluft (VOC) von gesunden Lungenzellen und Lungenkrebszellen zu analysieren.«[66]

Auch bei Katzen sind erstaunliche Verhaltensweisen bezüglich todkranker Menschen beobachtet worden. Wenn Kater Oscar auf Visite im dritten Stock des Steere House Nursing & Rehabilitation Centers (ein Pflegeheim in Rhode Island, USA) geht, verfolgen Schwestern und Pfleger seine Schritte ganz genau. Tritt Oscar ans Bett eines Patienten, ist er meist der letzte Besucher. Nach ihm kommen nur noch der Pfarrer und die engsten Angehörigen. Über die besonderen Fähigkeiten des Katers berichtete erstmals David Dosa, Geriater am Rhode Island Hospital. Er vermutet, dass Oscar bestimmte Gerüche, die mit dem Sterben verbunden sind, wahrnimmt.[62, 67]

4 Überlebenszeit nach der Krebsdiagnose

4.1 Überleben und Heilung

Sowohl die klassische Onkologie als auch die Alternativmedizin präsentieren immer wieder Schlagzeilen von neuen Methoden, die zu »Heilungen« bei Krebs geführt hätten. Vorsichtigere Publikationen sprechen von Lebensverlängerungen, die »signifikant« seien. Derartige Veröffentlichungen sollte man grundsätzlich mit Vorsicht und Skepsis betrachten, weil sie Tumorkranken falsche Hoffnungen machen.

Mit »Heilungen« ist eigentlich die sogenannte Fünf-Jahres-Überlebensrate gemeint. Wer mit seiner Krebserkrankung fünf Jahre überlebt hat, gilt als geheilt. Zur effektiven Wirkung therapeutischer Maßnahmen auf die Fünf-Jahres-Überlebensrate schreibt der Medizinjournalist Peter Walker Folgendes: »Wer Chemotherapie für effektiv hält, sollte auch wissen, wie effektiv sie ist.«[(177)]

Dazu gibt es eine interessante Studie in Australien. Darin heißt es: Insgesamt werde der Beitrag einer zytotoxischen Chemotherapie im Hinblick auf die Fünf-Jahres-Überlebenszeit bei Erwachsenen auf 2,3 Prozent in Australien und 2,1 Prozent in den USA geschätzt (siehe auch Kapitel 7 – »Chemotherapie – Vergiftung?«).[(178)]

Im Folgenden möchte ich die Begriffe »Heilung« und »Überleben« kritisch beleuchten:

Als Höhepunkt wurde auf dem weltgrößten Krebskongress im Jahr 2009 eine neue Therapie bei Lungenkrebs verkündet. Mit der Antikörperbehandlung lebten die Patienten im Durchschnitt 1,2 Monate länger, das sind 36 Tage, schreibt Werner Bartens in der *Süddeutschen Zeitung.*[134] Die Patienten entwickelten aber bedrohliche Blutbildveränderungen, die weißen Blutkörperchen sanken, d.h., das Immunsystem wurde geschwächt. Auch wurde über Fieber, Durchfall, Hautrötungen berichtet.

In den USA wurde eine neue Antikörpertherapie gegen Dickdarmkrebs zugelassen. Die Patienten überlebten 1,7 Monate länger. Die progressionsfreie Zeit, also die Zeit ohne Krebswachstum, war 0,9 Monate länger. Während der Behandlung traten jedoch bei 85 Prozent der Patienten Hautschäden auf. In ähnlicher Weise wurden auf dem urologischen Krebs-Kongress in San Francisco (Genitourinary Cancersymposium 2012) Therapieerfolge übertrieben positiv dargestellt. Eine radioaktive Substanz, die gegen die Knochenmetastasen beim Prostatakarzinom eingesetzt wird, zeigte »gute Ergebnisse«. Im Vergleich zu Placebo verbesserte sich das Gesamtüberleben »signifikant«: 14 Monate gegenüber 11,2 Monate bei Placebo.[163]

Was sind das für Erfolge, die uns Ärzten auf den Kongressen präsentiert werden? Welchen Preis zahlen die Patienten und die Krankenkassen für einen derart geringen Nutzen? Im Falle der Antikörpertherapie gegen Lungenkrebs kommen schnell Kosten in Höhe von 30.000 bis 90.000 Dollar zustande.

Wie unrealistisch die Situation geworden ist, belegen folgende Zahlen: Um das Leben von 550.000 Amerikanern, die jährlich an Krebs sterben, um ein einziges Jahr zu verlängern, müssten 440 Milliarden Dollar aufgebracht werden.[134] Man bekommt den Eindruck, dass sich die Medizin von dem hochgelobten Begriff »evidenzbasiert« zu »marketingbasiert« umwandelt.

Damit die Pharma-Werbemaschine richtig laufen kann, müssen unter anderem statistische Tricks geschickt mit Stellungnahmen von sogenannten Meinungsbildnern, den Professoren, verknüpft werden. Es ist bekannt, dass viele Medizinprofessoren pharmazeutische Unternehmen beraten und dafür Honorare annehmen. Anders Prof. Wolf-Dieter Ludwig aus Berlin. Er sagt im *Spiegel*-Interview:[24] »Wir stehen einer riesigen Werbemaschine gegenüber, die permanent versucht, neue, sehr teure Arzneimittel in den Markt zu drücken und Erwartungen zu erzeugen, die in keiner Weise gerechtfertigt sind.«

Ähnliches kann man bei den Antidepressiva sehen, die bei zu wenigen Patienten wirken. Medikamente gegen Depressionen gehören zu den umsatzstarken Medikamenten auf dem Pharmamarkt. Prof. Florian Holsboer, Direktor des Max-Planck-Instituts für Psychiatrie in München, wird in der Zeitschrift *Focus* zitiert: »Die gängigen Antidepressiva wirken bei zu wenigen Patienten, es dauert zu lange und sie haben zu viele Nebenwirkungen.«[37]

4.2 Progressionsfreies Überleben

Die Fach- und Laienpresse wird regelmäßig überschwemmt von Studien, die angeblich belegen, dass der eine oder andere Wirkstoff einen günstigen Einfluss auf ein Krebsgeschehen habe. Hierbei müssen wir aber auf die Bedeutung verschiedener Begriffe achten, wie z. B. »Mortalität«, »Überleben«, »progressionsfreies Überleben« bzw. »PFS – Progression-Free Survival«. Die PFS-Parameter sind in den letzten Jahren in der Onkologie immer häufiger verwendet worden (Abbildung 18). PFS ist deshalb ein so interessanter

Parameter für die Forschung, weil man nicht auf die Ergebnisse des längeren Zeitraums – also die Zeit bis zum Tod des Patienten – warten muss, um positive bzw. negative Schlüsse ableiten zu können. Damit geht die Evaluation neuer Substanzen rascher vonstatten, und die Werbemaschinerie für die Pharmaka kann schneller beginnen.[43]

Wenn in einer Studie beschrieben wird, dass die progressionsfreie Überlebenszeit (PFS) mit dem Medikament X beispielsweise zehn Monate beträgt, während ein anderer Wirkstoff Y eine progressionsfreie Zeit von 15 Monaten bewirkt, könnte der Eindruck entstehen, dass die Substanz Y das bessere Krebsmedikament sei. Nein, dies bedeutet noch lange nicht, dass die Substanz Y das Leben des Krebskranken deutlicher verlängert als die Substanz X. Es kann sogar das Gegenteil herauskommen. Während einer Chemotherapie können sich Krebszellen zu aggressiveren Zellen umwandeln, die schließlich die Gesamtüberlebenszeit (Mortalität) deutlich verkürzen.

4.3 Überlebensraten bei verschiedenen Krebstherapien

Die Fünf-Jahres-Überlebensraten sind bei dem malignen Melanom relativ hoch. Bei Frauen wurde ein Anstieg der Überlebenszeit in der Zeit zwischen 2002 und 2006 von 88,4 Prozent auf 91,7 Prozent verzeichnet. Bei den Männern wurde ein gegenteiliger Trend beobachtet. Die Fünf-Jahres-Überlebensrate sank von 85,5 Prozent in diesem Zeitraum auf 63,1 Prozent.[161] Bei fortgeschrittenem Melanom soll es mit neuen Pharmaka Überlebensvorteile geben, wurde auf dem US-Krebskongress in Chicago 2012 berichtet. Es handelt sich um die neue Generation von Substanzen, die durch die Blockierung bestimmter Enzyme (Kinasen) in der Zelle die Signalstruktur in der Tumorzelle beeinflussen. In der Veröffentlichung werden verschiedene

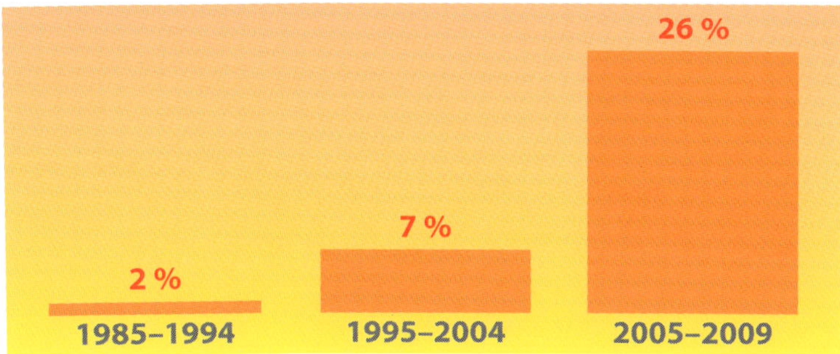

Abb. 18: Anteil von Krebsstudien mit progressionsfreiem Überleben (PFS) als Endpunkt. Quelle: Journal of Clinical Oncology 2012

Therapieverfahren miteinander verglichen (Trametinib und Chemotherapie). Ergebnis: »Das progressionsfreie Überleben betrug 4,8 Monate gegenüber 1,5 Monaten. Nach sechs Monaten waren noch 81 Prozent der Patienten am Leben, in der Chemo-Gruppe 67 Prozent.« Die häufigsten unerwünschten Effekte unter dem Wirkstoff Trametinib waren Hautausschläge, Durchfall, Erschöpfung und periphere Ödeme (Wassereinlagerungen).[(162)] Auf einer von einem Pharmahersteller gesponserten Veranstaltung wird der Erfolg einer »Immuntherapie« mit einem Antikörperpräparat gefeiert. Man spricht von »einem statistisch signifikanten Überlebensvorteil von 3,7 Monaten« im Vergleich zu einem anderen Medikament und nennt dieses Ergebnis »klinisch relevant«[(164)] … und über solche Erfolge können wir täglich in der Fachpresse lesen.

Ohne diese Therapieerfolge in irgendeiner Weise schmälern zu wollen, möchte ich nur zeigen, dass hier über einige Monate progressionsfreier Zeit gesprochen wird. Hoffnungen auf eine deutlich verlängerte Lebenszeit lassen sich meiner Ansicht nach nicht ableiten. Das Magazin *Focus* titelt im Januar 2013 mit einer »Spritze gegen Krebs«. Gemeint ist auch hier die sogenannte Immuntherapie (siehe auch Kapitel 6 – »Aus der Forschung«).

Wie bereits an anderer Stelle erwähnt, ist vielen Patientinnen nicht klar, dass sie mit der Chemotherapie lediglich eine »Behandlung« erhalten und dies nicht mit einer Heilung verwechseln dürfen. Zumindest erwartet man von einer Chemotherapie eine Lebensverlängerung. Aber genau das Gegenteil kann eintreten. Die *Ärzte Zeitung* berichtet im August 2018 von einer kürzeren Restlebenszeit bei Patienten mit kleinzelligem Lungenkrebs. Patienten, die noch in den letzten Lebensmonaten eine Chemotherapie erhalten hatten, überlebten 12,4 Monate. Diejenigen, die eine weniger aggressive Behandlung am Lebensende erhielten, überlebten 15,4 Monate.(283)

Im Januar 2018 berichtet die Fachzeitschrift *Medical Tribune*, dass die meisten neu zugelassenen Krebsmedikamente das Leben der Patientin nicht verlängern. Im Hinblick auf den Lebenszeitgewinn erreichen die meisten Substanzen nur ein Plus von 2,7 Monaten. auch wird kritisiert, dass von den Pharmaforschern das Wichtigste nicht untersucht wird: die Erhebung der Lebensqualität. Diese argumentierten, dass die untersuchten Medikamente nur für das Endstadium der Krankheit bestimmt seien.(284)

Als befremdlich empfinde ich die marktschreierischen Werbeaussagen der Pharmaindustrie, die uns Ärzten »neue Wirkstoffe« als große Innovationen verkaufen möchte. So lautet eine Überschrift in der *Ärzte Zeitung* im August 2018: »Mit Cabozantinib neue Chancen beim HCC (Leberzellkarzinom). Beim genauen Lesen entpuppt sich die »neue Chance« als Minimaleffekt. Das gesamte Überleben der Patienten mit fortgeschrittenem Leberkrebs betrug 10,2 Monate; mit Placebo acht Monate. Auch hier wird eine minimale Lebensverlängerung von zwei Monaten als »statistisch signifikant« bezeichnet. Man scheut sich auch nicht, dies als Verminderung des Sterberisikos um 24 Prozent zu präsentieren. Wie würde dies ein kritischer Jurist sehen: Betrug, Irreführung, unlauterer Wettbewerb?[285]

4.4 Falsche Aufklärung

Eine US-Studie belegt, dass unheilbar krebskranke Menschen häufig unrealistische Hoffnungen haben. Das hohe Ausmaß dieser Fehleinschätzung liegt offenbar an »systematischen Aufklärungsfehlern«. Im ärztlichen Gespräch könne die »Botschaft der Unheilbarkeit« oft untergehen oder seitens der Patienten bewusst überhört werden, schreiben die Autoren der Studie. Auch spreche nur jeder zweite Arzt die voraussichtliche Lebenserwartung an. Die Hälfte aller Lungenkrebspatienten hat von ihrem Arzt das Wort »Hospiz« nicht einmal gehört.

Im Rahmen der Studie wurden 1193 Patienten mit metastasierenden Brochial- und Dickdarmkarzinomen befragt, die sich in palliativer Behandlung befanden. Erschütternd sind die Angaben Dr. Jane C. Weeks vom Dana-Farber Cancer Institute in Boston, dass 81 Prozent der Darmkrebspatienten und 69 Prozent der Lungenkrebspatienten sich nicht darüber im Klaren waren, dass es keine Heilungschance gibt.[275] Um aber eine gut fundierte Therapieentscheidung treffen zu können, müsse der Patient über Nutzen und Risiken genau aufgeklärt werden, mahnen die Kollegen. Die palliative Chemotherapie könne das Leben zwar um einige Monate verlängern, jedoch müsse man auch an die toxischen Reaktionen, die durch die Medikamente verursacht werden, denken.

Vielleicht wäre es für uns Ärzte wichtig, am Ende des Gespräches nochmals nachzufragen, was der Patient über die Situation verstanden hat? Wir sollten uns auch nicht vor dem Thema Tod drücken (siehe Prolog, Abschnitt B – »Tod und Tödlein – den Tod ins Leben holen«), sondern so früh wie möglich über die Möglichkeiten der Palliativmedizin sprechen und durchaus einen Besuch in einem Hospiz empfehlen.

5 Krebs durch Umweltfaktoren

Forschungsaktivitäten zur Analyse der Zusammenhänge zwischen *Umweltfaktoren und Krebs* sind weltweit limitiert. Hierfür gibt es zwei wesentliche Gründe, wie sie im amerikanischen President's Cancer Panel genannt sind:[(118)]

1. geringe finanzielle Förderung,
2. niedrige Priorität.

Umso beachtlicher ist eine schwedische Studie aus dem Jahr 2000. Eine Forschungsgruppe am Karolinska-Institut in Schweden hat bei der Untersuchung von 44.788 eineiigen Zwillingspaaren herausgefunden, dass genetische Ursachen bei der Krebsentstehung eine geringere Rolle spielen. Bei etwa **zwei Drittel** aller Krebserkrankungen sind Umweltfaktoren die Hauptursache – Faktoren also, die man beeinflussen kann.[(10)]

Wenn wir die klassischen Erbkrankheiten ausblenden, kann man sagen, dass Gene allein keine Krankheiten verursachen. Erst Umweltfaktoren bzw. die Wechselwirkung zwischen Umweltfaktoren und Genen führt zu einer Hochregulation von Entzündungsprozessen, zum Auftreten von Allergien und schließlich zur Aktivierung und Mobilisierung von Krebszellen.

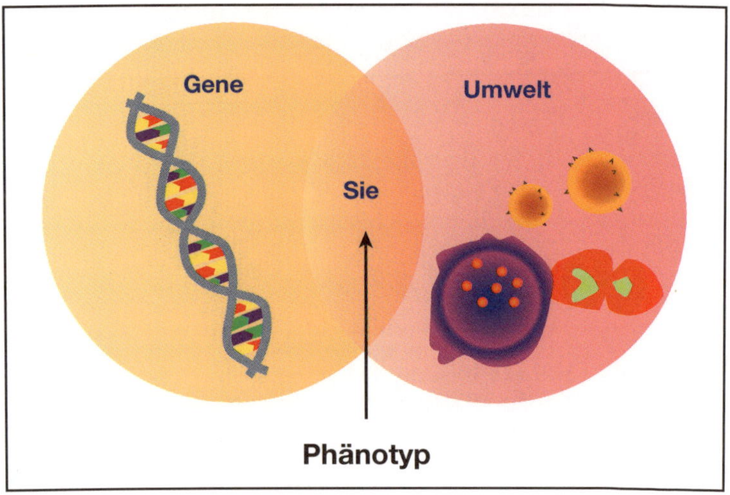

Abb. 19: Umwelt und Gene. In der Mitte im roten Feld sehen wir den Phänotyp, also das Resultat aus der Wechselwirkung zwischen Genen und Umwelt: gesund, krank, Krebs. (Quelle: Genova Diagnostics, Asheville, USA)

In Tabelle 3 sind Umweltfaktoren genannt, die zur Entstehung von Krebserkrankungen führen können. Zu den Hauptfaktoren jedoch gehört die Kalorienaufnahme.

Tab. 3: Krebsursachen

1. Übergewicht/übermäßige Kalorienaufnahme
2. Chemikalien
3. Strahlung
4. Infektionen (z. B. Viren)
5. Nährstoffmangel

Bei der Nachricht zum aktuellen Bericht des chinesischen Umweltministeriums muss ich politisch werden. Es ist die Rede von »Krebsdörfern« in der Nähe von Industriezentren. Dort häuften sich schwerste Erkrankungen. Auf konkrete Angaben zu Art und Häufigkeit der Erkrankungen wurde verzichtet.[280]

Hier müssen bei uns die Alarmglocken läuten, denn bislang wurden kritische Umweltnachrichten mit dem Hinweis »es fehle an Belegen für den Zusammenhang von Verseuchung und der Ballung von Erkrankungen« verschwiegen, und kritische Journalisten wurden und werden in China mundtot gemacht.

»Die Zahlen aus dem Riesenreich sind alarmierend: Krebserkrankungen haben sich in den letzten Jahren zur ersten Todesursache im Land entwickelt. Einer von vier Chinesen stirbt statistisch an Krebs. Die Sterberate unter Krebspatienten stieg in den vergangenen 30 Jahren um 80 Prozent.« Der chinesische Journalist Deng Fei sagt: »Es muss sich sehr bald etwas ändern, sonst sind wir alle verloren.«[280]

Wenn eine menschenverachtende Regierung wie die in China »Krebsdörfer« zugibt, ist es meines Erachtens fünf NACH zwölf. Ich frage mich natürlich, warum unsere Regierung gemeinsam mit der deutschen Industrie den Bürgern in Deutschland die heile Ökowelt vorgaukelt und die tolle Umweltgesetzgebung anpreist. Beim Autobahnbau beispielsweise werden teure Umgehungstunnel zur Rettung seltener Molche gebaut, die Atomkraftwerke werden stillgelegt und das deutsche Ökogewissen scheint beruhigt.

Ob wir wollen oder nicht, wir müssen endlich zur Kenntnis nehmen, dass die riesigen Gewinne, die die deutsche Industrie einfährt, nur in Ländern mit verbrecherischen, demokratisch nicht legitimierten Regierungen erzielt werden – und dies zu dem Preis der Vergiftung von Mensch und Natur und der nun auch in China akzeptierten Tatsache, dass Umweltgifte die Krebserkrankungen in die Höhe treiben. Ich kann mir nur wünschen, dass unsere Politiker und die Führungspersonen der Industrie in ihren Gesprächen mit den Regierungen – besonders in Asien und auch im Nahen Osten – endlich ihre politischen Kollegen und Geschäftsfreunde auffordern, eine ökologische und menschenwürdige Industrieproduktion aufzubauen sowie die Gefängnisse zu kontrollieren und politische Gefangene unverzüglich freizulassen – oder es gibt kein Geschäft. Mit Diktatoren macht man keine Geschäfte! Auch wir Konsumenten müssen dringend kritischer werden. Boykottieren wir Produkte aus den menschenverachtenden Ländern!

Ich weiß, dass dies nicht immer leicht ist. Wir werden ja geradezu überschüttet mit den vergifteten Billigprodukten aus diesen Ländern. Beim Einkauf in amerikanischen Kaufhäusern fand ich kein einziges Kleidungsstück mit dem Label »Made in USA«: alles »Made in China«. Bei Computern gebe ich gerne etwas mehr Geld aus. Doch wie wir wissen, lässt auch Apple fast alles in China herstellen. Es ist offensichtlich, dass die Geldgier bei den Aktiengesellschaften unendlich groß und kaum zu bremsen ist. Ein Adidas-Schuh, der in der Produktion wenige Euro kostet und bei uns in Europa für über 100 Euro angeboten wird, sollte uns nachdenklich machen. Selbst wenn die Kunden bereit sind, mehr auszugeben, wird das Geld wohl nicht bei den vergifteten Menschen in Asien ankommen, sondern in den Taschen der Aktionäre und korrupten Politiker landen.

Trotzdem möchte ich dazu aufrufen, kritisch hinzuschauen und beim Kauf von Produkten auf Umweltverträglichkeit, Nachhaltigkeit und soziale Fairness zu achten. Inge Altemeier und Reinhard Hornung haben den preisgekrönten Film *Das Gift kommt zurück* gedreht. Er wurde zuerst am 23. März 2010 im NDR und später im ARTE Themenabend am 27. Juli 2010 zur besten Sendezeit um 20.15 Uhr ausgestrahlt. Diesen Film sollte sich jeder ansehen, damit wir stets daran denken, dass wir alle Gifte reimportieren und die Gesamtkörperbelastung der Menschen nicht nur in Asien ansteigt. In diesem Film haben wir eine Patientin vorgestellt, die beim Auspacken und Bügeln von Jeans aus Asien krank geworden ist. Sie entwickelte neben neurologischen Symptomen eine Einschränkung der Nierenfunktion. Im Blut konnten Immunreaktionen gegen Chemikalien in den Jeans nachgewiesen werden. Ein sofortiger Stopp der Schadstoffexposition – der Konzern H&M hat die Jeans unverzüglich aus dem Handel genommen – und eine Entgiftungstherapie haben der jungen Frau geholfen, die Beschwerden rasch zum Abklingen zu bringen.

Risikopotenzial niedriger Giftmengen

Heather Logan von der kanadischen Krebsgesellschaft beklagt, dass wir nur eine Substanz nach der anderen betrachten und die Gesamtbelastung in unserem täglichen Leben nicht beachten. Auch das Risikopotenzial niedriger Mengen an Umweltgiften (Low-Level Exposure) werde völlig unterschätzt.[118]

»Our science looks at a substance-by-substance exposure and doesn't take into account the multitude of exposures we experience in daily life. If we did, it might change our risk paradigm. The potential risks associated with extremly low-level exposure may be underestimated or missed entirely.«

Heather Logan, Canadian Cancer Society

Bei manchen Chemikalien kann man gelegentlich eine u-förmige Dosis-Antwort-Kurve beobachten. Das bedeutet, dass geringe Mengen dieser Substanz das Krebsrisiko erhöhen, mittlere Dosen keine messbare Wirkung zeigen und hohe Dosen wieder krebserregend sind. Bei den hormonwirksamen Umweltgiften gilt die Dosis-Wirkungs-Kurve auch nicht. Schon kleine Mengen beeinträchtigen nicht nur die Fruchtbarkeit, sondern stören auch die Immunvorgänge und können das Krebsrisiko erhöhen.

5.1 Umweltfaktor Wasser

»Wasser ist die Todesursache Nummer eins«, hieß es im Themenabend bei ARTE. Es sterben mehr Menschen an vergiftetem bzw. verseuchtem Wasser als an Infektionen, HIV etc.(115) Der Wassertropfen auf dem Buchtitel der Erstausgabe soll uns in Erinnerung rufen, dass Wasser die Grundlage für unsere Gesundheit und des Überlebens auf dem Planeten darstellt.

Täglich sterben weltweit 3000 Kinder an Durchfall, der durch schlechte Hygienebedingungen verursacht wird.(118) Viele andere leiden an chronischen Entzündungen durch Parasiten und Bakterien, die über längere Zeit im Darm überleben können. Chronische Entzündungen erhöhen das Krebsrisiko.

Wenn Wasser vergiftet oder mikrobiell verseucht ist, spielen wir mit dem Grundelement des Lebens – unser Körper besteht zu 60 Prozent aus Wasser. Wasser gehört der Natur. Der freie Zugang zu Wasser ist ein Grundrecht! Verwerflich ist die Ausbeutung und Vermarktung von Wasser durch Großkonzerne, weil sie eine Missachtung und einen Angriff auf ein Grundrecht der Menschen darstellt. Ich begrüße die weltweiten Aktivitäten gegen die Wasservermarktung der Großkonzerne unter anderem deshalb, weil sie die Ärmsten der Armen in eine unerträgliche Abhängigkeit manövriert (siehe www.right2water.eu).

In Nigerias Hauptstadt Lagos, mit 10 Millionen Einwohnern eine der bevölkerungsreichsten Städte der Welt, wenden die Menschen in den Slums die Hälfte ihres Budgets für Trinkwasser aus Kanistern auf. Die Oberschicht trinkt das von Nestlé unter dem Namen »Nestlé Pure Life« vermarktete gereinigte Grundwasser, das mit einer hauseigenen Mineralmischung angereichert wird. Es ist mittlerweile das meistverkaufte Flaschenwasser der Welt.(115) Nestlé besitzt weltweit 70 verschiedene Wassermarken.

Private Konzerne versorgen heute schon 80 Prozent der französischen Bevölkerung mit Trinkwasser. In einem ZDF-Beitrag *Flaschenwahn statt Wasserhahn* heißt es: »Womit ist zu rechtfertigen, dass Einwohner der britischen Hauptstadt London in Flaschen abgefülltes Trinkwasser von den Fidschi-Inseln trinken, wenn gleichzeitig 35 Prozent der Fidschi-Insulaner keinen Zugang zu sauberem Trinkwasser haben? Doch in Europa und auch in den USA ist Mineralwasser aus Flaschen so selbstverständlich geworden, dass dort zeitweilig das eigene hochwertige Leitungswasser fast in Vergessenheit gerät. Und das trotz des Wissens, dass weltweit mehr als eine Milliarde Menschen keinen Zugang zu sauberem Trinkwasser haben.«

Ein weiteres Umweltproblem ist der Transport des Wassers zum Verbraucher – schließlich werden 1,5 Milliarden Barrel Rohöl für die Produktion von Plastikflaschen verbraucht. Da nur jede vierte Plastikflasche recycelt wird, wächst auch die Belastung für unsere Umwelt.(122) Schon heute schwimmen riesige Mengen an Plastikmüll auf den Weltmeeren und in den Mägen von Meeressäugern. Im Magen-Darm-Trakt von über 95 Prozent der tot angespülten Eissturmvögel ist Plastik nachgewiesen worden. Seevögel verhungern mit vollen Mägen. Da sie auch für ihre Entgiftungsleistung (z. B. zur Entgiftung von Erdöl und anderen Chemikalien) viel Energie benötigen, diese aber nicht über die Nahrung decken können, sterben viele Vögel spätestens in den folgenden Wintermonaten.

Im Meer kommt es zu »schwimmenden Deponien«. Gigantische Wirbel im Meer packen den Plastikmüll zu riesigen Plastikmüllteppichen zusammen.

Im Nordpazifik hat ein Plastikmüllteppich die Größe Mitteleuropas erreicht und wird als Great Pacific Garbage Patch bezeichnet.

In der Nordsee landen jedes Jahr geschätzt 15.000 Tonnen Plastikmüll. Durch Einwirkung von Salzwasser, UV-Strahlung und Reibung werden die Plastikteilchen immer kleiner und können dann von Fischen, Muscheln und Krebsen aufgenommen werden. Aber auch unsere Kleidung hat einen nicht unerheblichen Anteil an der Belastung der Meere mit Plastik. Bei jedem Waschgang werden Teile aus Acryl und Polyester aus synthetischer Kleidung herausgelöst. Da sie die Kläranlagen passieren, können sie ungefiltert in die Weltmeere und somit in unsere Nahrungskette gelangen.(127) Auf Helgoland läuft gerade das Forschungsprojekt *Microplast*. Mit einem Infrarot-Spektrometer wollen Wissenschaftler des Alfred-Wegener-Instituts untersuchen, wie viel Plastik etwa in einer Nordseekrabbe steckt.(272)

Plastikpartikel und die in den Plastikmaterialien befindlichen Weichmacher (unter anderem Phthalate), Pestizide und auch das krebserregende PCB etc. gelangen mit dem Meerwasser in die Nahrungskette und über den Fischverzehr in den menschlichen Organismus, wo sie unseren Hormonhaushalt stören und das Krebsrisiko erhöhen. Der Mensch wird immer mehr zu einem Müll- und Chemikalienendlager. Denken wir wieder an den Weltraummüll in Abbildung 16 und an den griechischen Sinnspruch »Makrokosmos Mikrokosmos estin« (die physikalischen Gesetzmäßigkeiten sind im Kleinen wie im Großen die gleichen): Unsere Zellen werden genau wie der Weltraum und der gesamte Planet mehr und mehr zugemüllt.

Ein nicht unerheblicher Grund für eine hormonelle Belastung unseres Grundwassers stellt auch die Einnahme von Medikamenten dar. Unter anderem durch orale Verhütungsmittel steigt die Estrogenbelastung im Grundwasser an. Es gibt den Verdacht, dass hierdurch das Prostatakrebsrisiko ansteigt.

Arzneistoffe, die stabil im Körper sind, werden auch nach der Ausscheidung in den Kläranlagen zum Problem. Im Wasserkreislauf sind in letzten Jahren fast alle gängigen Arzneistoffe wie Schmerzmittel, Fettsenker, Hormone, Psychopharmaka, Antibiotika und Betablocker nachgewiesen worden. Etwa 150 Wirkstoffe konnten bislang identifiziert werden.(286) Der Blutdrucksenker Valsartan (Valsartansäure) ist in relativ hohen Konzentrationen in Oberflächengewässern nachweisbar.(287) Es besteht der Verdacht, dass Valsartansäure die aquatische Fauna und Flora gefährdet.

Durch die industrielle Landwirtschaft wird unser Trinkwasser zunehmend mit Nitrat belastet, was unter anderem von der Europäischen Union kritisiert wird. Nitrate sind krebserregend. Im Körper werden sie zu N-Nitroso-Verbindungen und Nitrit umgewandelt. Eine dänische Studie zeigt den dosisabhängigen Zusammenhang zwischen dem Nitratgehalt des Wassers und dem Darmkrebsrisiko. Die Personen mit der höchsten Nitratbelastung hatten ein um fast 20 Prozent höheres Risiko für ein kolorektales Karzinom. Eine ähnliche Korrelation ergibt sich für Kolon- und Rektumkarzinome.(288)

Neben den Arzneimitteln stellen Produkte des täglichen Gebrauchs wie Kosmetika, Wasch- und Putzmittel ein wachsendes Problem dar: Schätzungsweise 980 Tonnen Mikroplastik belasten unsere Gewässer. Dies geht aus einer kürzlich veröffentlichten Untersuchung des Fraunhofer-Instituts für Umwelt-, Sicherheits- und Energietechnik im Auftrag des Naturschutzbundes (NABU) hervor. Plastik und die darin enthaltenen Weichmacher erhöhen die Belastung mit Hormondisruptoren, Substanzen, die in der Lage sind, unser Hormonsystem zu stören. Siehe auch Kapitel 5.2. Umweltfaktor Chemikalien (Plastik, Schwermetalle, Pestizide).(289)

Biowasser

Der Begriff »Biowasser« ist zu einem Aufreger geworden. Die Getränkeindustrie ist gerichtlich gegen die Ökobrauerei Neumarkter Lammsbräu vorgegangen, weil sie der Ansicht ist, Wasser sei als natürliches Produkt immer »bio«. Eine besondere Etikettierung als Biowasser sei irreführend und daher Verbrauchertäuschung. Tatsache ist aber, dass immer mehr Brunnen aufgrund der ansteigenden chemischen Belastung geschlossen werden müssen. Dies geschieht oft ohne großes Aufsehen – die Politiker wollen die Bevölkerung nicht beunruhigen. Wirklich gutes, schadstoffarmes Wasser wird immer seltener. Ich persönlich begrüße die Initiative von Herrn Dr. Ehrnsperger von der Familienbrauerei Neumarkter Lammsbräu und hoffe, dass hierdurch das Problem der chemischen Verseuchung des Grundlebensmittels Wasser in der Öffentlichkeit präsent wird. Ich gratuliere auch zu dem gerichtlichen Erfolg, denn Dr. Ehrnsperger darf laut Urteil des Oberlandesgerichts Nürnberg sein Wasser ganz offiziell als Bio-Mineralwasser (BioKristall) bezeichnen.[130]

In diesem Zusammenhang kann ich berichten, dass sich unsere Patienten bezüglich der Trinkwasserversorgung immer sehr glücklich schätzen, weil sie während ihres Therapieaufenthaltes in Wolfhagen in den Genuss des besonders reinen Quellwassers aus dem nahe gelegenen Stadtwald kommen – und das direkt aus dem Wasserhahn. Aktuelle Untersuchungen der Stiftung Warentest zeigen, dass Leitungswasser oft mehr Mineralstoffe enthält als abgefülltes stilles Wasser. Laut Stiftung Warentest seien bei einem Drittel der in Plastikflaschen abgefüllten Wassersorten auch Keime gefunden worden. Dies sei kein Problem für gesunde Menschen. Für ältere und kranke Menschen sollte das Wasser aber abgekocht werden. Rechtlich sei der Keimgehalt allerdings zulässig.[131]

5.2 Umweltfaktor Chemikalien (Plastik, Schwermetalle, Pestizide)

»Unser Planet ist als minderwertig und giftig einzustufen.«
Zitat aus: Plastic Planet (Kinodokumentarfilm, 2009)

Seit dem 8. September 2009 sind 50 Millionen chemische Substanzen vom Chemical Abstracts Service (CAS) registriert. Bei der CAS handelt es sich um einen Zweig der American Chemical Society, die 1907 in den USA gegründet worden ist. Täglich registrieren sie 30.000 neue Substanzen. Das bedeutet natürlich nicht, dass wir täglich dieser hohen Zahl an Chemikalien ausgesetzt sind. Die tatsächliche Zahl an »Gebrauchschemikalien« ist deutlich niedriger, nämlich ca. 80.000. Dennoch ist es meines Erachtens bedenklich, wenn wir allein in der Muttermilch etwa 300 Umweltchemikalien finden, mit denen ein Säugling vom ersten Tag seines Lebens an konfrontiert wird. Selbst Dioxine liegen immer wieder erheblich über den zulässigen Grenzwerten. Wir müssen uns dabei jedoch vergegenwärtigen, dass sich die Mutter durch die Schwangerschaft bereits entgiftet hat! Im Nabelschnurblut sind zunehmend Parfüm, Haushaltschemikalien, Substanzen aus Fast-Food-Verpackungen, Flammschutzmittel und Pestizide nachweisbar.(118)

Wir dürfen uns also nicht wundern, dass Allergien, Verhaltensstörungen und auch Diabetes im Kleinkindesalter zunehmen.

Umweltchemikalien schwächen das Immunsystem.

Dass Umweltchemikalien Immunreaktionen schwächen können, zeigt eine Studie, die im amerikanischen Ärzteblatt *JAMA* veröffentlicht wurde. Kinder im Alter zwischen fünf und sieben Jahren, die hohen Konzentrationen perfluorierten Chemikalien (PFC) ausgesetzt sind, zeigen bei einer Diphtherie-/Tetanus-Impfung eine deutlich abgeschwächte Immunreaktion. Diese Substanzen sind in der Umwelt weitverbreitet und kommen unter anderem in Textilien und Verpackungen vor. Ein besonderes Problem besteht darin, dass die perfluorierten Chemikalien schlecht ausgeschieden werden, sich aus diesem Grund im Körper allmählich anreichern und so zu einem Dauerstörfaktor für die Immunabwehr werden.[114]

Menschen mit gestörten Immunreaktionen können natürlich auch Krebszellen schlechter eliminieren. Einige der PFC sind hormonwirksam und beeinträchtigen die Fortpflanzung. Greenpeace hat Outdoor-Kleidung (Regenjacken und Regenhosen, Funktionstextilien) auf perfluorierte Chemikalien untersucht. In allen 14 Proben wurden PFC gefunden. Greenpeace unterstreicht die Notwendigkeit, PFC aus der Outdoor-Kleidung zu verbannen.[126]

Die Gesundheit der Kinder wird nicht nur durch Textilien, sondern auch durch Spielzeug bedroht. Auch hier dreht es sich meistens um hormon- und immunschädigende Substanzen, die sich besonders in Spielzeugen aus China befinden. Vor zwei Jahren wurde vor einer Puppe mit dem Namen Fluttering Fairy Kite, die hochgiftige Weichmacher (Phthalate) enthielt, gewarnt. Sogar in Malstiften (Loony Balloony), mit denen man Luftballons bemalen kann, wurden krebserregende Benzolbelastungen ermittelt, und diese mussten aus dem Verkehr gezogen werden. Im Jahr 2009 mussten 7 Prozent der hauptsächlich aus China stammenden Waren wegen der Gefährdung der Verbraucher vom Markt genommen werden. 60 Prozent (!) der Warnungen entfielen auf Spielzeug, an zweiter Stelle stehen Textilien und Bekleidung. Erfreulich ist, dass sich mittlerweile alle EU-Staaten am Rapid-System, einem schnellen Informationssystem für gefährliche Produkte, beteiligen und so diese Produkte zeitnah aus dem Handel genommen werden können.[128]

Es würde den Rahmen dieses Buches sprengen, wenn ich alle für dieses Thema relevanten Chemikalien abhandeln würde. Ich beschränke mich daher auf einige wenige, die für die Gesamtproblematik stehen, also für die Gesamtkörperbelastung, die wie ein sich füllendes Fass immer voller wird. Bei einer steigenden Zahl von Menschen ist die Grenze der Belastbarkeit immer früher erreicht und das Fass läuft über, was gleichbedeutend ist mit dem Auftreten von Krankheiten wie Allergien, multipler Chemikalien-Sensibilität und schließlich Krebs.

Bei der multiplen Chemikaliensensibilität (MCS) klagen die betreffenden Personen über vielfältige Beschwerden, die schon nach dem Kontakt zu geringen Mengen an Farben, Lösungsmitteln, Kunststoffausdünstungen, Klebstoffen, Weichmachern, Duftstoffen etc. auftreten können. Hierzu zählen Schwindel, Kopfschmerzen, Atemnot, Husten, Kollapsneigung, Schmerzen, Schwindel, Allergien und Erschöpfung. Mein Lehrer, der Umweltmediziner Prof. William J. Rea aus Dallas, Texas, erklärte mir, dass Allergien und MCS einen hohen Grad an Unordnung in der Biochemie unserer Körperzellen darstellen und der Weg zur Entartung gebahnt würde – und der höchste Grad an Unordnung und Fehlsteuerung ist Krebs.

Nicht zuletzt aus präventivmedizinischer Sicht sollten wir daher bei unseren medizinischen Untersuchungen immer auch Schadstoffanalysen einbeziehen. Hierzu gehören Haar-, Urin- und Blutanalysen, wobei wir neben den Weichmachern, Lösungsmitteln und Pestiziden besonders die toxischen Metalle analysieren. Eine Auswahl von Chemikalien, die für die umweltmedizinische Praxis relevant sind, habe ich in Kapitel 10 aufgeführt.

In den Haarmineralanalysen stoßen wir immer wieder auf Belastungen durch Schwermetalle wie Arsen, Blei, Cadmium, Quecksilber und Zinn. Aber auch Uran kommt nicht selten vor.

Die erste Frage ist immer: »Wie komme ich denn zu einer solchen Belastung?« Grundsätzlich gelangen diese toxischen Elemente über die Nahrungskette oder durch eine berufliche Exposition in den Körper. Cadmium, ein Schwermetall, das als Krebserreger gilt und zu Nieren-, Knochen- und Gefäßschäden führt, findet man nicht nur im Zigarettenrauch, sondern auch in pflanzlichen Grundnahrungsmitteln wie Getreide und Reis.(110) Je höher der Fischkonsum ist, desto stärker ist in Deutschland die Quecksilberbelastung bei Müttern und Kindern.(107) Im Hinblick auf die starke Giftbelastung warnt die internationale Walfangkommission (IWC) vor dem Verzehr von Walfleisch. Die hohe Schadstoffbelastung stelle eine Gefahr für die Gesundheit dar. Länder mit einem hohen Verzehr an Walfleisch sollten sich hierüber ernsthaft Gedanken machen. Auch wenn sich diese Länder den Appellen zum Stopp des Walfangs entziehen, können sie sich den Warnungen der Mediziner nicht länger verschließen, meint Sandra Altherr von der Tierschutzorganisation Pro Wildflife.(107)

Dass Quecksilber auch über den Vektor Arzt/Zahnarzt über Amalgamfüllungen und Impfungen in unseren Körper gelangt, soll im Kapitel 5.7 – »Umweltfaktor Arzt« angesprochen werden.

5.3 Umweltfaktor Naturheilmittel

Schwermetalle schädigen das Nerven- und Immunsystem und blockieren die Wirkung von Vitaminen in unseren Zellen. Diese Gifte können auch durch »Naturheilmittel« in den Körper gelangen. Immer wieder hören wir von Bleivergiftungen durch ayurvedische Präparate. Schon vor Jahren berichtete das amerikanische Ärzteblatt, dass Kräuterpräparate deutliche Belastungen an Schwermetallen aufweisen. Eines von fünf untersuchten ayurvedischen

Kräuterpräparaten aus Südasien, wie sie in amerikanischen Drogerien verkauft werden, enthält potenziell gefährliche Konzentrationen von Blei, Quecksilber und/oder Arsen. Problematisch ist, dass viele Patienten in guter Absicht zu diesen pflanzlichen Mitteln greifen, um sich zu entgiften.

Spätestens wenn eine Erstverschlimmerung unter einer solchen Therapie auftritt, sollte überlegt werden, ob es sich um eine wie in der Homöopathie häufig propagierte »normale Erstverschlimmerung« handelt oder ob gerade eine schleichende Vergiftung mit Schwermetallen stattfindet.

Meiner Erfahrung nach handelt es sich bei diesen sogenannten Erstverschlimmerungen meistens um Nebenwirkungen und Allergien. In solchen Fällen rate ich dazu, die Einnahme des betreffenden Präparates unverzüglich zu stoppen und im Hinblick auf Tees gilt grundsätzlich: Nur rückstandsgeprüfte Tees kaufen!

Quecksilber, Arsen und Blei führen zu einer Blockierung von Vitamin B_{12} in Nervenzellen.

Einige Vergiftungsfälle durch Rückstände in Tees, über die die Fachpresse berichtet hat, möchte ich kurz beschreiben.

1. Eine 39-jährige Patientin litt an einer langsam fortschreitenden Muskelschwäche (Muskeldystrophie). Nachdem es zu einer akuten Verschlechterung ihrer Beschwerden mit Schlafstörungen, Glieder- und Rückenschmerzen gekommen war und sogar Lähmungserscheinungen an Armen und Beinen auftraten (Tetraparese, mit fehlenden Muskeleigenreflexen und beidseitige Radialisparese), wurde eine erweiterte umweltmedizinische Diagnostik durchgeführt. Im Vollblut wurde ein stark erhöhter Bleiwert festgestellt: 880 Mikrogramm pro Liter. Die Patientin hatte sich neun Monate vorher in Indien mit ayurvedischen Heilkräutern, Ölen und Pillen versorgt und diese regelmäßig eingenommen. Die Analyse der Pillen ergab einen Wert von 50,4 Mil-

ligramm Blei pro Gramm. Insgesamt hatte die Patientin 20 Gramm (!) Blei aufgenommen. Eine Entgiftungstherapie bewirkte eine langsame Symptomverbesserung.(119)

2. Eine 60-jährige Rheumatikerin entwickelte Magenprobleme und starke Muskel- und Knochenschmerzen. Seit eineinhalb Jahren nahm sie starke Medikamente (Methotrexat, Prednisolon) und fühlte sich unter der Therapie gut. Seit fünf Monaten häuften sich folgende Beschwerden: Übelkeit, Erbrechen, Schmerzen in der Wirbelsäule und es kam zu einem Gewichtsverlust um neun Kilo. Auch bei dieser Patientin wurde eine Bleibelastung nachgewiesen. Sie gab an, seit siebeneinhalb Monaten ayurvedische Weihrauchpillen einzunehmen.(120)

3. In der Notaufnahme einer New Yorker Klinik wurde ein 56-jähriger Mann aufgrund unklarer Bauchschmerzen behandelt. Die Beschwerden bestanden seit etwa drei Monaten. Im Blutbild zeigt sich ein niedriger Hämoglobinwert (roter Blutfarbstoff). Innerhalb eines halben Jahres sei der Wert von 14 auf 9,7 Gramm pro Deziliter gefallen. Die umweltmedizinische Analyse zeigte einen stark erhöhten Bleiwert von 101 Mikrogramm pro Deziliter (Norm: < 20). Auch dieser Patient war drei Monate vorher in Indien gewesen, wo ihm eine ayurvedische Medizin gegen Diabetes verordnet worden war. Das Pulver, das er seit dieser Zeit täglich eingenommen hatte, hatte einen Bleigehalt von 62 Prozent (!). Als Hintergrund sollte man wissen, dass Blei als potenzsteigerndes Mittel (Aphrodisiakum) betrachtet wird, das angeblich besonders bei Diabetikern hilfreich sein soll.(121)

5.4 Umweltfaktor Rauch und Rauchen

Die Zusammenhänge zwischen Rauchen und Krebs sind hinlänglich bekannt und sollen in diesem Buch nicht mehr besonders intensiv erläutert werden. Aber einige neue Aspekte halte ich durchaus für interessant. Nicht nur das Risiko für Lungenkrebs, sondern auch das für Hautkrebs wird durch Zigarettenrauchen erhöht. In einer Metaanalyse zeigte sich, dass Rauchen einen Einfluss auf die Häufigkeit von weißem Hautkrebs hat. Raucher tragen demnach ein um 50 Prozent erhöhtes Risiko für Plattenepithelkarzinome, nicht aber für Basaliome.(129)

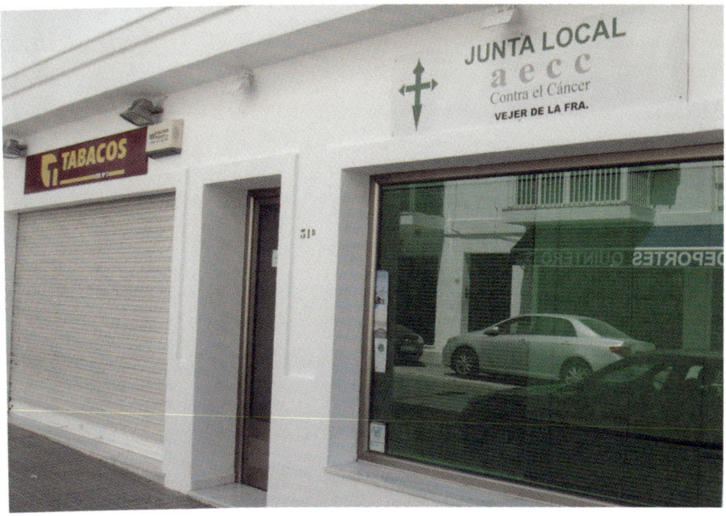

Abb. 20: Antikrebsgesellschaft neben Tabakladen in Vejer, Costa de la Luz, Südspanien, Foto: K.-D. Runow, 2012

Auch die Bauchspeicheldrüse (Pankreas) wird angegriffen. Rauchen verursacht eine Entzündungsreaktion in der Bauchspeicheldrüse. Solche Reaktionen sind bisher eher dem Alkohol zugeschrieben worden. Doch Rauchen scheint für die Bauchspeicheldrüse gefährlicher zu sein als Alkohol, berichtete Prof. Peter Layer vom Israelitischen Krankenhaus in Hamburg.(109) Tabakrauchen sei an einem Fortschreiten einer Pankreatitis mit der Folge einer Fibrosierung (bindegewebige Umbildung) beteiligt.

Bei Rauchern wurde kürzlich ein gefährlicher synergistischer Effekt mit Nahrungsmitteln festgestellt. Raucher mit dem höchsten Verzehr an verarbeiteten Fleischprodukten (Wurst) hatten ein fünffach erhöhtes Risiko für Plattenepithelkarzinome im oberen Verdauungstrakt (siehe auch Kapitel 5.11 – »Umweltfaktor Nahrungsmittel«).

Eine andere Form von Rauch, nämlich offenes Herdfeuer, wird von der Öffentlichkeit kaum wahrgenommen. Weltweit sterben pro Jahr 2 Millionen Menschen, weil sie den Rauch offener Feuerstellen durch Verbrennen von Holz, Kohle, Torf und Dung einatmen – doppelt so viele wie an Malaria. Laut Weltgesundheitsorganisation (WHO) scheinen offene Feuerstellen eine der größten Umweltgefahren für die Menschen zu sein. Eine Lösung wäre doch sehr einfach: Man könnte die betroffenen Familien mit guten Öfen ausstatten.[111]

Zu den Inhalationsgiften gehören neben Lösungsmitteln auch Autoabgase und Feinstäube. Forscher der WHO haben in diesem Jahr Dieselabgase offiziell als krebserregend klassifiziert, und zwar in die Krebs-Gefahrenklasse 1 – wie Arsen und Asbest. Die Bewertung basiert auf Untersuchungen an Bergleuten, Bahnarbeitern, Lkw-Fahrern und Hafenarbeitern in den USA. Diejenigen Personen, die der höchsten Dieselabgaskonzentration ausgesetzt waren, hatten gegenüber den am wenigsten belasteten Kollegen ein dreifach erhöhtes Risiko, an Lungenkrebs zu erkranken.[107] Laut Prof. Dr. Dr. Erich Wichmann erhöht Dieselruß (von Dieselfahrzeugen und Baumaschinen) für Menschen, die an stark befahrenen Straßen leben, das Lungenkrebsrisiko erheblich. Effektive Filtertechniken seien vorhanden, würden aber nicht im erforderlichen Umfang eingesetzt.[113]

Diesel gehört in die Krebs-Gefahrenklasse 1 –
wie Arsen und Asbest.
Biodiesel-Zusatz erhöht das Krebsrisiko.

Auch Biodiesel ist nicht harmlos. Der Kraftstoff enthält zum Teil bis zu 7 Prozent Rapsölmethylester – eine Erhöhung auf bis zu 20 Prozent ist geplant. Forscher konnten nachweisen, dass die Verbrennung dieser Dieselmischungen mit einer deutlichen Steigerung der Mutagenität der Abgase einhergeht und somit das Krebsrisiko steigt. Bei einem Rapsölanteil von 20 Prozent wies man die höchsten Mutationsraten nach.(122)

5.5 Umweltfaktor Elektronik

Giftige Chemikalien in der Halbleiter- bzw. LCD-Modulproduktion sollen verantwortlich sein für die Zunahme von Krebserkrankungen, berichtete das ZDF Magazin *Frontal* mit dem Hinweis auf den südkoreanischen Elektronikkonzern Samsung.(116) Eine Arbeitsmedizinerin, die sich für die Opfer einsetzt, berichtet von 56 Mitarbeitern, die frühzeitig verstorben sind – hauptsächlich an Krebs. Die Betroffenen – meist junge Leute – hätten weder geraucht noch getrunken, und auch in deren Familien sei Krebs nicht vorgekommen. In dem Film berichtet eine Mitarbeiterin über den chemischen Geruch der Chips, der überall hängen bleibe, und dass auch manchmal Bleireste an ihren Händen zurückblieben.

Im Jahr 2007 verstarb eine 21-jährige Mitarbeiterin an Leukämie. Ihr Vater streitet bislang vergeblich mit dem Konzern um die Anerkennung einer Berufserkrankung und die Übernahme der Behandlungskosten. Erst ein Gerichtsverfahren kommt inhaltlich zu dem Schluss, dass bei der Krebserkrankung der jungen Frau eine Verbindung zum Arbeitsplatz bestehe. Im Richterspruch sei festgestellt worden, dass sie »… während ihrer Arbeitszeit anhaltend verschiedenen giftigen Chemikalien ausgesetzt wurde«. Samsung lässt das aber nicht gelten und vertritt die

Ansicht, dass Krebs schließlich überall auftreten könne – auch ohne einen bestimmten Auslöser –, und lässt sich von der Gutachterfirma Environ bestätigen, dass alles in bester Ordnung sei. Environ hatte auch der Tabakindustrie bescheinigt, dass Passivrauchen unschädlich sei.

Das ZDF teilte mir auf meine Bitte nach einer Kopie des Films mit, dass der Beitrag und das Skript aus rechtlichen Gründen zwischenzeitlich gesperrt worden seien.

In meiner Praxis kommt es immer wieder vor, dass bei Patienten erhöhte Chemikalienbelastungen nachgewiesen werden, die mit hoher Wahrscheinlichkeit auf Produkte bzw. die Produktion von elektronischen Geräten zurückzuführen sind. In Abbildung 21 sehen wir die Ergebnisse unserer Urin-Element-Analyse eines 48-jährigen Patienten, der an einer multiplen Chemikaliensensibilität (MCS) leidet. Über dem Referenzbereich liegt Blei, und deutlich erhöht ist Gadolinium.

Gadolinium ist ein chemisches Element, ein Metall der seltenen Erden. Hauptproduzent ist China.

Gadolinium findet Verwendung bei der Produktion von Geräten zur Telekommunikation (Mobiltelefone, CDs, Magneten, fluoreszierende Materialien), von Kathodenstrahlröhren und in der Stahlproduktion. Beim Bau von Atomkraftwerken wird Gadoliniumoxid als Neutronenabsorber verwendet. Darüber hinaus dient es auch als Kontrastmittel bei Untersuchungen im Kernspintomografen (MRT). Gadolinium-Ionen sind lebertoxisch – sie zerstören die Kupffer'schen Sternzellen und beeinträchtigen die Zytochrom-P450-Enzyme und somit die Entgiftungsleistung.

Toxische Elemente

Ergebnisse in µg/g Kreatin

Element	Ergebnis (Referenzbereich – TMPL)	Referenzbereich
Blei	2,1	<= 1,4
Quecksilber	1,28	<= 2,19
Aluminum	11,5	<= 22,3
Antimon	0,055	<= 0,149
Arsen	33	<= 50
Barium	4,2	<= 6,7
Bismut	<dl	<= 2,28
Cadmium	0,26	<= 0,64
Cäsium	7,3	<= 10,5
Gadolinium	0,204	<= 0,019
Gallium	<dl	<= 0,028
Nickel	0,26	<= 3,88
Niobium	<dl	<= 0,084
Platin	0,031	<= 0,033
Rubidium	1,077	<= 2,263
Thallium	0,235	<= 0,298
Thorium	<dl	<= 4,189
Zinn	1,66	<= 2,04
Wolfram	0,047	<= 0,211
Uran	<dl	<= 0,026

Abb. 21: Erhöhte Werte von Gadolinium und Blei im Urin

5.6 Umweltfaktor Kosmetika

In den von uns täglich verwendeten Gebrauchsgegenständen und auch Körperpflegeprodukten wie Kosmetik, Cremes und Shampoos etc. finden wir immer mehr hormonwirksame Substanzen – in den USA spricht man von Hormone Disruptors, also von Substanzen, die unsere Hormone regelrecht »zerreißen« und somit wichtige Steuerungs- und Signalsysteme im Körper beeinträchtigen. Der Anstieg vieler kleiner Mengen dieser Signalstörer führt schließlich zu einem »hormonellen Rauschen« mit dem Effekt einer Überestrogenisierung. Das bedeutet: Männer und Frauen stehen immer mehr unter dem Einfluss von Chemikalien, die in ihrer Wirkung dem weiblichen Hormon Estrogen ähneln. Frühreife Mädchen, Zyklusstörungen bei der Frau und Fertilitätsstörungen beim Mann können hierdurch verursacht werden.

Alle Substanzen, die an Estrogenrezeptoren andocken können, erhöhen bei einem Estrogenrezeptor-positiven Brustkrebs das Risiko, das Tumorwachstum zu verstärken. Die Hormone Disruptors – oder auch Endogen-disrupting Chemicals genannt – können auch an den Estrogenrezeptoren andocken und sind meines Erachtens durchaus als krebserregend zu betrachten. Offiziell aber gelten sie noch nicht als karzinogen.[92]

Folgende Substanzen werden als hormonwirksame Chemikalien eingestuft: Substanzen, die sich in Plastikmaterialen befinden wie Weichmacher (Phthalate), Bisphenol A, Konservierungsstoffe wie Parabene (Para-Amino-Benzoesäure-Ester). Sie reichern sich immer mehr in unserem Organismus an (siehe auch Kapitel 5.1 – »Umweltfaktor Wasser«).

Brustkrebs durch Lippenstifte?

US-Forscher haben beobachtet, dass die gesunde Entwicklung des Brustgewebes durch Chemikalien wie Butyl-Benzyl-Phthalat (BBP) gestört werden kann. Phthalate lassen Lippenstifte oder Nagellacke glänzen. Sie gehören in die Gruppe der oben erwähnten Hormondisruptoren und stehen unter anderem im Verdacht, das Brustkrebsrisiko zu erhöhen.[180]

Hohe Blutspiegel von Weichmachern aus Kunststoffen und Körperpflegemitteln erhöhen bei Senioren das Risiko für Typ-2-Diabetes über eine Aktivierung der sogenannten Peroxisom-Proliferator-aktivierten Rezeptoren (PPARs) mit der Folge einer gestörten Insulinsekretion und einer Erhöhung der Insulinresistenz. Dies berichtete Anfang des Jahres 2012 die *Ärzte Zeitung* unter Hinweis auf Forschungsergebnisse der Universität Uppsala.[106a] Bei allen untersuchten 1016 Senioren fand man Abbauprodukte (Metaboliten) von Weichmachern im Blut. Mit steigender Metabolitenkonzentration erhöhte sich die **Diabetesprävalenz (die Zahl der an Diabetes Erkrankten)**. Es ist bekannt, dass ein gestörter Glukosestoffwechsel, verbunden mit einem Anstieg oxidativer Radikale und Entzündungsmediatoren im Blut, auch das Krebsrisiko erhöht. In diesem Zusammenhang ist auch das Rauchen als Belastung für die Bauchspeicheldrüse zu sehen (siehe Kapitel 5.4 – »Umweltfaktor Rauch und Rauchen«).

5.7 Umweltfaktor Arzt

Bei meiner eigenen Berufsgruppe, den Ärzten, handelt es sich um Personen, die täglich chemische Verbindungen zu diagnostischen und therapeutischen Zwecken einsetzen. Natürlich geschieht dies primär mit dem Ziel, dem Patienten zu helfen. Aufgrund rudimentärer Kenntnisse im Bereich Pharmakologie und Toxikologie sind wir Ärzte oft auf die An-

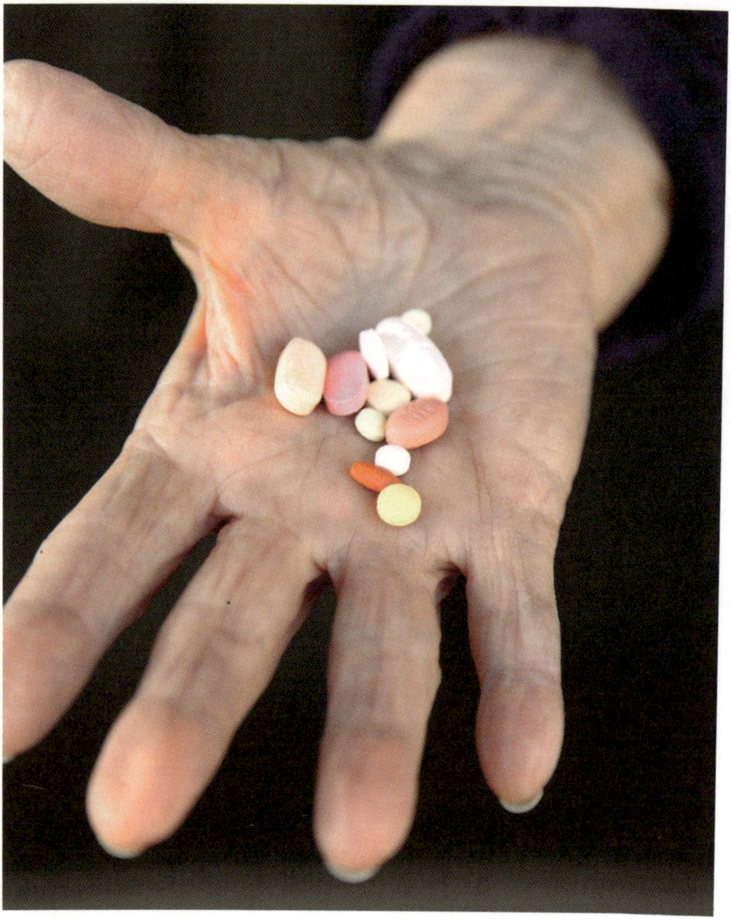

Abb. 22: Besonders ältere Patienten nehmen eine Vielzahl von Medikamenten.

gaben der Pharmaindustrie sowie der Zulassungsbehörden angewiesen. Wir verlassen uns sozusagen darauf, dass die uns zur Verfügung stehenden Präparate sicher sind – schließlich sind sie ja von der Regierung zugelassen worden. Trotzdem kommt es jährlich zu mehreren Tausend Todesfällen aufgrund unerwünschter Nebenwirkungen auf Arzneimittel.

Einige Arzneimittel – ich denke hier an bestimmte Krebsmedikamente – sind nur unter Vorsichtsmaßnahmen zu mischen und zu verabreichen, weil die Substanzen selbst schädlich, ja sogar krebserregend sind. Darüber hinaus werden Arzneimittel verordnet, die bei längerer Verwendung die Leber und das Immunsystem belasten und oft mit dem Hinweis auf Schädigungen des Erbmaterials im Falle eines Kinderwunsches nicht verabreicht werden dürfen.

Eine häufig eingesetzte Substanzgruppe stellen die Corticosteroide (Cortison), die Allround-Entzündungshemmer, dar. Von Rheuma über Allergien bis zur Transplantationsmedizin kommen diese an sich segensreichen Präparate zum Einsatz – mitunter zu häufig. Da diese Wirkstoffe aber zu einer Unterdrückung der Immunreaktionen dienen, wie es z. B. nach Organtransplantationen gewünscht ist, sind sie auch verantwortlich für die Zunahme von Infektionen und Krebserkrankungen. Nach Organtransplantationen ist das Auftreten von Tumoren verdoppelt, bei bestimmten Karzinomen wie Leber- und Nierentumoren ist das Risiko noch stärker erhöht. Es wird angenommen, dass die zur Verhinderung von Abstoßungsreaktionen eingesetzten Medikamente Neuinfektionen mit Krebsviren und auch eine Reaktivierung früherer Infektionen verursachen.[214]

In der Röntgendiagnostik werden radioaktive Substanzen als Kontrastmittel eingesetzt (Technetium). Andere Kontrastmittel wie Gadolinium gelten als lebertoxisch (siehe Kapitel 5.5 – »Umweltfaktor Elektronik«). Die Strahlenbelastung in der zahnärztlichen Diagnostik ist nicht zu unterschätzen. Bereits eine Bissflügelaufnahme pro Jahr erhöhte das Risiko für Hirntumoren (Meningeome) signifikant.

Kurmediziner setzen das radioaktive Gas Radon in Form von Wannenbädern und zur Inhalation (Radonstollen) ein, wobei völlig ausgeklammert wird, dass Radon das Lungenkrebsrisiko erhöht (siehe auch Kapitel 5.10 – »Umweltfaktor Strahlung«).

Die Zahnheilkunde ist schon seit Jahren in der Kritik, weil Metalle und Legierungen eingesetzt werden, die ebenfalls zur Erhöhung der toxischen Gesamtkörperbelastung beitragen. Gleiches gilt für die Orthopädie. Vor der Implantation von Metallen sollten immunologisch-toxische Reaktionen abgeklärt werden (z. B. Metallstimulationstests, Lymphozytentransformationstests).

In der inneren Medizin werden massenhaft sogenannte Säureblocker als »Magenschutz« eingesetzt. Die Wirkstoffe sind teilweise selbst immunschädigend, behindern die Aufnahme von Nährstoffen wie Magnesium, Calcium und Vitamin B_{12} in den Blutkreislauf, stören Verdauungsprozesse und verstärken Osteoporose. Näheres hierzu finden Sie im Kapitel 5 meines Buches *Der Darm denkt mit*.

Wir Ärzte sollten – vor allem bei chronisch kranken Patienten – immer auch an eine mögliche Überlastung der Entgiftungskapazität denken und entsprechende Untersuchungen veranlassen. Darüber hinaus kann die Einnahme von Nährstoffen und Phytotherapeutika helfen, die negativen Wirkungen einer nötigen Arzneitherapie abzumildern.

5.8 Umweltfaktor Arzneimittel

Die Einnahme von Arzneimitteln stellt einen Umweltfaktor dar, der das Krebsrisiko erhöhen kann. Mich persönlich irritiert vor diesem Hintergrund insbesondere die Tatsache, dass die Einnahme von Psychopharmaka bei Kindern und Erwachsenen ständig steigt. Seit 2002 nehmen immer mehr Frauen Antidepressiva ein. Das *Deutsche Ärzteblatt* stellt fest: »Seit 2004 steigen die Verordnungszahlen sogar in beträchtlichem Ausmaß.«[149]

»Lass dir mal etwas aufschreiben!«

Gängig sind gut gemeinte Ratschläge aus dem Freundeskreis: »Lass dir mal etwas aufschreiben.« Doch wer denkt daran, was diese vielen Fremdchemikalien in Arzneiform für die eigenen biochemischen Vorgänge in unseren Zellen bedeuten? Wen wollen wir verantwortlich machen, wenn wir aufgrund dieser eigenverantwortlich geschluckten Umweltgifte die Signalstrukturen in unseren Zellen derart durcheinandergebracht haben, dass schließlich Krebs entsteht? Können wir dann juristische Schritte in Betracht ziehen? Nur – gegen wen klagen wir nun? Kürzlich wurde mitgeteilt, dass der an Krebs erkrankte frühere italienische Radprofi Graziano Gasparre die Einnahme verbotener Substanzen als Ursache für seine Krankheit sieht.[154] *Hat er vorher niemals über mögliche Risiken der chemischen Leistungssteigerung nachgedacht? Hat keiner der beratenden Ärzte hierüber gesprochen?*

Die Leistungen der Pharmaindustrie sollen an dieser Stelle auf keinen Fall geschmälert werden. Als Arzt bin ich dankbar für viele segensreiche Medikamente, die mir in meiner täglichen Arbeit helfen, das Leid der Patienten zu lindern. Dennoch muss ganz besonders bei Patienten, die an chronischen Beschwerden leiden und häufig – vielleicht sogar täglich – Arzneimittel einnehmen, der Aspekt der Immunstörung oder sogar ein erhöhtes Krebsrisiko in Betracht gezogen werden.

Im Folgenden möchte ich nur einige wenige Substanzen bzw. Wirkstoffgruppen erwähnen, die im Verdacht stehen, das Krebsrisiko zu erhöhen.

5.8.1 Antidiabetika

In einer kanadischen Studie wurden 115.727 Typ-2-Diabetiker, die auf ein neues orales Diabetesmedikament (Pioglitazon) eingestellt waren, untersucht. Die Autoren sehen einen eindeutigen Beleg dafür, dass dieser Wirkstoff bei Typ-2-Diabetikern das Blasenkrebsrisiko erhöht. Das Risiko stieg mit der Einnahmedauer an und war am höchsten bei einer Medikation, die länger als 24 Monate andauerte.[150] Selbst im Hinblick auf das Insulin und Insulin freisetzende Medikamente (Sulfonylharnstoffe) gab es schon Beobachtungen, die Rückschlüsse auf eine Erhöhung des Krebsrisikos erlaubten.[183] Jüngere Studien konnten zumindest bezüglich des Präparats Glargin Entwarnung geben.[155] Grundsätzlich aber ist Insulin ein Hormon, das das Zellwachstum anregt und natürlich auch das Wachstum von Krebszellen ankurbeln kann. Nicht nur die Verabreichung als Medikament führt zu einer Hochregulation der Zellaktivität, sondern auch ein hochkalorisches Essverhalten, das schließlich zu einer verstärkten Insulinproduktion führt (siehe Kapitel 5.11 und 5.12 – »Umweltfaktor Nahrungsmittel und Umweltfaktor Entzündung – Übergewicht«).

5.8.2 Blutdruckmittel (Antihypertensiva)

In großem Umfang werden *Sartane* (Angiotensin-Rezeptor-Blocker) als Blutdrucksenker eingesetzt. Klinische Studien deuten darauf hin, dass sich bei bestimmten Krebsarten, nämlich bei Brust- und Prostatakrebs, ein leicht, aber signifikant erhöhtes Risiko ergab. Patienten mit einem ohnehin erhöhten Risiko für die genannten Krebsarten sollten mit einem anderen Blutdruckmittel behandelt werden.[151]

5.8.3 Magenmittel (Säureblocker)

Zu den »beliebtesten« Arzneimitteln gehören die Magensäureblocker, die gerne auch als Magenschutz bezeichnet werden, weil sie vom Magendruck, Reizmagen bis zum Sodbrennen eine Allround-Wirkung haben sollen. Im Jahr 2009 wurden in Deutschland 1,97 Milliarden Tagesdosen Säureblocker (Protonenpumpenhemmer, PPI) verordnet, eine Versechsfachung gegenüber dem Jahr 2000.

Wenn die Säurebarriere im Magen durch Medikamente ausgeschaltet wird, können sich Keime ausbreiten und gastrointestinale Infektionen mit Bakterien, Pilzen und Parasiten zunehmen. Wenn Protonenpumpenhemmer (PPI) länger als drei Monate eingenommen werden, erhöht sich das Risiko für eine infektiöse Gastroenteritis um das Dreifache. Gibt man einen PPI in doppelter Standarddosis, steigt das Risiko sogar um das Fünffache an.[156] Eine Zunahme von Infektionen, eine Störung des Mineralstoff- und Vitaminhaushaltes (Calcium, Vitamin B_{12}) und eine direkte Wirkung auf die Immunität tragen zu einem erhöhten Krebsrisiko bei. In einem im Februar 2013 veröffentlichten Beitrag in der *Medical Tribune* wird als Risiko einer Therapie mit Säureblockern (PPI) unter anderem auch das Magenkarzinom angeführt, das durch eine »korpusdominante« Gastritis begünstigt werde.[267] Ein großes Problem stellt die Gewöhnung dar. Nach Absetzen der Säureblocker kommt es häufig zu einer verstärkten Säurebildung (Säure-Rebound), was die Patienten dazu veranlasst, die Präparate sofort wieder einzunehmen.

Eine kritische Darstellung der Magensäureblocker finden Sie in meinem Buch *Der Darm denkt mit* in Kapitel 5 – »Vorsicht Magenschutz!«[157]

5.8.4 Schlafmittel

Kalifornische Wissenschaftler kommen zu dem Schluss, dass Menschen, die Schlafmittel einnehmen, ein dreifach erhöhtes Risiko haben, innerhalb der nächsten zweieinhalb Jahre zu sterben. Dies treffe auch auf Personen zu, die nur alle paar Wochen ein Medikament als Ein- oder Durchschlafhilfe einnehmen. Die Untersuchung stützt sich auf Daten von 30.000 Teilnehmern. Allgemein errechneten die Autoren einen leichten Anstieg des Krebsrisikos. Besonders häufig traten den Daten zufolge unter Schlafmittelgebrauch Lymphome, Prostata-, Lungen- und Darmkrebs auf.[152]

5.8.5 Sexualhormone

In der öffentlichen und fachlichen Diskussion werden immer wieder die Hormonpräparate angesprochen. Vor zehn Jahren hat diesbezüglich die Women's Health Initiative (WHI) für Aufsehen und Streit unter den Fachleuten gesorgt. Es handelt sich dabei um die größte randomisierte Studie, die je zur Hormontherapie durchgeführt worden ist. Ein Teil der Studie musste aufgrund eines erhöhten Schlaganfallrisikos abgebrochen werden.

Bei der Hormontherapie kommen meist Präparate zum Einsatz, die synthetische Hormone wie Estrogen und Gestagen (= künstliches Progesteron enthalten). Diese werden den Frauen als »Hormonersatztherapie« während bzw. nach den Wechseljahren verordnet. Heute spricht man nicht mehr von »Ersatz«, sondern nur noch von »Hormontherapie (HT)«. Aufgrund der aktuellen Kenntnisse ist wohl unumstritten, dass die Hormontherapie eine wirksame Behandlungsmethode bei heftigen Wechseljahresbeschwerden darstellt. Zur Prävention wird die HT jedoch nicht empfohlen.[149]

Auch vor der Veröffentlichung der WHI-Studie im Jahr 2002 gab es keine Daten, die den breiten Einsatz der Hormonpräparate rechtfertigten. Immer wieder berichten mir Patientinnen, dass sie von ihrem Frauenarzt/ihrer Frauenärztin – auch ohne vorhandene Beschwerden – synthetische Hormone mit dem Hinweis auf gute präventive Eigenschaften verordnet bekommen haben. Diese seien wichtig zur Verhinderung der Osteoporose, als Herzschutz etc. Auch in den sogenannten Anti-Aging-Praxen stellt die Gabe von Hormonen ein wichtiges Standbein dar. Eine jüngere dänische Studie kommt zu dem Schluss, eine zehnjährige Estrogentherapie senke die Rate von Todesfällen oder Herzerkrankungen, ohne dass es zu einem Anstieg an Krebserkrankungen komme.[153] Zu bedenken ist meiner Ansicht nach aber auch die negative Wirkung synthetischer

Hormone – wie Ethinylestradiol – auf die Leberproteine. Der Effekt sei 500- bis 600-fach höher als der des natürlichen Estradiols.[239]

Da die Datenlage jedoch sehr komplex ist, kann man die Einflüsse von Hormonpräparaten auf die Entstehung von Brustkrebs heute noch nicht genau einschätzen. Amerikanische Wissenschaftler werden aber folgendermaßen zitiert:

»Alles in allem stellt jedenfalls eine annähernde Verdoppelung der Todesfälle durch Brustkrebs bei Frauen, die eine Östrogen-Gestagen-Kombination einnehmen, einen Grund für erhebliche Bedenken dar.«[147]

Übrigens: Gestagen bedeutet nicht Progesteron.
Bei den zur Behandlung der Wechseljahresbeschwerden – also bei einem (zu) niedrigen Spiegel an natürlichem Progesteron – eingesetzten pharmazeutischen Produkten handelt es sich um synthetische – also chemisch abgeänderte – Moleküle, die als Gestagene oder Progestine bezeichnet werden. Meiner Ansicht nach gibt es keinen Grund, Frauen veränderte Moleküle zu verordnen. Ich persönlich empfehle nach einer Hormonanalyse, die im Speichel und auch im Blut vorgenommen werden kann, den Einsatz von natürlichen bzw. naturidentischen Hormonen. Jüngere Forschungen zeigen, dass die natürlichen Hormone tatsächlich eine höhere Sicherheit haben als die synthetischen Substanzen.[144] Näheres über Progesteron finden Sie in meinem Buch *Wenn Gifte auf die Nerven gehen* auf den Seiten 106 bis 112.[106] Darüber hinaus empfehle ich die Lektüre des Buches *What your doctor may not tell you about Menopause* des mittlerweile leider verstorbenen Kollegen Dr. John Lee. In den USA war das Buch ein Bestseller.[148] Fragen zu Hormonanalysen (Blut- und Speichelanalysen) und zur Therapie mit natürlichem Progesteron beantwortet Ihnen das IFU-

Diagnostic Center in Wolfhagen. Darüber hinaus empfehle ich das Spezialambulatorium Menox in Wien, das von Prof. Dr. Johannes Huber und Prof. Dr. Wolfgang Knogler geleitet wird (www.menox.at). Die Kontaktadressen befinden sich im Anhang dieses Buches.

Aber auch Frauen, die in jungen Jahren mithilfe der künstlichen Befruchtung ein Kind bekommen, laufen möglicherweise Gefahr, später im Leben an Brustkrebs zu erkranken. Während der Behandlung werden den Frauen kurzfristig hohe Dosen an Östrogen verabreicht (4000 Pikogramm pro Milliliter). Während eines normalen Zyklus liegen die Östrogenspiegel bei 300 Pikogramm pro Milliliter. Frauen über 40 Jahren haben laut der Studie kein erhöhtes Brustkrebsrisiko, wenn sie sich einer künstlichen Befruchtung unterzogen. Die Forscher geben trotzdem keine Entwarnung: Den Frauen sollte klar sein, dass eine späte Geburt – egal ob mithilfe der künstlichen Befruchtung oder ohne – mit einem erhöhten Brustkrebsrisiko einhergeht.[138]

5.8.6 Dopingmittel – Mother's Little Helpers

Ohne näher auf das Thema Doping eingehen zu wollen, möchte ich aber nicht vergessen, auf den massenhaften Einsatz von Beruhigungs-, Anregungs-, Antistresspräparaten in der breiten Bevölkerung hinweisen. Wir alle helfen uns mit etwas Chemie durch den Tag, ohne dass wir das Gefühl haben, uns eigentlich zu dopen. Wir sollten nicht überheblich auf die Radsportler – oder andere Leistungssportler – herabblicken, wenn man bei dem einen oder anderen von ihnen wieder eine »verbotene Substanz« entdeckt hat.

Wir sollten uns an die eigene Nase fassen: Wir alle dopen uns in mehr oder minderer Quantität und Qualität. Die Rolling Stones spielten auf Ihrem Album aus dem Jahr 1966 den Titel *Mother's little helper*. Gemeint sind die »little yellow pills«, eine Anspielung auf das Präparat Valium, mit denen sich Mütter – und bestimmt nicht nur Mütter – schon damals täglich mithilfe der Arzneimittelchemie »alltagstauglich« machen konnten.

In dem Song heißt es:
»Und obwohl sie nicht richtig krank ist/gibt es die kleine gelbe Pille/und sie sucht nach dem Schutz / durch ihren (mother's) kleinen Helfer.«
[»And though she's not really ill/There's a little yellow pill/She goes running for the shelter/Of her mother's little helper.«]

Auch heute noch werden in unserer Schulmedizin diese oder ähnliche Präparate massenhaft verordnet. Manche Patienten erhalten von ihren Ärzten sogenannte Aufbauspritzen – gemeint sind Psychopharmaka mit Langzeitwirkung, die also mehrere Wochen wirken. Das ist Dauerdoping auf Krankenschein. Als Umweltmediziner haben für mich »Aufbauspritzen« eine andere Bedeutung: Ich kann Patienten mit Vitaminen und anderen Nährstoffen aufbauen – aber nicht mit pharmazeutischen Chemikalien wie Psychopharmaka.

Wenn wir uns einmal selbst unter dem Aspekt einer Belastung durch Arzneimittel prüfen, können wir bestimmt die chemische Gesamtkörperbelastung und somit auch das Krebsrisiko minimieren. Ein erster Schritt wäre vielleicht, nicht bei jedem kleinen Symptom in die Arztpraxis zu rennen und ein Medikament einzufordern.

5.8.7 Die Polypille

Die Industrie bastelt an der Polypille, die mehrere Wirkstoffe in einer Tablette enthält und jedem Menschen ab dem Alter von 50 Jahren zur täglichen Einnahme empfohlen werden könnte. Mit dem Ziel der »kardiovaskulären Primärprävention« soll die Polypille neben einem Fettsenker (z. B. Simvastatin) mehrere Blutdrucksenker enthalten:

1. Losartan (Angiotensin-Rezeptor-Blocker)
2. Amlodipin (ein Calciumantagonist)
3. Hydrochlorothiazid (Diuretikum, wirkt entwässernd)

ASS (Acetylsalicylsäure) wurde als weitere Komponente in der Polypille erwogen, doch wegen des Blutungsrisikos bei noch herzkreislaufgesunden Probanden nicht akzeptiert. Auf der Titelseite der *Ärzte Zeitung* vom 9. November 2012 wird eine Rezeptur veröffentlicht, die allerdings noch ASS und zusätzlich einen Betablocker enthält:

Tab. 4: Rezeptur der Polypille

ASS 75 mg (Acetylsalicylsäure)
Simvastatin 40 mg
Lisinopril 10 mg
Atenolol 50 mg oder Hydrochlorothiazid 12,5 mg

(Quelle: Ärzte Zeitung vom 9.11.2012)

Bei 84 Versuchspersonen im Alter von 50 Jahren, die diese Pille zuverlässig eingenommen hatten, wurde eine deutliche Senkung des Blutdrucks sowie eine Reduzierung der Blutfettwerte gemessen. (Ich frage mich natürlich, ob man dies nicht hätte erwarten dürfen? Es entspricht ja exakt der Wirkung dieser Medikamente.) Aus der Veränderung der Blutfette und des Blutdruckes glaubt man, eine Abnahme von koronaren Komplikationen um 72 Prozent und von Schlaganfällen von 64 Prozent vorhersagen zu können. 28 Prozent aller Personen, die ab dem 50. Lebensjahr die Polypille einnehmen, könnten zeitlebens einen Herzinfarkt vermeiden und ihr Leben um elf Jahre verlängern.[159]

Exkurs: Medikamente ins Trinkwasser?

Im Hinblick auf die Sekundärprophylaxe, also auf die Prophylaxe für Patienten, die bereits einen Herzinfarkt oder Schlaganfall erlitten haben, fordern manche Experten sogar die Anreicherung des Leitungswassers mit Aspirin

ASS (Acetylsalicylsäure).[159] Andere fordern sogar, Medikamente, die Blutfette senken (Statine), dem Trinkwasser beizumischen.[160] Dass die Einnahme von Statinen den Bedarf an Coenzym Q10 (Ubiquinol) erhöht, wird wohl hierbei nicht bedacht. Mir scheint, dass sich hier unter dem Deckmantel der medizinischen Versorgung langsam eine **Präventionsdiktatur** entwickelt. Es ist schon interessant: Wir sollen nicht rauchen, aber die pharmazeutischen Chemikalien müssen wir mit der morgendlichen Tasse Kaffee oder Tee dann regelmäßig einnehmen. Wem nützt das wirklich (cui bono)? Haben wir nicht das Recht, frei zu entscheiden, wie wir unser Leben führen oder wie wir uns selbst schädigen? Wir sollten vielleicht etwas entspannter, aber auch liberaler sein. Niemand muss die Ratschläge in diesem Buch für sich umsetzen, möge aber bitte auch nicht bei den geringsten Beschwerden den Staat oder sagen wir besser die Kassenmedizin um Hilfe ersuchen. Muss die Solidargemeinschaft – also die Krankenkassen – wirklich auch »Lifestyle-Drogen« wie Blutfettsenker etc. bezahlen? Vielleicht aber soll ja dieser Kostenfaktor mit der Anreicherung des Trinkwassers minimiert werden?

5.9 Umweltfaktor Hormone – Überestrogenisierung

Ein nicht zu unterschätzendes Problem stellt das wachsende »hormonelle Rauschen« in unserer Umwelt dar. Das bedeutet, dass unser Organismus mit immer mehr Substanzen konfrontiert wird, die hormonelle Wirkungen haben und unsere Signalsysteme im Körper durcheinanderbringen (siehe auch Kapitel 2.2 – Jede Krebszelle ist anders). Zunächst möchte ich die bedrohlich anwachsende Menge an Plastik erwähnen. »Wir sind Kinder des Plastikzeitalters«, heißt es in dem Kinodokumentarfilm *Plastic Planet* von Werner Boote (siehe auch www.plastic-planet.de).

Die in den Plastikmaterialien befindlichen Weichmacher (unter anderem Phthalate) gelangen über das Meerwasser, in dem sie nach und nach zerfallen, in die Nahrungskette und über den Fischverzehr in den menschlichen Organismus. Aber auch ohne Fisch zu essen kommen wir durch Getränke und andere Lebensmittel in Plastikflaschen in Kontakt mit hormonwirksamen Chemikalien. Die Universität Frankfurt hat bei 12 von 20 Mineralwassermarken eine hormonelle Wirkung nachgewiesen. »Wir haben Mineralwasser aus Glas- und Plastikflaschen verglichen und konnten zeigen, dass die östrogene Belastung in Wasser aus PET-Flaschen etwa doppelt so hoch ist wie in Wasser aus Glasflaschen«, sagte Martin Wagner.(125) Hormonähnliche Substanzen erhöhen nicht nur das Krebsrisiko (Estrogen verstärkt das Tumorwachstum), sondern beeinträchtigt auch das Nervensystem. An der Universität in Cincinnati zeigten Forscher im Jahr 2005, dass sich der Weichmacher Bisphenol A aus Babytrinkflaschen bereits in kleinen Mengen negativ auf die Hirnentwicklung von Kleinkindern auswirke.(125)

Ein anderer Grund für eine Hormonbelastung durch Leitungswasser ist die Einnahme der Pille. Alle Arzneimittel, die wir einnehmen, werden im Körper verstoffwechselt und in mehr oder weniger veränderter Form mit dem Urin bzw. Stuhl ausgeschieden, wodurch sie auch in unsere Gewässer gelangen. Es gibt Hinweise darauf, dass in Ländern, in denen besonders viele Frauen mit der Pille verhüten, bei auffällig vielen Männern ein Prostatakarzinom diagnostiziert wird. Die Korrelation zwischen der Verwendung oraler Kontrazeptiva und der Inzidenz (der Anzahl an Neuerkrankungen) des Prostatakarzinoms war signifikant – und zwar weltweit wie im europäischen Ländervergleich.(145) Die Autoren weisen jedoch darauf hin, dass ihre Studie momentan nur eine Hypothese generieren könne und weitere Untersuchungen folgen müssten.(146)

Ob mein eigenes onkogenes Potenzial, also mein Krebsrisiko, durch hormonwirksame Chemikalien erhöht ist, kann durch neue Urinanalysen abgeklärt werden (siehe Kapitel 10.1 – »Umweltgifte: Blut- und Urinanalysen«). Bei der Belastung des Trinkwassers durch Chemikalien denke ich auch an toxische Elemente wie Aluminium. In einer aktuellen Studie erhärtet sich der Verdacht, dass Aluminium bei der Entstehung der Alzheimer-Erkrankung beteiligt ist. Über das Ferritin, ein Eiweißmolekül in unserem Blut, das normalerweise Eisen transportiert, kann Aluminium sozusagen wie in einem trojanischen Pferd über die Blutbahn in das Gehirn gelangen und dort Nerven schädigen. Epidemiologische Studien belegen, dass in Regionen, wo Trinkwasser mithilfe von Aluminiumverbindungen von Schmutzteilchen gesäubert wurde, das Risiko einer Alzheimer-Erkrankung in der Bevölkerung signifikant stieg.[255] Eine nicht zu unterschätzende Aluminiumquelle sind auch Magensäureblocker, die man frei in der Apotheke kaufen kann. Von der Einnahme solcher Präparate möchte ich abraten. In diesem Zusammenhang möchte ich erwähnen, dass es pflanzliche Wirkstoffe gibt, die unsere Nervenzellen vor Aluminium schützen können. In einer indischen Studie wurde Tieren Aluminiumchlorid verabreicht. Durch die Einnahme von Bacopa (Fettblätter) konnte die Nervenschädigung im Gehirn verhindert werden.[260, 261] Weitere Informationen zur Entgiftungstherapie siehe Kapitel 9.2.

Stresshormone

Stress und Umweltgifte können unsere Hormonproduktion beeinflussen, zu zahlreichen körperlichen und psychischen Beschwerden führen und auch den Alterungsprozess unserer Zellen beschleunigen. Bei Patienten mit gestörtem Stresshormonprofil ist in der Regel auch die Immunabwehr beeinträchtigt und somit das Krebsrisiko erhöht. Durch einfache Urin- und Speichelproben kann das Hormonprofil untersucht werden. Hauptsächlich geht es um die Stoffwechselrhythmik folgender Hormone: Cortisol, DHEA, Melatonin sowie die Botenstoffe des Gehirns Adrenalin, Serotonin und Dopamin (siehe Kapitel 10.7 – »Hormonanalysen: Melatonin, Stress- und Sexualhormone«).

5.10 Umweltfaktor Strahlung

Radioaktive Strahlung und auch UV-Strahlen können das Krebsrisiko erhöhen. Laut Weltgesundheitsorganisation (WHO) ist die UV-Strahlung in Solarien potenziell ebenso krebserregend wie Asbest. Das Risiko, an einem Melanom (schwarzer Hautkrebs) zu erkranken, verdoppelt sich, wenn Solarien bis zu einem Alter von 35 Jahren regelmäßig genutzt werden. Die Deutsche Krebshilfe rät grundsätzlich davon ab, Solarien zu nutzen.(139) Französische Forscher haben errechnet, dass jährlich 3500 Menschen durch die Nutzung von Solarien an einem Melanom erkranken und 800 hieran jedes Jahr sterben.(179)

Der moderne Mensch wird über verschiedene Quellen und Ursachen vermehrt einer physikalischen Strahlenbelastung ausgesetzt. Durch die zahlreichen Fernreisen erfolgt eine erhöhte Strahlenexposition im Flugzeug. Häufige Röntgenuntersuchungen erhöhen die Belastung ebenfalls. Auch Nahrungsmittel können zu einer Inkorporation radioaktiver Elemente beitragen. So sind in Thunfischen vor der US-Küste radioaktive Stoffe gefunden worden, die bei der Reaktorkatastrophe im japanischen Fukushima freigesetzt wurden. Im August 2011 waren Blauflossen-Thunfische deutlich stärker mit Cäsium 134 und 137 belastet als die im Jahr 2008 gefangenen Fische, berichteten Forscher der Stanford University in Kalifornien.(136)

Über das Krebsrisiko der Handystrahlung wird weiter diskutiert. Die International Agency for Research on Cancer (IARC) hat kürzlich den Handygebrauch als möglicherweise krebserregend eingestuft. Die IARC hat sich auf zwei epidemiologische Studien gestützt. Bei einer schwedischen Studie aus dem Jahr 2011 wurde über eine substanzielle Zunahme von Gliomen (Hirntumore an Nervenzellen) berichtet. Darüber hinaus wurde die Interphone-Studie aus dem Jahr 2010 erwähnt, bei der ein mäßig erhöhtes Risiko gefunden worden war. Allerdings kam es in den USA in der Zeit von 1992 bis 2008, als der Handygebrauch von 0 Prozent auf 100 Prozent gestiegen ist, nicht zu einer signifikanten Zunahme solcher Tumoren. In Übereinstimmung mit der Interphone-Studie war jedoch nicht auszuschließen, dass eine kleine Gruppe von intensiven Mobiltelefonierern doch ein erhöhtes Risiko trug. Man könne nun weiter keine uneingeschränkte Entwarnung hinsichtlich des Krebsrisikos durch mobiles Telefonieren geben. Wer auf der sicheren Seite bleiben will, sollte das Handy öfter mal vom Ohr nehmen.(137)

Die Zunahme eines anderen Hirntumors, des Meningeoms (Hirnhauttumor), kann durch die Strahlenbelastung in der zahnärztlichen Diagnostik beobachtet werden – zumindest mit den früher in den USA üblichen Röntgendosen. In einer Studie trat dieser Tumor sowohl im Zusammenhang mit häufigen Bissflügel- als auch mit Panoramaschichtaufnahmen signifikant öfter auf als in einer Kontrollgruppe. In einer amerikanischen Fall-Kontroll-Studie konnte der Zusammenhang zwischen häufigen Röntgenaufnahmen und der Entstehung von Meningeomen bestätigt werden.

Bereits eine Bissflügelaufnahme pro Jahr erhöhte das Meningeomrisiko signifikant.(138) Ein noch höheres Tumorrisiko zeigte sich allerdings bei Patienten, bei denen Panoramaschichtaufnahmen (Panorex-Aufnahmen) gemacht worden sind.

Auch eine geringe Strahlenbelastung, wie sie bei der Computertomografie (CT) auftritt, ist nicht unbedenklich. Eine umfangreiche retrospektive Studie an 178.000 Patienten, die sich zwischen 1985 und 2002 einer CT-Untersuchung unterzogen hatten und jünger als 22 Jahre waren, kam zu folgendem Ergebnis: Das Krebsrisiko für Kinder verdreifacht sich, wenn sie im Alter von unter 15 Jahren mit einer Strahlendosis von mehr als 50 Milligray konfrontiert werden. Die Forscher plädieren dafür, CT-Untersuchungen nur dann durchzuführen, wenn sie klinisch auch tatsächlich notwendig sind.[(140)]

Eine Strahlenbelastung durch die Mammografie ist ebenfalls risikobehaftet. Frauen, bei denen die Brustkrebs-Gene BRCA1 und 2 nachgewiesen worden sind, sollten möglichst wenig geröntgt werden. Bekämen alle Frauen eine Mammografie vor dem 30. Lebensjahr, würde sich das Risiko, vor dem 40. Lebensjahr an Brustkrebs zu erkranken, erhöhen (siehe auch Kapitel 8.2 – »Brustkrebs«).[(41)]

Abschließend möchte ich den »therapeutischen« Einsatz radioaktiver Strahlung kritisch beleuchten. Zur Behandlung von Entzündungen bzw. einer Überfunktion der Schilddrüse werden häufig radioaktive Substanzen eingesetzt mit dem Ziel, das Schilddrüsengewebe zu zerstören. Die Überlegung hierbei ist so einleuchtend wie primitiv: Wenn das Organ nicht mehr vorhanden ist, kann es keine Probleme mehr verursachen. Ähnlich denken wohl auch jene Frauen, die sich vorbeugend aus Angst vor Brustkrebs beide Brüste entfernen lassen (siehe auch Kapitel 9 – »Prävention und das 3-E-Konzept der Functional Medicine«).

Es gibt den Verdacht, dass manche Kliniken die Schilddrüsenzerstörung mittels Radioaktivität auch aus wirtschaftlichen Gründen gerne empfehlen. Schließlich gibt es in vielen Häusern »Zielvereinbarungen« mit den leitenden Ärzten, d. h., je mehr Therapien durchgeführt werden, desto höher fällt der Bonus für die betreffenden Ärzte aus. Für eine Radiojodtherapie kann die Klinik 3000 Euro abrechnen. Nach Angaben der Gesellschaft für Nuklearmedizin werden in Deutschland 54.000 Radiojodtherapien durchgeführt. Wenn man bedenkt, dass die Schilddrüse zu den wichtigsten Hormondrüsen des Körpers gehört, wird deutlich, wie fahrlässig mit der Gesundheit der Menschen umgegangen wird und was mit derart grobschlächtigen Verfahren angerichtet wird. Anstatt nachzudenken (hierfür fehlt wohl oft die Zeit) und abzuwägen, werden einfach »Therapieleitlinien« abgearbeitet. Der *Spiegel* berichtet von einer Patientin, der völlig unnötig die Schilddrüse zerstrahlt worden sei. Wenige Monate nach der Radiojodtherapie ging es ihr schlecht. Sie litt an schrecklichen Kopfschmerzen und einer ausgeprägten Antriebslosigkeit.(141)

Könnte man nicht zunächst den Selenspiegel überprüfen und abklären, ob allergische Reaktionen vorhanden sind? Bei allen Autoimmunreaktionen – und hierzu zählt die Autoimmunthyreoiditis – muss nämlich auch an eine Glutenunverträglichkeit gedacht werden, also an eine entzündliche Immunreaktion, die durch Getreide ausgelöst bzw. verstärkt wird. Darüber hinaus ist nach Prof. Gerhard Schrauzer ein Therapieversuch mit dem Spurenelement Selen durchaus zu empfehlen.

Am Schluss möchte ich noch den therapeutischen Einsatz des radioaktiven Gases Radon erwähnen. Während in der Umweltmedizin baubiologische Untersuchungen von Häusern auch bezüglich radioaktiver Belastung (z. B. durch Radon) durchgeführt werden und eventuell zu einem Auszug aus dem belasteten Haus geraten werden muss, vermarkten manche Kurorte Radon als »Heilgas«. Ob Bad Kreuznach oder Bad Gastein – an beiden Orten kann man sich eine Dosis Radioaktivität in Form von Wannenbädern oder

Inhalation im Stollen holen. Der »Heilbädertag« schreibt sogar eine Mindestmenge an Strahlung vor. Die Radioaktivität im Wasser muss mindestens 666 Becquerel und in der Stollenluft mindestens 37.000 Becquerel pro Kubikmeter Luft betragen. Dass das Einatmen von Radon mit einem erhöhten Lungenkrebsrisiko verbunden ist, scheint wohl nicht so wichtig zu sein, obwohl Erlanger Wissenschaftler 5 Prozent aller durch Lungenkrebs bedingten Todesfälle auf Radon zurückführen.[(142)]

Ich gebe zu, dass ich als junger Arzt so leichtsinnig war und mich – gemeinsam mit meiner Frau – zu einer Probefahrt in einen österreichischen Radonstollen habe einladen lassen. Mediziner bekommen eine Stollenfahrt zum Kennenlernen vom Kurort spendiert. Meine Erfahrung: schlecht. Auch meine Frau denkt heute noch mit Schrecken an ihre Symptome dieser Strahlenkrankheit, die ihr schließlich den ganzen Tag verdorben haben, denn diesen hat sie komplett im Bett verbringen müssen. Bei ihr kam es zu heftiger, anhaltender Übelkeit, zu Kopf- und Glieder- und Muskelschmerzen sowie Kreislaufbeschwerden. Diesen »Urlaubstag« in den Bergen vergisst sie so schnell nicht. Mir ist völlig unklar, warum eine aus umweltmedizinischer Sicht fragwürdige Therapie sogar von vielen Krankenkassen übernommen wird. Die *Ärzte Zeitung* stellt im Dezember 2012 die Frage: »In puncto Radonkur gibt es noch manch offene Frage, etwa zur Wirkweise.«[(142)]

5.11 Umweltfaktor Nahrungsmittel

Nahrungsmittel, Farb- und Zusatzstoffe können das Krebsrisiko erhöhen. Eisenhaltige Zusatzstoffe in Arznei- und Nahrungsmitteln stehen im Verdacht, das Wachstum von Krebszellen zu beschleunigen. Eisencitrat und Eisen-EDTA erhöhen Amphiregulin, ein löslicher parakrin wirkender

Wachstumsfaktor. Es handelt sich hierbei um ein Protein, das als Krebs-Biomarker bekannt ist.[290]

Die vermehrte Kalorienzufuhr und die damit verbundene erhöhte Energiebereitstellung für Zellteilungsprozesse gilt als Hauptrisikofaktor für die Krebsentstehung. Darüber hinaus zeigen Studien, dass diejenigen Personen mit dem niedrigsten Verzehr an Obst und Gemüse ein doppelt so hohes Risiko haben, an bestimmten Krebsarten zu erkranken, als jene mit dem höchsten Verbrauch an Obst und Gemüse.[165]

Aber auch die Nahrungsmittel selbst können zum Krebsrisiko beitragen. Eine schwedische Studie weist darauf hin dass bei Frauen, die täglich mehr als drei Gläser Milch trinken, die Sterblichkeit um 93 Prozent höher ist als bei Frauen, die weniger als ein Glas Milch trinken. Bei hohem Milchkonsum steigt das Frakturrisiko um 16 Prozent, Hüftfrakturen traten sogar um 60 Prozent häufiger auf (siehe auch Kapitel 9.1.5 – »Nahrung ist unser Umweltfaktor Nummer eins«)![291]

Die größte Studie bezüglich Ernährung und Krebsrisiko wurde im Jahr 2009 mit dem Ergebnis veröffentlicht, dass bei über 50 Prozent der Krebserkrankungen Nahrungsmittel eine ursächliche Rolle spielen.[88, 89]

5.11.1 Ernährungseinfluss in verschiedenen Ländern

Den Einfluss der Ernährung und der Lebensweise auf die Krebsentstehung kann man sich verdeutlichen, indem man die Krebserkrankungen in den unterschiedlichen Ländern betrachtet.

Grundsätzlich ist festzustellen, dass in Ländern Südostasiens wie Indien, China oder Thailand die Krebszahlen deutlich niedriger sind als in den Ländern Osteuropas und auch der westlichen Industriestaaten wie USA und Kanada.

In den USA dominiert Lungenkrebs gefolgt von Dickdarm-, Brust- und Prostatakrebs. In den asiatischen Ländern liegen Magen-, Speiseröhren- und Leberkrebs an erster Stelle.

Manchmal sieht man gravierende Unterschiede: Während in manchen Regionen der USA mehr als 100 von 100.000 Frauen an Brustkrebs erkranken, sind es z. B. in Thailand nur 8 von 100.000 Frauen. Ein ähnlich großer Unterschied zeigt sich beim Dickdarmkrebs, der in einigen westlichen Ländern 50 von 100.000 Personen betrifft, während in Indien nur 5 von 100.000 Personen betroffen sind. In Japan erkranken zehnmal weniger Männer an Prostatakrebs als in den westlichen Industrienationen – in Thailand sind es sogar 100-mal weniger.[166]

Große Unterschiede zeigt auch der Vergleich der Krebsarten in der afroamerikanischen Bevölkerung Nordamerikas im Vergleich mit der afrikanischen Bevölkerung in Nigeria: In Nordamerika überwiegt der Prostatakrebs, während in Nigeria mehr Leberkrebs auftritt. Die Hauptursache für Leberkrebs wird in dem Befall mit Hepatitisviren gesehen – womit es sich also um eine infektiöse Ursache handelt.

Dass die Lebensweise, Ernährung und Umwelt einen wesentlichen Einfluss auf die Krebsentstehung haben, wird auch deutlich, wenn man sich die Krebsarten bei Auswanderern ansieht. Wenn Emigranten die traditionelle Ernährungsweise ändern und sich an die Essgewohnheiten des Gastlandes anpassen, kommt es zu dramatischen Veränderungen. Ein Beispiel: Die traditionelle Ernährung der Japaner ist reich an komplexen Kohlenhydraten, Gemüse, Soja, Algen und fermentierten Produkten wie Miso. In die USA ausgewanderte Japaner wechseln zu einer mehr von tierischen Proteinen und Fetten dominierten Kost. Während Prostatakrebs in Japan wenig verbreitet ist, steigt das

Vorkommen dieser Krebsart bei den Auswanderern um das Zehnfache an. Ähnlich verhalten sich die Entwicklungen beim Vorkommen von Brust- und Gebärmutterkrebs. Beim Magenkrebs, der in der japanischen Bevölkerung häufig vorkommt, verhält es sich umgekehrt. Als Grund für die höheren Magenkrebsraten in Japan wird eine infektiöse Ursache, nämlich Helicobacter pylori, angenommen.

Wenn man sich die unterschiedlichen Krebsarten ansieht, fällt auf, dass in den westlichen Ländern vermehrt die hormonabhängigen Krebserkrankungen (Brust- und Prostatakrebs) eine dominierende Rolle spielen. In Kapitel 5.9 – »Umweltfaktor Hormone – Überestrogenisierung« in diesem Buch habe ich den Anstieg chemischer Verbindungen mit hormoneller Wirkung in der Umwelt beschrieben. Es drängt sich der Verdacht auf, dass in diesem zunehmend stärker werdenden »hormonellen Rauschen« ein Grund liegen könnte für die Zunahme hormoneller Krebsformen. Weitere wertvolle Informationen bezüglich der Verbindung von Ernährung und Krebs finden Sie in dem hervorragenden Buch von Prof. Richard Béliveau und Dr. Denis Gingras: *Krebszellen mögen keine Himbeeren* (siehe die Bücherliste im Anhang und Kapitel 9.1 – Ernährung).

5.11.2 Prostatakrebs durch Zucker?

In einer prospektiven schwedischen Studie wurde das Trink- und Essverhalten von 8128 Männern im Alter von 45 bis 73 Jahren über einen Zeitraum von 15 Jahren beobachtet. Bei 817 Männern wurde in diesem Zeitraum ein Prostatakarzinom diagnostiziert. Schon bei dem Genuss von einem Softdrink pro Tag stieg die Gefahr, an einer aggressiven Form des Prostatakrebses zu erkranken.

»Schon 330 Milliliter am Tag reichten aus, um das Risiko um 38 Prozent zu steigern. Bei Liebhabern zuckerhaltiger Frühstücksflocken stieg die Gefahr, an einer milderen Form des Prostatakrebses zu erkranken, die allerdings nicht behandelt werden muss.« [167]

Eine kanadische Studie zeigt einen Zusammenhang zwischen der glykämischen Last (Zucker und schnell verdaulichen Kohlenhydraten) und der Entwicklung von Karzinomen der Prostata sowie des Verdauungstraktes. In einer landesweiten Fall-Kontroll-Studie sind 20.384 Patienten, die zwischen 1994 und 1997 als neu Erkrankte in einem Krebsregister erfasst worden waren, zu ihrer Ernährung befragt worden. Um vergleichen zu können, wurden 5039 Kontrollpersonen ohne Krebs befragt. Im Hinblick auf Prostatakrebs wurde eine moderate Assoziation zum glykämischen Index (GI) der Nahrung festgestellt. Bei einer hohen glykämischen Last (GL), wobei neben dem Zuckeranstieg im Blut auch die Kohlenhydratdichte berücksichtigt wird, war ein Zusammenhang mit kolorektalen und Pankreaskarzinomen festzustellen.[168]

Zuckerkost begünstigt Wiederauftreten von Dickdarmkrebs

Aufgrund von Erkenntnissen des Dana-Farber Cancer Institute in Boston kann man Darmkrebspatienten empfehlen, nicht zu viele Kohlenhydrate zu verzehren.
Mehr als 1000 Patienten wurden im Rahmen ihrer adjuvanten Chemotherapie nach ihren Ernährungsgewohnheiten gefragt.
Übergewichtige Patienten mit dem höchsten Verzehr an Zucker/Kohlenhydraten (hoher glykämischer Index) hatten ein doppelt so hohes Risiko für eine Verkürzung der progressionsfreien Überlebenszeit.
Im Journal of the National Cancer Institute *hieß es, dass eine hohe Kohlenhydratgesamtzufuhr auch insgesamt mit einer verschlechterten Prognose einhergehe.*[170]

5.11.3 Prostatakrebs durch Grillhähnchen?

Laut Studienergebnissen von Dr. Erin Richman aus San Francisco sollten sich Männer weitgehend vegetarisch ernähren, um das Krebsrisiko zu minimieren. Entsprechend der Auswertung der prospektiven Studie an 27.600 Männern nützt es auch wenig, vom Schwein aufs Huhn umzusteigen. Im Hinblick auf das Sterberisiko kamen die Forscher zu keinen belastbaren Resultaten. »Am ehesten ging noch der Konsum von viel Hühnchen und von viel verarbeitetem Fleisch mit einer erhöhten Sterberate einher, und zwar um 70 Prozent bei Hühnchen und um 45 Prozent bei Hack- und Wurstwaren.« Bei Hühnchen stehen vor allem heterozyklische Amine unter Krebsverdacht. Sie entstehen, wenn die Haut der Vögel gegrillt wird. Grillhähnchen stelle die Hauptquelle dieser Amine dar. In anderen Studien ergab sich, dass die Prostatakrebsrate bei Männern, die viele Vögel mitsamt Haut aßen, um fast das 2,5-Fache erhöht war, nicht aber durch den Verzehr von Geflügel ohne Haut.(169)

5.11.4 Krebsrisiko durch Steak, Schnitzel und Wurst

Eigentlich weiß mittlerweile jeder, dass der Verzehr von rotem Fleisch für unsere Gesundheit nicht besonders förderlich ist. Eine kürzlich von der Harvard School of Public Health in Boston durchgeführte Untersuchung zeigt, dass Fleischverzehr nicht nur das Risiko für Diabetes und koronare Herzkrankheiten erhöht, sondern auch verschiedene Krebserkrankungen begünstigt. In die Studie wurden 37.698 Männer und 83.644 Frauen einbezogen. Unabhängig von anderen Ernährungs- und Lebensstilfaktoren wurde eine erhöhte Sterblichkeitsrate in Verbindung mit rotem Fleisch gezeigt: »Für verarbeitetes Fleisch (Wurst, Burger) stieg das Risiko pro täglicher Portion um 20 Prozent, bei unverarbeitetem Fleisch um 13 Prozent.«(171) Die Zahlen gelten gleichermaßen für die Herz-Kreislauf- wie auch für die Krebsmortalität.

Vielfleischesser haben häufiger kolorektale Polypen als Menschen, die wenig Fleisch essen, wobei der Verzehr von rotem Fleisch, das gebraten bzw. gegrillt wird, verantwortlich gemacht wird.(172) Polypen gelten als Vorstufen für Darmkrebs und sollten operativ entfernt werden.

Zur viralen Genese von Krebs weist Professor Harald zur Hausen auf einen Zusammenhang mit dem Fleischkonsum hin: »Viren aus dem Darmtrakt europäischer und asiatischer Rinder können bei Menschen kolorektale Karzinome verursachen. Es ergibt eine klare Assoziation zwischen regional ansteigende Inzidenzen dieser Malignome mit dem Verzehr nicht komplett durcherhitzten Rindfleisches« (siehe auch Kapitel 5.14).(292)

Nicht nur im Fleisch von Rindern, sondern auch in der Milch gibt es episomale, also außerhalb des Chromosoms befindliche, DNA-Sequenzen, die man laut Arbeitsgruppe um Prof. zur Hausen vom Krebsforschungszentrum BMMF Bovine Meat and Milk Factors genannt hat. Gegen die BMMF können im menschlichen Organismus Antikörper gebildet werden. Diese bovinen Agenzien wirken als Trigger für Mutationen, die die Zellen maligne entarten lassen. Auslöser seien schließlich chronische Entzündungen in der Darmwand (Lamina propria). Die Forscher vermuten, dass solche Agenzien auch an der Entstehung neurodegenerativer Erkrankungen (multiple Sklerose, Parkinson, Alzheimer) beteiligt sind. Aufgrund der existierenden Darm-Hirn-Verbindung halte ich es für denkbar, dass auch andere Nahrungsmittel, die zu Entzündungen im Darm führen, neurologische Erkrankungen auslösen oder verstärken können. Eine Untersuchung mit schizophrenen Patienten zeigte signifikant erhöhte IgG-Antikörper gegen Casein, der Hauptfraktion in Milchprodukten (siehe auch Kapitel 10.6 – »Nahrungsmittelunverträglichkeiten – neue Blutanalysen und Allergix-Test«).(293)

Wurstesser haben ein erhöhtes Risiko für die Ausbildung von Plattenepithelkarzinomen in Mundhöhle, Rachen oder Speiseröhre. Diese Erkenntnisse beruhen auf Daten von knapp 350.000 Patienten der europäischen Multicenterstudie (EPIC-Studie).[(173)] Danach hatten diejenigen das höchste Karzinomrisiko, die die meisten Fleischerzeugnisse zu sich nahmen (25 bis 200 Gramm pro 1000 Kilokalorien); bei ihnen war das Risiko um 40 Prozent erhöht gegenüber der Gruppe mit dem niedrigsten Konsum (5 Gramm pro 1000 Kilokalorien). Kochschinken und Fleischbällchen waren dabei deutlich riskanter als Räucherschinken. Einen erheblichen Einfluss auf das Ergebnis hatte das Rauchen.

Raucher mit dem höchsten Verzehr an Fleischprodukten waren am meisten gefährdet. Bei ihnen war das Risiko für ein Plattenepithelkarzinom im oberen Verdauungstrakt um mehr als das Fünffache erhöht.

Die genauen Ursachen für das erhöhte Krebsrisiko sind nicht bekannt, aber es werden die heterozyklischen Amine (HCA) oder die polyzyklischen aromatischen Kohlenwasserstoffe (PAK) ursächlich in Betracht gezogen. Im roten Fleisch und auch in Fleisch- und Wurstwaren kommt sogenanntes Hämeisen vor, das die Bildung schädlicher Fettsäureradikale und Nitrosamine fördert. Die Studienautoren um Dr. Annika Steffen vom Deutschen Institut für Ernährungsforschung Potsdam-Rehbrücke haben den Verdacht, dass die im verarbeiteten Fleisch vorkommenden Nitrosamine synergistisch mit den im Tabakrauch enthaltenen krebsauslösenden Substanzen wirken.

5.11.5 Armut und ungesunde Ernährung

Eine zehnjährige Studie an 500.000 US-Amerikanerinnen und -Amerikanern ergab, dass bei unterprivilegierten Gesellschaftsgruppen die Erkrankungsrate an kolorektalen Karzinomen besonders hoch ist. Ungesunde Ernährung, Rauchen, Bewegungsmangel und Übergewicht erklärten zu 44 Prozent die höhere Darmkrebsrate von Personen mit niedrigem Bildungsgrad.

»Aber auch unabhängig von der sozialen Zugehörigkeit erwies sich ein ungesunder Lebensstil als wichtiger Risikofaktor: So hatten etwa Personen, die viel Fleisch und tierische Fette, aber wenig Obst, Gemüse und Ballaststoffe aßen, ein um 91 Prozent höheres Erkrankungsrisiko als Personen, die sich mediterran ernährten«, heißt es in der Studie. Insgesamt seien mit einem gesundheitsbewussten Lebensstil schätzungsweise 70 Prozent aller kolorektalen Karzinome vermeidbar.[175]

Mit einem gesundheitsbewussten Lebensstil können 70 Prozent der kolorektalen Karzinome verhindert werden.

5.11.6 Fleisch-Lust?

Die berühmte Atkins-Diät, die eine sehr proteinreiche und kohlenhydratarme Kost propagiert, dürfte nach den genannten Ergebnissen in Erklärungsnot geraten, was ihren Gesundheitswert angeht. Darüber hinaus hat der Verzicht auf Burger, Steak und Schnitzel auch positive Auswirkungen auf die Umwelt.

1094 Tiere isst jeder Deutsche im Leben: 4 Rinder, 46 Schweine und fast 1000 Hühner.

Die größte Belastung unseres Planeten geht von der Massentierhaltung aus – vom Anstieg des Kohlendioxid- und Methangehalts in der Atmosphäre bis hin zu dem hohen Verbrauch an Antibiotika, Pestiziden etc. – und über die Tierquälerei in der Massentierhaltung müsste ich ein weiteres Buch schreiben.

In Südamerika, Afrika und Asien sind über 30 Millionen Hektar Ackerland – meist durch Abholzung von Wäldern – für die Produktion von Futtermitteln reserviert, um die Massen an Tieren satt zu bekommen, die wenig später den europäischen Fleischhunger stillen. Die mit Futtermitteln bepflanzten Landflächen stehen nun nicht mehr für die Produktion von Grundnahrungsmitteln in den zumeist armen Ländern zur Verfügung.

Auch bei uns stehen die durch die Massentierhaltung vergifteten Böden nicht mehr für die Produktion von Lebensmitteln zur Verfügung. Hubert Weiger vom BUND sagt, dass beispielsweise in der Weser-Ems-Region das durch die Massentierhaltung verschmutzte Grundwasser kaum noch als Trinkwasser nutzbar sei.[242]

Eigentlich sollte inzwischen jeder diese Zusammenhänge kennen. Entscheidungen für eine vegetarische oder zumindest fleischarme Ernährungsweise wären angebracht. Spätestens dann, wenn Sie das Buch *Tiere essen* von Jonathan Safran Foer gelesen haben und Kapitel 5 »Tief Luft holen« überstanden haben, werden Sie sich zu diesem Schritt entscheiden.

Bei einer gemeinsamen Vortragsveranstaltung in Wolfhagen berichtete die Buchautorin Karen Duve über ihre Erfahrungen mit unterschiedlichen Ernährungsformen. Frau Duve, die sich früher »normal« ernährt hat, lebt östlich von Berlin mit mehreren Tieren zusammen wie z. B. Rudi, ein humpelndes Huhn, das sie von einer nächtlichen Recherche aus einer Legebatterie mitgebracht hat. Dort wollte sie mit Freunden die unhaltbaren Zustände wie kotverkrustete Käfigböden und kahl gerupfte Hühner filmen. Rudi hing kopfüber mit einem Fuß in einem Gitter eingeklemmt. Karen Duve berichtete, wie sie dazu kam, ihre Ernährung umzustellen. Eine entscheidende Frage für sie war, wie es sein könne, dass eine Grillhähnchenpfanne im

Supermarkt nur 2,99 Euro kostet. Man sollte sich stets überlegen, welche Zustände, Umweltbelastungen und Tierquälereien zu einem solch niedrigen Preis geführt haben und ob wir uns als Käufer nicht auch hierfür mitverantwortlich fühlen müssen. Die mit der industriellen Tierproduktion verbundene Tierquälerei führt nicht nur zu einer wachsenden Umweltverschmutzung, sondern auch zu einem Anstieg chronischer Krankheiten beim Menschen. Ihr Buch *Anständig essen* kann ich sehr empfehlen (siehe Bücherliste).

»Wenn der Skandal alltäglich ist, bedeutet das, dass unser Alltag ein Skandal ist und dass etwas grundsätzlich falsch ist an der Art, wie wir leben.«
Karen Duve

5.12 Umweltfaktor Entzündung – Übergewicht

5.12.1 Krebsrisiko durch fettes Essen

Nach Ansicht von Epidemiologen sind etwa 25 Prozent aller Krebsfälle weltweit auf Übergewicht und Bewegungsmangel zurückzuführen. Es gibt kaum ein Organ, das bei Dicken nicht in erhöhter Krebsgefahr schwebt. Zu den Krebserkrankungen, bei denen ein gesicherter Zusammenhang zu Übergewicht besteht, zählen Brustkrebs, Darmkrebs und Speiseröhrenkrebs. Übergewicht begünstigt allgemein Entzündungen, die als krebsfördernd gelten. Heidelberger Wissenschaftler untersuchten übergewichtige Frauen über einen Zeitraum von einem Jahr und kontrollierten, ob sich die Entzündungswerte (z. B. Interleukin-6, CRP) durch eine Änderung des Lebensstils verändern. Der Effekt war drastisch. Durch Kalorienreduktion alleine oder in Verbindung mit Sport konnten die Entzündungswerte um mehr als ein Drittel gesenkt werden. Diese Wirkung ist mit einer Arzneitherapie mit antientzündlichen Medikamenten vergleichbar. Je größer die Gewichtsabnahme, desto mehr sanken ihre CRP-Spiegel.[181, 184]

Auch Frau Prof. Mary-Claire King sieht bei der Brustkrebsentstehung trotz genetischer Prädisposition einen Zusammenhang zu fettem Essen und Bewegungsmangel. 82 Prozent der Trägerinnen der Brustkrebs-Gene entwickeln gegenwärtig im Laufe ihres Lebens tatsächlich Brustkrebs. Vor dem Jahr 1940 bekamen nur 24 dieser Genträgerinnen Brustkrebs (siehe auch Kapitel 2 – »Was ist Krebs? – Krebse?«).[80]

5.12.2 Vorsicht vor dem Jo-Jo-Effekt: Schadstoffbelastung!

Abspecken ist sinnvoll, weil hierdurch das entzündliche Potenzial reduziert wird. Allerdings gibt es auch einen Wermutstropfen. Viele Umweltgifte sind fettfreundlich (lipophil) und werden daher in Fettzellen und auch im Nervengewebe des Gehirns gespeichert. Beim Abbau von Fettgewebe werden gespeicherte Gifte freigesetzt und der Körper mit diesen krebserregenden Stoffen, sogenannten persistenten organischen Schadstoffen (POP = Persistant Organic Pollutants), regelrecht überflutet. Hierzu gehören etwa das Insektengift DDT, Dioxin und die Weichmacher PCB (polychlorierte Biphenyle) – Substanzen, die nicht nur das Immunsystem, sondern auch Gehirn und Nervensystem schädigen. Bei adipösen Personen mit einem BMI über 30 wurde übrigens ein verringertes Hirnvolumen gemessen.[187] Häufige Abspeckversuche und der berüchtigte Jo-Jo-Effekt können somit dazu beitragen, das Krebsrisiko zu erhöhen. Auch die chirurgischen Eingriffe zur Gewichtsreduktion erhöhen die Schadstoffbelastung. Bei einer kanadischen Untersuchung an Fettleibigen, die nach einer solchen Operation 45 Prozent ihres Körpergewichtes verloren hatten, wurde ein Anstieg von chlororganischen Verbindungen im Blut um bis zu 388 Prozent gemessen.

Fastenkuren jeglicher Art dürfen aufgrund der Mobilisierung von krebserregenden Schadstoffen aus den Fettzellen ***niemals*** *ohne begleitende orthomolekulare Entgiftungstherapien durchgeführt werden.*

Vor, während und nach einer Fastenkur (»Gift-Mobilisierungskur«) rate ich zu Infusionstherapien bzw. zur Einnahme von Glutathion, Coenzym Q10, Alpha-Liponsäure, hoch dosiertem Vitamin C sowie anderen orthomolekularen Substanzen, die in Kapitel 10 näher beschrieben werden.

5.12.3 Umweltgifte und Diabetes (metabolisches Syndrom)

Ein relativ neuer Risikofaktor, der erst in einigen Jahren auf die Krebsstatistik durchlagen dürfte, ist der Diabetes, auch metabolisches Syndrom genannt. Laut Prof. Otmar Wiestler vom Deutschen Krebsforschungszentrum (DKFZ) in Heidelberg ist das Risiko für Brustkrebs bei Patientinnen mit metabolischem Syndrom markant höher. Er geht davon aus, dass die Rate der Tumorerkrankungen in dieser Patientengruppe in Zukunft deutlich ansteigen wird.[188]

Nicht nur ein gestörtes Essverhalten führt zu Übergewicht und Diabetes, sondern es sind auch Umweltgifte beteiligt. Forscher aus Uppsala kamen in einer Untersuchung an 1016 Senioren zum Ergebnis, dass Weichmacher (Phthalate) aus Kunststoffen und Kosmetikprodukten die Insulinausschüttung in der Bauchspeicheldrüse stören und die Insulinresistenz erhöhen können.[106a, 186] Ein auf diese Weise gestörter Zuckerstoffwechsel erhöht das Entzündungspotenzial und somit auch das Krebsrisiko. Die ursächliche Rolle des Diabetes für den Krebs ist bislang ungeklärt. Einige Studien sprechen dafür, dass ein lang dauernder Typ-2-Diabetes das Risiko für Bauchspeicheldrüsenkrebs erhöht. Aber auch Diabetesmedikamente wie Insulin und Insulin freisetzende Wirkstoffe (Sulfonylharnstoffe) stehen im Verdacht, krebsfördernd zu sein.[183, 186]

5.12.4 Umweltgifte und Entzündung

Umweltgifte wie Bisphenol A stimulieren im Tierversuch – vermutlich über Estrogenrezeptoren – die Ausschüttung entzündungsfördernder Stoffe. Dazu zählen die Zytokine: Interleukin-6 (IL-6) und Tumornekrosefaktor-Alpha (TNF-Alpha). Zudem kommt es zur Drosselung des Adiponektins, einem Schlüsselfaktor für die Insulinsensitivität. Das durch die Gifte erhöhte Entzündungspotenzial führt schließlich zu einer diabetischen Stoffwechsellage. Auch Luftschadstoffe scheinen in diesem Zusammenhang eine Rolle zu spielen. Tiere, die Feinstäuben ausgesetzt wurden, hatten höhere Nüchternblutzuckerwerte, eine niedrigere Glukosetoleranz sowie höhere IL-6- und TNF-Alpha-Werte. Der Entzündungsmarker IL-6 begünstigt Krebserkrankungen und fördert die Absiedlung von Metastasen.(185)

Je höher der Entzündungsmarker Interleukin-6 (IL-6) im Serum, desto höher das Krebsrisiko.

Nicht nur Umweltgifte, sondern auch akuter Psychostress und Angst führen zum Anstieg an IL-6. Dies haben Forscher der University of Pittsburgh, USA, festgestellt.(190) Für die Bestimmung der Entzündungsmarker wie IL-6, TNF-Alpha ist eine Blutprobe notwendig. Für Weichmacher (Phthalate, Bisphenol A, Parabene) gibt es neue Urinanalysen. Die Proben können per Post eingeschickt werden (siehe Kapitel 10.1.1 – »Pestizide, Lösungsmittel und Weichmacher«).

5.13 Umweltfaktor Darm – das Mikrobiom

Seit etwa 60 Jahren nehmen chronische Entzündungserkrankungen wie Morbus Crohn, Colitis ulcerosa, Allergien und neurologische Erkrankungen wie multiple Sklerose dramatisch zu.(192) Im Hinblick auf Darmkrebs sind die

Zahlen alarmierend: Jährlich erkranken etwa 70.000 Menschen an Darmkrebs.(193)

Eine zentrale Rolle für die Darmgesundheit spielt die mikrobiologische Besiedelung des Darmes, das Mikrobiom. Die Anzahl der Mikroorganismen in unserem Darm übersteigt diejenige der gesamten Zellen des menschlichen Organismus deutlich – sie kann bis um das Zehnfache höher sein. Veränderungen der Darmflora können in einer Unter- oder Überbesiedelung sowie in einer Veränderung ihrer Zusammensetzung bestehen.

5.13.1 Darmbakterien erhöhen Krebsrisiko

Durch unterschiedliche Umweltfaktoren kann es zu einer Störung der natürlichen Darmflora kommen, wobei sich Bakterienstämme ansiedeln, die das Entzündungspotenzial deutlich erhöhen. Prof. Wendy Garrett von der Harvard School of Public Health in Boston, USA, konnte zeigen, dass spezielle Bakterien – nämlich die Enterobakterien Klebsiella pneumoniae und Proteus mirabilis – eine Dickdarmentzündung (Colitis) auslösen können.(202)

Prof. Iradj Sobhani aus Paris weist auf neuere Untersuchungen hin, die zeigen, dass die Darmflora bei der Entstehung von Darmtumoren eine Rolle spielte. Schon früher sei gezeigt worden, dass sich die bakterielle Darmflora bei Gesunden und Krebspatienten unterscheidet. Bei einer neueren Untersuchung wurden Bakterien aus Stuhlproben von Darmkrebspatienten in den Darm von gesunden Mäusen transferiert. Die Darmschleimhaut der Mäuse veränderte sich daraufhin deutlich und es kam zu einem vermehrten Auftreten von präkanzerösen Schleimhautläsionen – Schleimhautschädigungen, die man als Krebsvorstufen bezeichnet. Ob eine bakterielle Fehlbesiedelung (intestinale Dysbiose) – also die Bakterien selbst – oder deren Stoffwechselprodukte hierfür verantwortlich waren, ist noch nicht geklärt.(200)

Die in meiner Praxis durchgeführten Stuhlanalysen beinhalten zahlreiche Stoffwechselprodukte wie Fäulnisfettsäuren, Entzündungsparameter und kurzkettige Fettsäuren. Niedrige Werte an kurzkettigen Fettsäuren (Buttersäure) sind mit einem erhöhten Krebsrisiko assoziiert.

Bei den kurzkettigen Fettsäuren im Darm handelt sich um Fermentationsprodukte von Zuckern und pflanzlicher Kost (Polysaccharide und Fasern). Buttersäure gilt als wichtiger Nährstoff für die Darmschleimhaut. Niedrige Werte sind mit einem erhöhten Krebsrisiko assoziiert. Ein ausgewogener Anteil an pflanzlichen Nahrungsmitteln wie Obst und Gemüse im Ernährungsplan in Verbindung mit einer guten Besiedelung des Darms mit freundlichen Darmbakterien (Probiotika) führt zu einem Anstieg dieser gesundheitsfördernden kurzkettigen Fettsäuren.

Zwei Wissenschaftlergruppen am Dana-Farber Cancer Institute der Universität in Boston, USA, und an der University of British Columbia in Vancouver, Kanada, setzten bei ihren Untersuchungen die neuen genetischen Analyseverfahren ein, genauer gesagt: die quantitative PCR (Polymerase-Kettenreaktion). Die Forscher fanden mit dieser Technik im Gewebe von Darmtumoren 100-mal höhere Konzentrationen an Fusobakterien-DNA als im gesunden Gewebe.(194)

Es ist bekannt, dass diese Keime an chronischen Darminfektionen beteiligt sind und somit auch als Risikofaktor für Darmkrebs betrachtet werden können. Die Überlegung, dass Krebs eine Infektionskrankheit darstellt, hat Prof. Wolfgang Köstler sehr anschaulich bei einem Expertenseminar in Anif bei Salzburg (Life Light Trendforum 2012) dargestellt (siehe auch Kapitel 5.14 – »Umweltfaktor Infektionen – Viren, Bakterien, Pilze«).(195)

In Darmtumoren fand man 100-mal höhere Konzentrationen an Fusobakterien-DNA als im gesunden Darmgewebe.

Fusobakterien, Parasiten, Pilze, Clostridium difficile, Helicobacter pylori etc. sind bei den neuen genetischen Stuhlanalysen, die ich meinen Patienten in meiner Praxis empfehle, immer routinemäßig im Untersuchungsprogramm enthalten. Näheres zu den Stuhlanalysen siehe Kapitel 10 – »Diagnostik zur Prävention und Therapie«. Auch bei dem Bakterienstamm Helicobacter pylori, dem sogenannten Magenteufel, ist bekannt, dass er besonders bei Patienten, die an Magen- und Darmgeschwüren leiden, ein erhöhtes Krebsrisiko darstellt.

Fehlbesiedelungen (intestinale Dysbiosen) können entweder im Dick- oder im Dünndarm oder in beiden Darmabschnitten gleichzeitig auftreten. Bei Fehlbesiedelungen kann es zu einer verstärkten Gasbildung kommen und es treten Bauchschmerzen und Krämpfe auf. Parallel zur Darmsymptomatik treten häufig neurologische Beschwerden auf: Erschöpfung, Schwindel, Denk- und Konzentrationsstörungen, Schlafstörungen, Aggressivität, Depressionen und Migräne.

Dramatische Veränderungen der Bakterienflora im kindlichen Darm könnten auch für die Zunahme von frühem Übergewicht und von gesundheitlichen Problemen mit Magen und Darm verantwortlich sein. Eine Gewichtszunahme wiederum erhöht das Entzündungspotenzial und somit das Krebsrisiko (siehe Kapitel 5.12 – »Umweltfaktor Entzündung – Übergewicht«).

5.13.2 Antibiotika

Durch den übermäßigen Einsatz von Antibiotika in Arztpraxen und der Nahrungsmittelproduktion kommt es zunehmend zu einer mikrobiologischen Veränderung der Darmflora. Bei der Hähnchenproduktion stehen die Tiere während zwei Drittel ihrer Lebenszeit unter dem Einsatz von Antibiotika. Das Problem hierbei ist, dass sich nach und nach antibiotikaresistente Bakterienstämme ausbilden.

Durch den Fleischverzehr siedeln sich auch im menschlichen Darm Bakterien an, die sich genetisch auf Antibiotika eingestellt haben. Im Falle einer notwendigen Antibiotikatherapie ist das Medikament dann nicht mehr wirksam.

Ein zunehmendes Problem stellt in diesem Zusammenhang der gegen das Antibiotikum Methicillin resistente Keim Staphylococcus aureus (MRSA) dar. Aus einer einfachen Hautinfektion kann sich bei der Anwesenheit dieses »Superkeims« eine lebensbedrohliche Infektion im Bereich der Knochen, Gelenke, Herzklappen, Lungen etc. entwickeln.

Bei dem in unserem Labor durchgeführten DNA-Stuhltest werden auch Resistenzen gegen Antibiotika in den Genen der Darmbakterien analysiert.

Mikrobiologische Fehlbesiedelungen durch Antibiotika oder andere Umweltgifte führen auch zu einer erhöhten Darmdurchlässigkeit (Leaky Gut), wobei es zu einem verstärkten Einstrom von relativ großen Proteinbausteinen aus der Nahrung bzw. Bakterien und Gärprodukten in den Blutkreislauf kommt. Dort werden immunologische Abwehrreaktionen eingeleitet, und so entstehen allergische bzw. pseudoallergische Unverträglichkeitsreaktionen gegen Nahrungsmittel. Allergische Reaktionen wiederum erhöhen das Entzündungspotenzial und somit auch das Krebsrisiko. Eine genaue Abklärung von Nahrungsmittelallergien bzw. -unverträglichkeiten sowie eine differenzierte Stuhl- und Verdauungsanalyse gehören deshalb zu Basisuntersuchungen in meiner Praxis (siehe Kapitel 10.5 – »Stuhl- und Verdauungsanalyse [GI Effects]«).

5.14 Umweltfaktor Infektionen – Viren, Bakterien, Pilze

Weltweit geht jede sechste Krebserkrankung auf eine Infektion zurück, fanden Forscher der International Agency for Research in Cancer (IARC) in Lyon heraus.(193) Mit 22,9 Prozent in den Entwicklungsländern liege dieser Anteil dreimal so hoch wie in den Industrienationen (7,4 Prozent).

Prof. Wolfgang Köstler aus Wien weist darauf hin, dass es schon seit dem 19. Jahrhundert immer wieder Hinweise auf die infektiöse Ursache von Krebs gebe. Auf dem Life Light Trendforum im Oktober 2012 in Anif bei Salzburg erklärte er, dass die Blutwerte von Krebspatienten mit fortschreitender Erkrankung denen eines Patienten mit einer Sepsis (Blutvergiftung) ähneln.(195)

Prof. Harald zur Hausen (emeritierter Chef des Deutschen Krebsforschungszentrums in Heidelberg) hat im Oktober 2008 den Nobelpreis für seine Forschungen über die virale Genese des Zervixkarzinoms (Gebärmutterhalskrebs) verliehen bekommen. Er hat gezeigt, dass dieser Krebs durch eine Infektion mit dem humanen Papillomavirus verursacht werden kann. Jungen Mädchen wird mittlerweile eine Impfung empfohlen. Ich selbst bin etwas skeptisch, ob dies eine echte Prophylaxe darstellt. Da es unterschiedliche humane Papillomaviren (HPV) gibt, müsste man Impfstoffe für die gesamte Gruppe bzw. jedes einzelne Virus herstellen. Können und sollen wir uns denn wirklich gegen alles absichern? Können wir durch Impfungen eine Immunität gegen alle Keime erzielen? Ist das wünschenswert und auch finanzierbar? Die Beantwortung dieser Fragen möchte ich den Lesern überlassen.

Kopf-Hals-Tumoren sind früher auf Nikotinabusus zurückgeführt worden. Heute gelten humane Papillomaviren als wahrscheinliche Auslöser. Hierbei handelt es sich um den gleichen Virentyp, der vom Zervixkarzinom bekannt ist. Bis zum Jahr 2020 wird in den USA eine Verdoppelung dieser Tumoren mit viraler Genese prognostiziert. Bei Männern stehen sie schon an vierter Stelle der bösartigen Neuerkrankungen. Als Ursache kommen orale Sexualpraktiken in Betracht.[196]

Hepatitis-C-Viren gelten als Ursache für die deutlich gestiegene Zahl der Todesfälle an Leberkrebs. In den USA stieg diese Zahl im Zeitraum von 1999 bis 2007 von 8000 auf 15.000 an.

Von weiteren Mikroorganismen ist bekannt, dass sie eine onkogene Potenz haben, also krebserregende Eigenschaften besitzen: Helicobacter pylori, Epstein-Barr-Virus, Hepatitis-Viren, Pilze. Letztere können sehr potente Giftstoffe, die Mykotoxine, freisetzen und – wie im Falle des Aspergillus flavus (Aflatoxin) – Leberkrebs verursachen. Mykotoxine können in verschiedenen Lebensmitteln vorhanden sein. Der Pilz Penicillium expansum wächst auf vielen Früchten und bildet das nierenschädigende und krebserregende Mykotoxin Patulin, das sich schnell in der ganzen Frucht verteilen kann. Wenn also ein Apfel an einer kleinen Stelle befallen ist – auch Apfelbraunfäule genannt – hat sich das Pilzgift schon im ganzen Apfel verteilt.[199] Ähnliches gilt für verschimmeltes Brot. Hier verteilt sich das oben genannte Aflatoxin rasch im ganzen Brotlaib, weshalb man das Brot auch bei nur kleinen sichtbaren Schimmelstellen wegwerfen sollte. Auch Bakterien stehen im Verdacht, bei der Krebsentstehung beteiligt zu sein, beispielsweise Fusobakterien, die mit dem Darmkrebs assoziiert sind (siehe Kapitel 10.5 – »Stuhl- und Verdauungsanalyse (GI Effects]«).

Vielleicht sollten wir aber nicht so monokausal immer nach dem einen Bösewicht suchen, den wir dann mit einem Medikament bekämpfen müssen oder – je nach Art des Therapeuten – mit homöopathischen Kügelchen oder energetischen Schwingungen vertreiben. Vielleicht sollte man hier einen anderen Therapieansatz in Betracht ziehen?

Ich möchte kurz auf die Viren zurückkommen, deren Gene sich im Laufe der Entwicklungsgeschichte in unsere menschliche DNA eingeschlichen haben und dort wie ein Schläfer verweilen. Wir haben eine nicht unerhebliche Menge an Virus-DNA in unseren Chromosomen. Durch Umweltgifte können die Kontrollmechanismen, die es verhindern, dass die Virus-DNA abgelesen wird, ausgeschaltet werden und es kommt zu einer Vermehrung der Virusprogramme: Die Schläfer werden wach und aktiv, vermehren sich, breiten sich aus und schädigen hierdurch den gesamten Organismus.

Eine Antivirustherapie dürfte die akuten Symptome sicherlich lindern, jedoch handelt sich dabei nicht um eine ursächliche Therapie. Im Hinblick auf Viren ist es außerordentlich wichtig, dass der Körper ausreichend mit Nährstoffen wie Zink und Selen versorgt ist. Eine gute Selenversorgung verhindert bzw. bremst eine Virusvermehrung, wie man es an Hepatitisviren beobachten konnte.

In unserem Erbgut, dem Genom, haben wir als feindliche Informationsabschnitte die Virengenome, die im gesunden Organismus nicht abgelesen werden dürfen. Ohnehin stellt nur ein geringer Anteil in unserer DNA tatsächlich Gene dar – ein viel größerer Anteil ist in seiner Funktion nicht bekannt. Dieser DNA-Anteil wird von manchen Forschern auch Junk-DNA genannt – eine für meine Begriffe sehr unglücklich gewählte Bezeichnung. Nur weil wir heute noch nicht wissen, wozu dieser DNA-Bereich nützlich ist, dürfen wir meines Erachtens nicht von »Junk«, also von Müll sprechen. Die Natur wird schon einen Grund hierfür haben.

Ohne auf weitere Beispiele einzugehen, möchte ich dieses Kapitel abschließen mit der Empfehlung, nicht verkrampft auf einzelne Mikroorganismen zu blicken, sondern das Milieu – das ökologische Umfeld – zu optimieren. Aus präventivmedizinischer Sicht kann es doch nur sinnvoll sein, die Immunabwehr unseres Körpers optimal zu unterstützen. Da sich der Hauptanteil unseres Immunsystems im Darm befindet (ca. 70 Prozent), ist eine differenzierte Stuhl- und Verdauungsanalyse ein sehr hilfreicher Baustein in der präventiven, aber natürlich auch in der kurativen Medizin, also wenn es um die Behandlung bereits bestehender Krankheiten geht. Neben einer Balancierung der Mikroflora im Darm muss eine optimale Nährstoffversorgung die Grundlage einer umweltmedizinischen Behandlung sein.

5.15 Umweltfaktor Vitaminmangel

Trotz ausreichender – also nicht zu einer Gewichtsabnahme führenden – Ernährung kann es zu einer Minderversorgung bzw. einem erhöhten Bedarf an Mikronährstoffen kommen. Dies ist der Fall bei erhöhtem Stress, bei Schadstoffbelastungen und Krankheiten.

Im Folgenden möchte ich einige Nährstoffe/Vitamine herausgreifen, die im Falle eines Mangels zu einem erhöhten Krebsrisiko beitragen oder zumindest die Immunabwehr beeinträchtigen.

5.15.1 Folsäure

Frauen haben bei ungenügender Folatversorgung ein um 53 Prozent erhöhtes Brustkrebsrisiko.(201)

Jüngere Publikationen zeigen, dass Folsäurezusätze Kinder offenbar vor Krebs schützen.(210) Seit der Einführung der Folsäurezusätze 1998 sind die Raten an Nierentumoren und einer speziellen Form von Hirntumor zurückgegangen.

Bei Einnahme bzw. Dosierung von Folsäure gibt es einiges zu beachten. Hierzu finden Sie ausführliche Informationen in den Kapiteln 9.1.7 und 9.1.8 – »Nutriprävention und Therapie mit Mikronährstoffen« sowie »Epigenetik und genetische Stabilität«.

5.15.2 Vitamin D_3

Epidemiologischen Daten zufolge liegen die Vitamin-D-Spiegel bei etwa zwei Dritteln aller Mitteleuropäer unter 50 Nanomol pro Liter. Eine Studie bei rund 500 Brustkrebspatientinnen zeigt bei erniedrigtem Vitamin-D-Spiegel eine höhere Rate an G3-Tumoren und eine erhöhte Sterblichkeitsrate um 75 Prozent.[219]

Das Wissenschaftlerteam um Prof. Joan Lappe von der Creighton-Universität in Nebraska hat gezeigt, dass Menschen, die täglich ausreichend Vitamin D aufnehmen, ein um 77 Prozent verringertes Tumorrisiko haben. Es sagt, Vitamin D sei ein entscheidendes Werkzeug bei der Tumorbekämpfung, jedoch auch bei anderen Erkankungen: »Vitamin D is a critical tool in fighting cancer as well as many other diseases.«[220]

Amerikanische Wissenschaftler fanden heraus: Vitamin D senkt das Tumorrisiko um 77 Prozent.

Dass Vitamin D wichtig für unsere Immunabwehr ist, zeigt auch folgende Studie. Patienten mit geschwächtem Immunsystem wurden ein Jahr lang mit 4000 I. E. (Internationalen Einheiten) behandelt. Erfasst wurden die Symptome der Atemwege, der Ohren und Nebenhöhlen, das Krankheitsgefühl und die Einnahme von Antibiotika. Die mit Vitamin D behandelten Patienten brauchten an 16 Tagen ein Antibiotikum. Die Placebogruppe, also die Patienten, die ein Scheinmedikament bekommen hatten, brauchten an 33 Tagen eine antibiotische Behandlung. Die Studie belegt, dass immungeschwächte Patienten – also Patienten, die auch ein erhöhtes Krebsrisiko haben – deutlich von einer Vitamin-D_3-Therapie profitieren. Ob diese positiven Resultate auch für gesunde Menschen mit normalen Atemwegsinfektionen nützlich sein könnten, muss laut Prof. Peter Bergmann aus Stockholm noch untersucht werden.[216]

5.15.3 Vitamin C

Dramatisch niedrige Vitamin-C-Werte wurden bei Patienten mit chronisch entzündlichen Erkrankungen und auch bei Tumorpatienten gemessen, was nicht verwunderlich ist, weil hierbei durch den hohen oxidativen Stress große Mengen an aggressiven Radikalen und entzündungsfördernden Stoffwechselprodukten freigesetzt werden. Beim Abbau dieser aggressiven Substanzen verarmt der Organismus im Laufe der Zeit an Antioxidanzien. Aus diesem Grund sollte bei der Behandlung von chronischen Erkrankungen immer für einen ausreichenden Vitamin-C-Spiegel (Ascorbat) im Blut gesorgt werden.

In Abbildung 23 sind die Vitamin-C-Spiegel von Gesunden und unterschiedlichen Patientengruppen dargestellt. Tumorpatienten haben so niedrige Werte, wie sie bei Skorbutpatienten gemessen werden. Bei Skorbut handelt es sich um eine Vitamin-C-Mangelerkrankung, die zunächst mit Zahnfleischbluten beginnen kann. Es folgen Infektanfälligkeit, Erschöpfung, Wundheilungsstörungen, Schmerzen, Fieber, Durchfall und neurologische Beschwerden wie Depressionen. Da durch eine orale Therapie der Ascorbat-Blutspiegel (Vitamin C) nicht auf das gewünschte Niveau angehoben werden kann, muss man bei chronischen Erkrankungen eine Infusionstherapie in Betracht ziehen (siehe auch Kapitel 9.1.7 – »Nutriprävention und Therapie mit Mikronährstoffen«).

Dies sollen nur einige wenige Beispiele dafür sein, dass es angebracht ist, dem Thema Vitaminmangel bzw. erhöhter Vitaminbedarf einen größeren Stellenwert auch in unserer scheinbar optimal ernährten Gesellschaft einzuräumen. Bevor eine medikamentöse Therapie zum Einsatz kommt, sollte meiner Ansicht nach zunächst in jedem Fall die Nährstoffversorgung der Zelle und des Zellkerns optimiert werden (siehe Kapitel 9 – »Prävention und das 3-E-Konzept der Functional Medicine«).

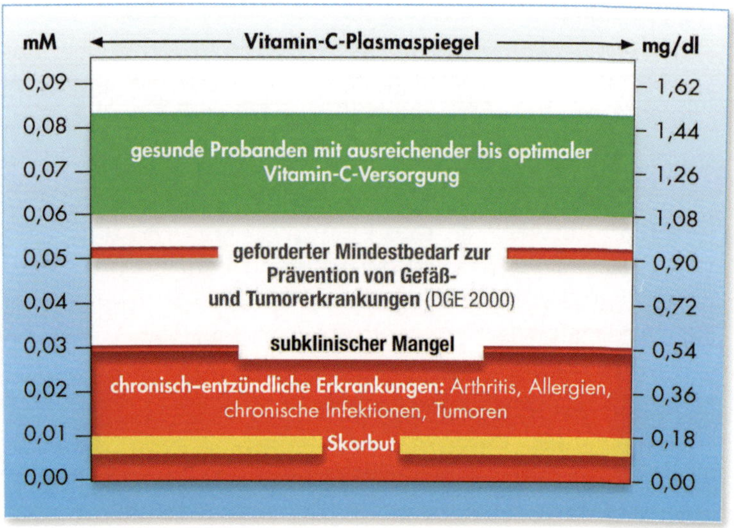

Abb. 23: Niedrige Vitamin-C-Werte bei Tumorpatienten (Quelle: Pascoe [281, S. 25])

5.16 Umweltfaktor Stress

Nicht nur Umweltgifte, sondern auch akuter Psychostress und Angst führen zu einem Anstieg von krebsfördernden Entzündungsmarkern wie Interleukin-6 (IL-6). Dies haben Forscher der University of Pittsburgh, USA, festgestellt.[190] Wie im Kapitel über Entzündungen (5.12) dargestellt, bedeutet ein Anstieg von Entzündungsfaktoren auch ein höheres Krebsrisiko. Stresssituationen wirken sogar direkt auf unsere Erbsubstanz (DNA), die aufgrund der veränderten Signalstruktur plötzlich andere Eiweiße herstellt. Es wird sozusagen ein chemischer Schalter in der Erbsubstanz verändert. An der Universität in Basel konnte gezeigt werden, dass sich die Methylierung der DNA unter akutem Stress ändert und es somit zu epigenetischen Veränderungen kommt (Näheres in Kapitel 9.1.8 – »Epigenetik und genetische Stabilität«).[226]

Schon lange ist bekannt, dass es einen Zusammenhang zwischen Depressionen, Angststörungen und erhöhter Sterblichkeit gibt. Eine britische Studie zeigt, dass psychische Symptome – noch bevor eine manifeste Krankheit auftritt – zu einer erhöhten Mortalität (Sterblichkeit) beitragen. Die Analyseergebnisse beziehen sich auf 68.000 Menschen im Alter von mindestens 35 Jahren. Zur Bewertung des negativen Psychostresses wurde eine Skala von 12 Punkten herangezogen, wobei 1 bis 3 leichten Stress (subklinischen Stress) darstellen. Reaktionen mit starken Symptomen fielen in die Kategorie 7 bis 12. Es zeigte sich ein »dosisabhängiger« Zusammenhang zwischen Disstress (negativem Stress) und Mortalität schon im Bereich der subklinischen Punktzahl zwischen 1 und 3. Beim Krebs stieg die Gefahr erst ab 6 Punkten auf dieser Skala an. Prof. Glyn Lewis von der University of Bristol weist im Studienkommentar aber darauf hin, dass Menschen sehr unterschiedlich auf Stress reagieren, einige ihn sogar brauchen, um geistig fit zu bleiben. Eine stressfreie Existenz sei übrigens Utopie. Für belastete Personen müsse man einen Weg finden, um Stressoren anders zu interpretieren und damit deren negativen Einfluss zu reduzieren. Eine kognitive Verhaltenstherapie könne hier versucht werden, obwohl es keine Beweise dafür gibt, dass dieses Verfahren für jedermann hilfreich sei.[191]

Forscher der Universität Göteborg haben in einer Langzeitstudie herausgefunden, dass Stress auch das Demenzrisiko erhöht. In einer repräsentativen Stichprobe hatten sie das Schicksal von 1400 Frauen mittleren Alters über einen Zeitraum von 35 Jahren nachverfolgt. 161 von ihnen haben eine Demenz (Alzheimer) entwickelt. Häufiger und anhaltender Stress schien das relative Risiko für eine spätere Demenzerkrankung um etwa 60 Prozent zu erhöhen. Als besonders gefährdet erwiesen sich Frauen, die an allen drei Untersuchungszeitpunkten (1968, 1974 und 1980) über eine zu starke seelische Belastung klagten. Ihr relatives Demenzrisiko war mehr als verdoppelt.[213]

Da es durch Stress auch zu einem vermehrten Bedarf an Mikronährstoffen kommt, tendiert mein therapeutischer Ansatz in Richtung orthomolekularer Medizin, in einer Optimierung bzw. Balancierung des Nährstoffhaushaltes. Da ich dies individuell, also maßgeschneidert, tun möchte, muss vor einer Therapie die Diagnostik gestellt werden (siehe Kapitel 10 – »Diagnostik zur Prävention und Therapie«).

6 Aus der Forschung

Anstelle Krebszellen mit den bekannten mittelalterlichen Methoden (Schneiden, Brennen, Vergiften) abzutöten, könnte man deren krankhaft veränderte Zellprozesse wieder unter die Wachstumskontrolle bringen, wenn man mehr über die Signalprozesse in der Krebszelle wüsste. Sicherlich wird die Forschung hier ansetzen, um neue Medikamente zu entwickeln.

»Zurzeit herrscht Goldgräberstimmung im Bereich der sogenannten personalisierten Krebsmedizin«,[263] schreibt die *Ärzte Zeitung* im Februar 2013 und trifft damit den Kern der Sache – hier wittert die Industrie also riesige Gewinne. Angetrieben wird sie durch die rasante Entwicklung bei der Entschlüsselung von Krebsgenomen. Es bleibt abzuwarten, ob diese Entwicklung wirklich die Erwartungen erfüllt (siehe auch Kapitel 6.3. – »Gentherapie«).

6.1 Antikörper steuern Signalprozesse

Einige Zellen bilden eine Signalsubstanz, die man als Vascular Endothelial Growth Factor (VEGF) bezeichnet. Sie sorgt dafür, dass sich vermehrt Blutgefäße bilden, die wiederum andere Krebszellen mit Sauerstoff und Nährstoffen versorgen können. Die Bildung neuer Blutgefäße nennt man Angiogenese. In der Krebsforschung sucht man nach neuen Wirkstoffen, die die Angiogenese blockieren sollen. Die Erfolge sind aber bislang gering. Onkologen ist es gelungen, mit Antikörpern gegen den VEGF die Bildung von Blutgefäßen zu blockieren (z. B. Bevacizumab). Andere Antikörper sollen Wachstumsfaktoren in den Krebszellen angreifen und das Tumorwachstum verlangsamen (Cetuximab, Panitumumab, Trastuzumab).

Allerdings gibt es natürliche Substanzen wie z. B. Curcuma (Gelbwurz, engl. turmeric), die in der Lage sind, die Angiogenese zu blockieren (siehe Kapitel 9.1.8 – »Epigenetik und genetische Stabilität, Pflanzliche Signalstoffe und ihre Wirkung auf die Gene«)

Eine weitere Gruppe von Wirkstoffen, die auch in das Zellwachstum eingreifen, sind die Tyrosinkinase-Hemmstoffe.[68]

Diese vom Immunsystem gebildeten Antikörper sollen und dürfen nur spezifisch gegen die Prozesse bzw. Strukturen der Krebszellen wirken und nicht in die körpereigenen Signalkaskaden eingreifen. Nur dann wird es keine Nebenwirkungen geben.

Ich persönlich bin jedoch der Ansicht, dass man die komplexe Signalstruktur in den sehr unterschiedlichen Krebszellen (selbst in einem Tumor gibt es unterschiedliche Genome), niemals hinreichend aufklären kann, um »gezielt« chemisch im Sinne einer Krebstherapie zu manipulieren (siehe auch Kapitel 2.2 – »Jede Krebszelle ist anders«). Vielleicht lassen sich gewisse Prozesse verlangsamen und somit die Überlebenszeit verlängern – aber von Heilung möchte ich hier nicht sprechen. Ich denke, dass es eher hilfreich ist, mit pflanzlichen Signalstoffen und Nährstoffen zu arbeiten, um beruhigend und ordnend auf die DNA einzuwirken mit dem Ziel eines »Gen-Silencing« (Gen-Beruhigung), also einer Normalisierung genetischer Steuerungsvorgänge und einer Verbesserung der Kommunikation zwischen Zellkern und Mitochondrien (Zellkraftwerken). Hierzu gehören unter anderem Folsäure, Vitamin D_3 und sekundäre Pflanzenstoffe (farbige Pflanzeninhaltsstoffe/Polyphenole) und natürliche Substanzen wie Coenzym Q10, Carnitin, Alpha-Liponsäure und Glutathion.

Einzelheiten dazu sind im Kapitel 9.1.8 – »Epigenetik und genetische Stabilität« beschrieben.

6.2 Antikörper stören Blutbildung

Im Dezember 2012 erschien in der Fachpresse mit großer Überschrift der Hinweis auf ein »neues Prinzip bei Krebs«. Es wird von einer neuen individualisierten Antikörper-Therapie (»Immuntherapie«) am Beispiel des Lungenkarzinoms berichtet. Signalkaskaden sollen gezielt blockiert werden können und die Zeit bis zur Progression, dem Wiederauftreten des Krebswachstums, verbessert werden. Man erwähnt auch hier – wie in vielen anderen Studien – die progressionsfreie Überlebenszeit oder PFS – Progression-Free Survival (siehe auch Kapitel 4 – »Überlebenszeit nach der Krebsdiagnose«). Bei der Dosierung des Antikörpers muss allerdings sehr sorgfältig auf das Blutbild geachtet werden. Bei höheren Dosierungen traten zu große Blutbildveränderungen auf. Es ist die Rede von unerwartet starken hämatotoxischen Effekten, wobei ein Abfall der neutrophilen Granulozyten (Neutropenie) beobachtet wurde. Da es sich bei den neutrophilen Granulozyten um die Hauptabwehrzellen des Organismus handelt, ist diese Immuntherapie eher als immuntoxische Therapie zu sehen. Bei einer Neutropenie können sich Krankheitskeime – und auch Krebszellen! – ungestört ausbreiten. Aus einem banalen Infekt kann eine schwere Erkrankung werden.

Interessanterweise spricht die Industrie hier von »Immuntherapie« und verwendet eine Bezeichnung, die eher positiv wahrgenommen wird und in der Bevölkerung, aber auch im Fachpublikum den Eindruck erwecken soll, es handle sich um eine »biologische« Behandlung. Einem Bericht der Universität Jena vom Januar 2013 zufolge gibt es aber große Wissenslücken bei der Antikörpertherapie: »Denn obwohl sich die Antikörper ganz spezifisch gegen Rezeptoren oder Proteine richten, die im jeweiligen Krankheitsgeschehen eine zentrale Rolle spielen, ist wenig darüber bekannt, wovon das Ansprechen des einzelnen Patienten auf die Therapie beeinflusst wird.«[(268)]

Das Magazin *Focus* titelt im Januar 2013: »Die Spritze gegen Krebs. Endlich Erfolge bei Impfungen und Immuntherapien«. Im Artikel wird allerdings die Frage gestellt: »Doch warum schlägt die Immuntherapie bei einigen Patienten so heftig an, während sie bei anderen überhaupt nicht wirkt? Auf diese Frage können die Wissenschaftler noch keine Antwort geben.«[(269)]

6.3 Gentherapie

Im Hinblick auf die Gentherapie, in die große Hoffnungen gesetzt worden ist, heißt es im *Deutschen Ärzteblatt:* »Die Hoffnung, Krebserkrankungen mit der Gentherapie erfolgreich zu behandeln, hat sich nicht erfüllt.«[(56)] Hauptgrund ist die genetische Heterogenität von Tumorerkrankungen (siehe auch Kapitel 2.2 – »Jede Krebszelle ist anders«).

Die amerikanische Firma Foundation Medicine verspricht jedoch mehr Erfolge bei Tumorleiden.[(73)] Durch neue genetische Untersuchungen an den betreffenden Krebszellen soll eine maßgeschneiderte Therapie abgeleitet werden. Entgegen der bislang üblichen Kategorisierung der Krebse nach anatomischen Gesichtspunkten sollen Tumoren auf genetische Besonderheiten analysiert werden. Mit der bisherigen Strategie, bei der von dem Brust-, Dickdarm- oder Speicheldrüsenkrebs gesprochen und die üblichen Chemotherapeutika ausprobiert wurden, erhielten nur 25 Prozent der Patienten eine wirksame Behandlung. Die Zeit der Massenmedikamente nach dem Motto »One size fits all« – hier besser: Eine Substanz wirkt bei allen – sei vorbei. Wenn also 75 Prozent der Patienten eine unwirksame Therapie erhielten, so bedeute dies neben dem immensen persönlichen Leid auch eine riesige Geldverschwendung. Von den geschätzten 80 Milliarden Dollar, die 2012 weltweit für Krebsmittel ausgegeben wurden, verpufften 60 Milliarden wirkungslos.

Die führenden Krebsforschungseinrichtungen wie das Deutsche Krebsforschungszentrum (DKFZ) und andere europäische Zentren und das International Cancer Genome Consortium (ICGC) arbeiten an einer genetischen Typisierung von Tumoren. Ziel ist es, bestimmte molekularbiologische Krebstypen festzulegen, für die individualisierte Therapieverfahren zusammengestellt werden. Das ICGC untersucht zurzeit 25.000 Tumorgene.[132] Meine persönlichen Zweifel an der Effektivität und dem Erfolg solcher Projekte habe ich bereits erläutert, denn die Mehrzahl der Krebserkrankungen wird durch Umweltfaktoren und nicht durch unsere Gene verursacht. Dennoch finde ich es natürlich wichtig, weiter an genetischen oder epigenetischen Veränderungen an malignen Zellen zu forschen. US-Wissenschaftler haben einen Stuhltest entwickelt, mit dem man Darmkrebsvorstufen und Kolonkarzinomzellen nachweisen kann.[133] Welche therapeutischen Maßnahmen sich hieraus ableiten lassen, bleibt abzuwarten.

Dass eine von der Pharmaindustrie in letzter Zeit stark propagierte »individualisierte Medizin« auf diesem Sektor in naher Zukunft erfolgreiche Therapeutika hervorbringen wird, bleibt meines Erachtens zunächst Wunschdenken. Eine »individualisierte Medizin« wurde früher vom medizinischen Establishment eher abgelehnt, da dieser Begriff aus dem Bereich der Naturheilmedizin und auch Umweltmedizin stammt. Die Marketingstrategen der Pharmahersteller haben ihn aber für den Bereich der Krebstherapie entdeckt und bringen die »Individualisierung« nun verstärkt in die Öffentlichkeit.(134)

6.4 Reparaturschalter NF-kappaB

Sobald starke Schäden in der DNA aufgetreten sind, werden in unseren Zellen genetische Schalter aktiviert, die in unseren Genen Überlebensprogramme anschalten. Einer dieser »Reparaturschalter« wird Nuklearfaktor kappaB (NF-kappaB) genannt. Durch Chemo- und Strahlentherapie sollen aber aus therapeutischen Gründen DNA-Schäden gesetzt werden, damit die Tumorzellen absterben. Bei sehr gut aktiviertem NF-kappaB können sich die geschädigten Zellen helfen, d. h., der kontrollierte Zelltod (Apoptose) ist abgeschaltet, und der Tumor kann sich ausbreiten. In diesen Fällen können die üblichen therapeutischen Maßnahmen bei dem betreffenden Patienten nicht wirken.

Die Wissenschaft versucht nun, Medikamente zu entwickeln, die auf den Reparaturschalter NF-kappaB einwirken können.(135)

6.5 Störung der Mikrotubuli

Bei der Zellteilung müssen sich die Chromosomen voneinander trennen. Hierbei spielen die Mikrotubuli, winzige Faserkanälchen, eine wichtige Rolle. Deren Bausteine, die Tubulinmoleküle, werden in diesem Prozess aneinandergereiht und auch wieder voneinander gelöst. Forscher suchen nach chemischen Verbindungen, die diesen Auf- und Abbauprozess der Mikrotubulifasern während des Zellteilungsprozesses stören sollen. Die Substanzen blockieren natürlich auch die Mikrotubuli der gesunden Zellen. Da sich aber die Krebszellen schneller teilen, werden sie hierdurch stärker geschädigt.

In den1970er-Jahren wurde eine Substanz aus der Pazifischen Eibe (Taxus brevifolia) entdeckt und unter dem Namen Paclitaxel (Taxol) als Chemotherapeutikum eingesetzt. Forscher des Paul Scherrer Instituts und der ETH Zürich versuchen, den genauen Wirkmechanismus, der bislang nicht genau bekannt ist, aufzuklären. Hierzu setzen sie unter anderem Zampanolide, aus dem Tiefseeschwamm stammende Substanzen, ein.[225]

7 Chemotherapie – Vergiftung?

Obwohl immer noch viele Onkologen schwer kranke Patienten bis zum bitteren Ende mit belastenden Medikamenten behandeln, regt sich in der Krebsmedizin Widerstand gegen sinnlose Chemotherapien. Interessant ist, dass viele Chemotherapeutika an jungen Patienten getestet werden, obwohl die Mehrzahl der Neuerkrankungen in die Altersgruppe über 65 Jahre fällt. Dies trifft z. B. auf den Darmkrebs zu, der mit etwa 70.000 Neuerkrankungen pro Jahr in Deutschland die häufigste Krebserkrankung ist. Im *Spiegel*-Artikel »Überdosis Medizin – Nutzlose Pillen, unnötige Operationen, riskante Therapien« heißt es: »Arzneimittelhersteller schließen ältere Patienten konsequent von Studien aus, weil Chemotherapeutika ihnen kaum helfen. An den Arzneimitteltests sollen verstärkt jüngere Patienten mitmachen, weil die nach einer Krebsdiagnose viel länger überleben als alte Menschen. Durch den Trick erscheinen Substanzen in den Studien wertvoller, als sie im klinischen Alltag sind«.(22) Die Pharmakologin Petra Thürmann hat Daten zur Wirksamkeit der Chemotherapie bei älteren Patienten kritisch untersucht. Fazit: Ältere Patienten profitieren überhaupt nicht. Schwere Nebenwirkungen treten umso häufiger auf. Besonders die Zahl weißer Blutkörperchen, also wichtige immunkompetente Zellen, sinkt dramatisch.

Grundsätzlich kann eine Chemotherapie das Herz schädigen – akut und langfristig. Folgende Substanzen können zur Schädigung der linken Herzkammer (der linksventrikulären Funktion) führen:[(294)]

- Alkylantien (Cisplatin, Cyclophosphamid),
- Anthrazykline (Doxorubicin, Epirubicin),
- Antimetaboliten (5-Fluoruracil),
- Tamoxifen und Aromatasehemmer,
- HER-2-Antikörper (Trastuzumab, Pertuzumab).

Nach einer Untersuchung der Mayo Clinic an 900 Brustkrebs- und Lymphompatienten ist die Wahrscheinlichkeit für einen Anstieg der Herzinsuffizienz innerhalb der ersten fünf Jahre dreifach höher und nach 20 Jahren noch doppelt so hoch. Ein regelmäßiger Herzcheck nach Chemotherapie ist zu empfehlen[(301)].

In 30 Jahren seiner klinischen Arbeit habe Prof. Wolf-Dieter Ludwig (Leiter der Krebsklinik in Berlin) gelernt, wie sehr es Menschen schätzen, wenn man ihnen zuhöre und ehrlich mit ihnen rede. »Sie bekommen von den Patienten Dankbarkeit zurück – und das ist für mich ein schöneres Gefühl, als wenn ich den Patienten von der fünften Chemotherapie überzeugen muss.«[(24)] Aber genau das tun die niedergelassenen Onkologen, weil sie damit Geld verdienen. Prof. Ludwig findet das verrückt: »Die verdienen Geld damit, dass sie eine sinnlose Chemotherapie für 30.000 bis 40.000 Euro geben, aber sie verdienen kein Geld damit, dass sie sich Zeit nehmen, mit dem Patienten zu sprechen, und ihm damit die Chance geben, sich gegen eine Chemotherapie zu entscheiden.«

»Wer Chemotherapie für effektiv hält, sollte auch wissen, wie effektiv sie ist«, schreibt Peter Walker und zitiert eine australische Studie aus dem Jahr 2004, in der es heißt[(177)]: »Da die Fünf-Jahres-Überlebensrate bei Krebs in Australien nun über 60 Prozent liegt, ist klar, dass die zytotoxische Chemotherapie nur einen geringen Beitrag zum Überleben bei Krebs ausmacht. Insgesamt wird der Beitrag einer Chemotherapie (zytotoxische Chemotherapie) im Hinblick auf die Fünf-Jahres-Überlebenszeit bei Erwachsenen auf 2,3 Prozent in Australien und 2,1 Prozent in den USA geschätzt.« Um die kontinuierliche Finanzierung solcher Pharmaka zu rechtfertigen, sei eine rigorose Kosten-Nutzen-Analyse dringend erforderlich (siehe auch Kapitel 4 – »Überlebenszeit nach der Krebsdiagnose«).(178)

Originalzitat:(172)

»RESULTS: The overall contribution of curative and adjuvant cytotoxic chemotherapy to 5-year survival in adults was estimated to be 2.3 % in Australia and 2.1 % in the USA.

CONCLUSION: As the 5-year relative survival rate for cancer in Australia is now over 60 %, it is clear that cytotoxic chemotherapy only makes a minor contribution to cancer survival. To justify the continued funding and availability of drugs used in cytotoxic chemotherapy, a rigorous evaluation of the cost-effectiveness and impact on quality of life is urgently required.«

Wie in Kapitel 3.2 – »Therapieerfolge: die große Ernüchterung« bereits erwähnt, ist bezüglich der Erfolgsraten auf dem Feld der Krebsbekämpfung Ernüchterung eingekehrt. Zu den wenigen positiven Ausnahmen gehört der Hodenkrebs. Hier trägt die Chemotherapie dazu bei, dass über 90 Prozent der betroffenen Männer von ihrer Krebserkrankung geheilt werden können.(75) Natürlich sollte hier genau hinterfragt werden, wie diese »Heilung« definiert worden ist, denn in den meisten Fällen gilt: Auch nach einer langen progressionsfreien Zeit können Schläferzellen aktiv werden und neue Tumorzellen produzieren (siehe Kapitel 2 – »Was ist Krebs? – Krebse?«).

Trotz der inzwischen längeren Lebenszeit leiden die Patienten nach einer Chemotherapie besonders an der Fatigue

(Erschöpfung) und an Herzkrankheiten. Als gemeinsamer biochemischer Nenner sind die Mitochondrien – unsere Zellkraftwerke – einzustufen. Da viele Krebsmedikamente die Mitochondrien schädigen, sollten die anschließenden therapeutischen Maßnahmen darauf abzielen, die Membran- und Stoffwechselfunktionen der Mitochondrien mit Nährstoffen wie Coenzym Q10, Carnitin, Alpha-Liponsäure und Glutathion zu unterstützen (siehe Kapitel 9.1.8 – »Epigenetik und genetische Stabilität«, Absatz »Körpereigene Wirkstoffe für den Mitochondrienschutz«).

8 Ausgewählte Krebserkrankungen

8.1 Darmkrebs

Mit 70.000 Neuerkrankungen pro Jahr ist der Darmkrebs in Deutschland die häufigste Krebserkrankung bei beiden Geschlechtern. Bis zum Jahr 2030 werden laut einer Studie der Universität Greifswald die Neuerkrankungen an Darmkrebs stark zunehmen: bei Männern in Bayern immerhin um 40 Prozent![71]

Ab dem 55. Lebensjahr zahlen die gesetzlichen Krankenkassen daher Früherkennungsmaßnahmen wie die Darmspiegelung. Das Wachstum von Darmkrebszellen wird von speziellen Botenstoffen, den epidermalen Wachstumsfaktoren, angeregt. Wenn man die Bindungsstellen dieser Botenstoffe durch Antikörper blockieren kann, lässt sich auch das Wachstum der Krebszellen behindern bzw. verlangsamen (siehe auch Kapitel 6.1). Allerdings wirken diese Antikörperpräparate nicht bei allen Patienten. Bei 40 Prozent der Darmkrebspatienten wachsen die Tumoren auch ohne die genannten Botenstoffe.

Ein anderer therapeutischer Ansatz ist, die Blutzufuhr bzw. das Wachstum der Blutgefäße (Angiogenese) zu behindern, damit sich der Tumor nicht mit Sauerstoff oder anderen Nährstoffen versorgen kann. Da das Gefäßwachstum ebenfalls durch Botenstoffe aktiviert wird, gibt es Therapieansätze mit Antikörpern, die gegen diese Botenstoffe wirken und sie unwirksam machen sollen. Diese Mittel haben aber oft Nebenwirkungen wie Hautreizungen und Ausschläge.[46]

Folgende Faktoren erhöhen das Darmkrebsrisiko:

1. Übergewicht,
2. Bewegungsmangel,
3. fettes Essen,
4. Rauchen,
5. regelmäßiger Alkoholkonsum,
6. erbliche Faktoren und
7. chronisch entzündliche Darmerkrankungen.

Nahrungsmittel mit hohem Entzündungspotenzial führen zu einem erhöhten Darmkrebsrisiko bei Männern um 44 Prozent, bei Frauen um 22 Prozent. Zu den Entzündungsförderern gehören Fleisch, Cola, Fertigprodukte, Chips etc. (siehe auch Kapitel 5.11).[295]

Bei Dickdarmkrebs/Kolonkarzinom handelt es sich nicht um ein einheitliches Krankheitsbild. Frau Prof. Tejpar von der Universität Leuven weist darauf hin, dass es in der Biologie des Tumors noch Wissenslücken und viele Fragezeichen gebe. Auf der Falk Gastro-Konferenz in München im Februar 2012 betonte sie, dass nicht jedes Kolonkarzinom gleich sei, sondern dass es sich vielmehr um verschiedene Krankheitsbilder mit unterschiedlicher Pathogenese und Prognose handle. So sprechen beispielsweise rechtsseitige Kolonkarzinome schlechter auf eine wie auch immer geartete Therapie an als linksseitige Karzinome. Letztere haben eine mediane Überlebenszeit von 28,4 Monaten gegenüber 16,2 Monaten bei rechtsseitigen Karzinomen.[77]

Wie bereits erwähnt, erhöhen chronische Entzündungen das Krebsrisiko. Patienten mit chronisch-entzündlichen Darmerkrankungen haben ein erhöhtes Darm- und Hautkrebsrisiko. Sie erkranken nicht nur häufiger, sondern auch etwa 20 Jahre früher als Darmgesunde.[241]

Eine gute Versorgung mit B-Vitaminen kann laut einer aktuellen Studie eine Schutzwirkung vor Darmkrebs darstellen. Die Nahrungsergänzung mit Vitamin B_6 und B_2 (Riboflavin) war mit einem geringeren Darmkrebsrisiko (kolorektale Karzinome betreffend) bei postmenopausalen Frauen assoziiert.[262]

8.2 Brustkrebs

Obwohl mittlerweile etwa 80 Prozent der Brustkrebspatientinnen die ersten fünf Jahre nach der Diagnosestellung überleben, ist die Gesamtsituation nicht unbedingt positiv. Die Zahl neuer Brustkrebsfälle hat sich innerhalb von 30 Jahren verdoppelt. Die Zeitschrift *Lancet* berichtet, dass es 1980 noch etwa 640.000 Neuerkrankungen gab. Drei Jahrzehnte später waren es schon 1,6 Millionen. Das bedeutet eine jährliche Zunahme um 3,1 Prozent.

Mittlerweile treten 51 Prozent der Brustkrebserkrankungen bereits in den Entwicklungsländern auf. Auch die Todesfälle durch Brustkrebs nehmen zu. 1980 starben etwa 250.000 Frauen an Brustkrebs – im Jahr 2010 waren es 425.000.[15]

8.2.1 Einfluss von Übergewicht und Bewegungsmangel

800.000 Krebserkrankungen weltweit sind auf Diabetes und Übergewicht zurückzuführen. Die Prävalenz dieses fatalen Duos ist in den letzten Jahrzehnten fast unaufhaltsam gestiegen. Wie die medizinische Fachzeitschrift *Lancet* im März

2018 berichtet, wird der Anteil an Krebsneuerkrankungen, die auf Adipositas und Diabetes zurückzuführen sind, in den nächsten fünf Jahren um mehr als 30 Prozent bei Frauen und 20 Prozent bei Männern steigen. Hierzu zählen:
- multiples Myelom,
- Darm-Pankreas-Leber-Gallenblasen-Krebs,
- Brust- und Gebärmutterkrebs.[296]

In einer groß angelegten dänischen Studie mit 19.000 Patientinnen hatten diejenigen mit Adipositas (Übergewicht) ein um 46 Prozent erhöhtes Risiko, innerhalb von zehn Jahren nach der Brustkrebsbehandlung Metastasen zu bekommen. Besonders betroffen sind Frauen mit Hormonrezeptor-positiven Tumoren – immerhin drei Viertel aller Brustkrebspatientinnen. Übergewichtige Frauen profitieren von einer Brustkrebstherapie weniger als normalgewichtige. Sie haben ein deutlich erhöhtes Risiko, Metastasen zu entwickeln.

In einer anderen Studie ließ sich die Neuerkrankungsrate um 24 Prozent senken, wenn es den Frauen gelang, drei Kilogramm abzuspecken. Diese Risikoreduktion entspricht nach Dr. Joseph Sparano, New York, etwa dem Effekt einer adjuvanten (ergänzenden) Chemotherapie.[235, 236]

---

3 Kilogramm abspecken = Risikoreduktion bei Brustkrebs um 24 Prozent

---

Positiv wirkt sich auch Sport aus. Um das Brustkrebsrisiko zu senken, reichen schon ein paar Minuten Sport täglich, berichten Forscher um Lauren McCullough von der Universität North Carolina. Untersucht wurden 1500 Frauen mit Brustkrebs sowie 1555 gesunde Frauen als Kontrolle. Den größten Effekt bringen allerdings 10 bis 19 Stunden Freizeitsport pro Woche, wodurch das Brustkrebsrisiko um ein Drittel gesenkt werden kann. Eine Gewichtszunahme mache jedoch den Trainingserfolg zunichte.[237]

Obwohl ich bereits in anderen Kapiteln auf den Zusammenhang zwischen Ernährung bzw. Übergewicht als Risikofaktor für Brustkrebs eingegangen bin (Kapitel 2 – »Was ist Krebs? – Krebse?«), möchte ich auch an dieser Stelle Frau Prof. King, Entdeckerin der Brustkrebs-Gene, zitieren: »Trotz genetischer Prädisposition gibt es einen Zusammenhang zu fettem Essen und Bewegungsmangel.«(80) Die Bundesärztekammer schätze die Folgekosten von Übergewicht in Deutschland auf 15 bis 20 Milliarden Euro pro Jahr.(236)

8.2.2 Brustkrebs und Hormontherapie (HT)

Wie im Kapitel 5.8 – »Umweltfaktor Arzneimittel« beschrieben, kommt es immer zu fachlichen Auseinandersetzungen zwischen Befürwortern und Gegnern der Hormontherapie. Da die Datenlage jedoch sehr komplex ist, kann man die Einflüsse von Estrogen auf die Entstehung von Brustkrebs heute noch nicht genau einschätzen.

Amerikanische Wissenschaftler werden folgendermaßen zitiert:

»Alles in allem stellt jedenfalls eine annähernde Verdoppelung der Todesfälle durch Brustkrebs bei Frauen, die eine Estrogen-Gestagen-Kombination einnehmen, einen Grund für erhebliche Bedenken dar.«(147)

In einer englischen Studie (The Million Women Study) fiel auf, dass das Brustkrebsrisiko bei Frauen größer war, die während der Perimenopause oder früh nach der Menopause (weniger als fünf Jahre danach) mit der Hormontherapie begonnen hatten. Studien bestätigen, dass eine kombinierte Estrogen-Gestagen-Therapie riskanter ist als eine Monotherapie mit Estrogen.(149)

Aber auch Frauen, die in jungen Jahren mithilfe der künstlichen Befruchtung ein Kind bekommen, laufen möglicherweise Gefahr, später im Leben an Brustkrebs zu erkranken. Frauen über 40 Jahren haben laut der Studie kein erhöhtes Brustkrebsrisiko, wenn sie sich einer künstlichen Befruchtung unterzogen. Die Forscher geben trotzdem keine Entwarnung: Den Frauen sollte klar sein, dass eine späte Geburt – egal ob mithilfe der künstlichen Befruchtung oder ohne – mit einem erhöhten Brustkrebsrisiko einhergeht (siehe auch Kapitel 5.8 – »Umweltfaktor Arzneimittel«).[141]

8.2.3 Brustkrebs und Strahlung/Röntgendiagnostik

Frauen mit dem Brustkrebs-Gen (BRCA1 und BRCA2) sollten möglichst wenig geröntgt werden (siehe auch Kapitel 5.10 – »Umweltfaktor Strahlung«). Niederländische Ärzte untersuchten retrospektiv, inwiefern Röntgenuntersuchungen das Auftreten von Mammakarzinomen bei Risikopatientinnen begünstigen. Laut Statistik werden 9 von 100 30-jährigen Trägerinnen des Brustkrebs-Gens bis zum Alter von 40 Jahren an Brustkrebs erkranken. Bekämen alle Frauen eine Mammografie vor dem 30. Lebensjahr, könnte sich die Zahl um weitere fünf Fälle erhöhen. Die Autoren raten daher dazu, bei jungen Trägerinnen der BRCA1- oder BRCA2-Mutation im Bereich der bildgebenden Diagnostik eher die MRT (Magnetresonanztomografie/Kernspintomografie) zu bevorzugen.[41]

8.2.4 Brustkrebs durch Kosmetika?

Kosmetika können Butyl-Benzyl-Phthalat (BBP) enthalten. Phthalate wie BBP lassen Lippenstifte oder Nagellacke glänzen. US-Forscher haben beobachtet, dass die gesunde Entwicklung des Brustgewebes durch Chemikalien wie BBP gestört werden kann. Sie gehören in die Gruppe der Hormondisruptoren und stehen unter anderem im Verdacht, das Brustkrebsrisiko zu erhöhen (siehe auch Kapitel 5.6 – »Umweltfaktor Kosmetika«).[180]

8.2.5 Brustkrebs durch Nährstoffmangel – positive Effekte durch Soja & Co.

Frauen mit ungenügender Folatversorgung haben ein um 53 Prozent erhöhtes Brustkrebsrisiko.[200] Eine ausführliche Darstellung der Folsäureproblematik siehe Kapitel 9.1.8 – »Epigenetik und genetische Stabilität«, Abschnitt »Folsäure, Folat«.

Pflanzenwirkstoffen mit hormonähnlicher Wirkung, wie sie in Soja vorkommen, werden krebshemmende Eigenschaften zugesprochen. In einer Studie mit über 5000 Brustkrebspatientinnen (Shanghai Breast Cancer Survival Study) lebten diejenigen Frauen am längsten, die am meisten Sojaprotein verzehrten.[233]

Wissenschaftler des Deutschen Krebsforschungszentrums in Heidelberg (DKFZ) konnten nachweisen, dass die Wirkstoffe in Soja bei Brustkrebs nach den Wechseljahren das Sterblichkeitsrisiko sowie das Risiko, Metastasen oder Zweittumoren zu entwickeln, um bis zu 40 Prozent verringern. Die Ergebnisse seien signifikant für Tumoren, die keine Estrogenrezeptoren besitzen. Die krebsschützende Wirkung der pflanzlichen Substanzen wird daher wohl nicht über die hormonartige Wirkung entfaltet, sondern durch die Förderung des Zelltodes (Apoptose) und der Hemmung des Aussprießens neuer Gefäße, die Angiogenese.[229] Und genau das sind die Angriffspunkte der verschiedenen Medikamente, die in der Chemotherapie eingesetzt werden.

Immer wieder wird kontrovers diskutiert, ob der Verzehr von Soja für Brustkrebspatientinnen schädlich sein. Die im Soja enthaltenen Isoflavone haben eine dem Östrogen ähnliche Struktur und können an Östrogen-Rezeptoren binden. Dort keines sowohl zu einer Östrogen – als auch anti-östrogenen Wirkung kommen.

Aufgrund der heterogenen Studienlage kann bislang weder von einer protektiven noch schädlichen Wirkung gesprochen werden. Interessant ist es zu wissen, dass die Brustkrebsinzidenz in Asien mit einem traditionell sojareichen Speiseplan bei 30 pro 100.000 Patientinnen niedriger liegt als in der westlichen Welt mit 90. Ein hoher Sojakonsum scheint sich sogar positiv auf das Rezidivrisiko von Brustkrebs auszuwirken und sogar das Gesamtsterberisiko zu senken. Internationale Fachgesellschaften empfehlen sogar ein bis zwei Portionen Soja (100 Gramm Tofu, 250 Milliliter Sojadrink, das sind 25 bis 50 Milligramm Isoflavone). Der Verzehr von über 100 Milligramm Isoflavonen über einen Zeitraum von zehn Monaten wird nicht empfohlen.[297]

Diese Informationen lassen hoffen, dass wir im Bereich der Pflanzenwelt weitere natürliche Signalstoffe finden werden, die das Krebsrisiko minimieren bzw. ein Krebswachstum blockieren können.

8.3 Prostatakrebs

Bei Männern ist der Prostatakrebs der häufigste bösartige Tumor. Man weiß, dass die meisten Männer nicht an dieser Krebserkrankung selbst, sondern mit ihr sterben. Der Tumor wächst in vielen Fällen so langsam, dass er nie zur Gefahr wird. Als Vorsorgeuntersuchung wird häufig der PSA-Test empfohlen. Ob diese Untersuchung wirklich sinnvoll ist, habe ich in Kapitel 3.3 – »Mythos Vorsorge« – näher beleuchtet. Häufig kommt es durch einen positiven PSA-Test zur Übertherapie. In diesem Zusammenhang häufen sich auch kritische Äußerungen zur chirurgischen Behandlung des Prostatakrebses. Immerhin besteht die Gefahr, dass Männer nach der Operation Windeln tragen müssen oder dass sie keine Erektion mehr bekommen.

Da alle Verletzungen einschließlich operativer Eingriffe und Biopsien die Angiogenese (Neubildung von Gefäßen) hochregulieren, muss daran gedacht werden, dass hierdurch auch ein wichtiger Mechanismus für die Ausbreitung von Tumoren aktiviert wird.[233]

Ob man sich einer Operation unterziehen oder besser noch abwarten sollte, beantwortet zum Teil eine im *Spiegel* zitierte Studie aus der angesehenen Fachzeitschrift *New England Journal of Medicine,* wonach die Sterblichkeit bei Patienten mit oder ohne Operation nach zehn Jahren praktisch gleich war.[232]

8.3.1 Zur Ursache

Prostatakrebs gehört wie der Brustkrebs zu den hormonabhängigen Tumoren. Es gibt Hinweise darauf, dass in Ländern, in denen besonders viele Frauen mit der Pille verhüten, bei auffällig vielen Männern ein Prostatakarzinom diagnostiziert wird.[141] Da viele Umweltgifte hormonelle Wirkungen zeigen, prognostiziere ich auch zukünftig eine weitere Zunahme der Prostatatumoren. Nicht zuletzt spielt auch der Faktor Nahrung eine Rolle, wie z. B. Softdrinks und Grillhähnchen. Die Prostatakrebsrate war bei Männern, die viel Geflügel (Hähnchen) mitsamt Haut aßen, um fast das 2,5-Fache erhöht, nicht aber bei Geflügel ohne Haut (siehe auch die Kapitel 5.1 – »Umweltfaktor Wasser«, 5.11 – »Umweltfaktor Nahrungsmittel« und 5.9 – »Umweltfaktor Hormone – Überestrogenisierung«).[170]

8.3.2 Vorbeugung

Zur Unterstützung des Prostatastoffwechsels eignen sich Antioxidanzien, Zink, Selen, Vitamin K_2 und pflanzliche Signalstoffe wie Soja-Isoflavone und Lycopin (z. B. aus Tomaten). Männer, die zehn Portionen Tomatengerichte pro Woche aßen, haben ein um 45 Prozent geringeres Risiko, an Prostatakrebs zu erkranken.[256, 257]

In Verbindung mit Soja-Isoflavonen kann Lycopin die Spiegel des Prostata-spezifischen Antigens (PSA) stabilisieren. Eine aktuelle Studie zeigt, dass erhöhte PSA-Werte auch durch die antientzündlich wirkenden Omega-3-Fettsäuren (EPA, DHA) sowie durch Coenzym Q10 gesenkt werden können.(273)

Lycopin kann das Wachstum von Prostata- und Brustkrebs verlangsamen und den Zelltod der Tumorzellen induzieren. Lycopin kann als Nahrungsergänzung eingenommen werden. Allerdings empfehle ich meinen Patienten, nur ein sehr hochwertiges Präparat auszuwählen, das eine optimale Resorption von Lycopin gewährleistet. Näheres über die Wirkung von pflanzlichen Signalstoffen finden Sie in dem Artikel »Die Schutzfunktion von natürlichen Carotinoiden im Kampf gegen Krebs und Herz-Kreislauf-Erkrankungen. Die herausragende Rolle von Lycopin« von Lea Schäfer (erschienen im Gesundheitsbrief des Constantia Verlags »Neue Wege zur Gesundheit«, https://nwzg.de). Weiteres siehe Kapitel 9.1.8 – »Epigenetik und genetische Stabilität«, Abschnitt »Lycopin (Tomate)« und Tabelle 8.

9 Prävention und das 3-E-Konzept der Functional Medicine

Kann ich Krebs und chronische Erkrankungen vermeiden? Sind es nicht doch die Gene, die mir im Laufe meines Lebens eine Krankheit bescheren werden? Kann ich die Gene beeinflussen? Gibt es sinnvolle Präventionsmaßnahmen?

Jeder hat eine andere Vorstellung von Vorbeugung:

Aus Angst vor Krebs lassen sich manche Frauen beide Brüste abnehmen. Bei Trägerinnen des Brustkrebs-Gens (BRCA 1 oder BRCA 2) liegt das Brustkrebsrisiko bei 50 bis 80 Prozent – bei Frauen ohne dieses Gen bei 10 Prozent. Es handelt sich um den sogenannten familiären Brustkrebs. Der Fernsehstar Sharon Osbourne hat sich daher beide Brüste präventiv amputieren lassen. »Ich wollte nicht den Rest meines Lebens mit diesem Schatten über mir verbringen«,[(45)] wird die 60-jährige Britin zitiert. Ob mit diesem Eingriff eine echte Prävention geleistet worden ist, wird sich herausstellen. Der Direktor der Frauenklinik am Klinikum in Kassel, Prof. Thomas Dimpfl, wird in der Kasseler Zeitung *HNA* wie folgt zitiert: »Eine durchaus sinnvolle Methode, wenn eine gewisse Konstellation vorhanden ist.« Wenn die Frau eine Brustentfernung wünsche, stehe dem nichts im Wege. Danach bietet die Klinik ihre Dienste bezüglich eines Brustaufbaus an: Dazu könne Fremdgewebe genutzt werden wie Silikonimplantate, aber auch Eigengewebe wie Bauchfett.(45)

Auch Allyn Rose, Kandidatin für die diesjährige Miss-Wahl in den USA, möchte sich auf Anraten ihres Vaters die Brüste entfernen lassen. Der Grund sei, dass ihre Mutter, ihre Großmutter und ihre Tante früh an Brustkrebs gestorben seien, sagte Allyn Rose der *Washington Post*(254). Bei ihr habe man Veränderungen in einem der Hochrisikogene BRCA1/2 nachgewiesen. Für mich bedeutet diese Aussage, dass die BRCA-Gene nicht nachgewiesen worden sind – lediglich eine »Veränderung« – was immer das bedeuten mag. Frau Prof. Katharina Schmutzler von der Universität Köln sieht in dem noch sehr jungen Lebensalter nur eine geringe Gefahr für die Entstehung von Brustkrebs. »Das Risiko, dass sie bei Vorliegen einer genetischen Veränderung in den nächsten fünf Jahren an Brustkrebs erkrankt, liegt bei unter 3 Prozent. Einen solch drastischen Eingriff sollte sie sich daher wirklich gut überlegen – und sich auch entsprechend beraten lassen.«(254) Die physische und psychische Belastung für eine so junge Frau dürfe nicht außer Acht gelassen werden. Darüber hinaus muss schließlich auch an das Risiko bzw. die Belastung durch Anästhesie und Operation gedacht werden. Allyn Rose scheint nicht belehrbar zu sein: »Auch wenn sie den Wettbewerb gewinnt, will Rose ihre Pläne nicht aufschieben. Als Miss America will sie die Brustkrebsprävention zu ihrem Thema machen. Sie habe daran gedacht, welch machtvolle Botschaft davon ausgehen könnte, wenn eine Miss America sage: ›Ich bin vielleicht Miss America, aber ich lasse mich trotzdem operieren. Ich werde mein Leben kontrollieren und meine Gesundheitsvorsorge.‹«(254)

Vielleicht sollte sie *Karolys Story* lesen (siehe Prolog Abschnitt E – »Fallbeispiele«), bevor sie die Entscheidung trifft?

Bei allem Verständnis für die persönlichen Ängste von Patientinnen, bei denen ein BRCA-Gen nachgewiesen worden ist, habe ich persönlich große Zweifel am Erfolg einer solchen Art von Vorbeugung, weil Krebs nicht organbezogen betrachtet werden darf, sondern als systemisches Geschehen gesehen werden muss. Zudem ist bislang nicht dokumentiert, dass Frauen, die vorsorglich operiert werden, länger leben als jene, die erst operiert werden, wenn Krebs tatsächlich festgestellt wird.

Überlebenschance hängt nicht vom BRCA-Status ab

Nach einer Metaanalyse aus dem Jahr 2015 ist es bislang nicht möglich, evidenzbasierte Schlüsse über den Zusammenhang zwischen BRCA1/BRCA2 und der Brustkrebsprognose zu ziehen.

Eine aktuelle britische Studie deutet darauf hin, dass junge Mutationsträgerinnen dieselben Überlebenschancen haben wie Frauen mit sporadischem Brustkrebs. Die POSH-Studie (Prospective Study of Outcomes in Sporadic versus Hereditary Breast Cancer) liefert Hinweise darauf, dass man sich bei jungen Brustkrebspatientinnen mit BRCA-Mutationen Zeit nehmen kann, um in Ruhe eine informierte Entscheidung über eine bilaterale Mastektomie zu treffen, sagt Professor Peter Fasching von der Universität Erlangen zur *Ärzte Zeitung*.[298]

Das einfache Herausschneiden eines Organs blendet nach meinem Empfinden das wahre Problem aus und lässt die Patientin im Glauben, nun sei alles in Ordnung.

Ähnlich verhält es sich bei Schilddrüsenerkrankungen. Wenn das Organ knotig vergrößert ist und stark »überfunktioniert«, wird es einfach entfernt: chirurgisch oder mit radioaktiven Substanzen zerstört (siehe Kapitel 5.10 – »Umweltfaktor Strahlung«).

Echte Prävention

Eine wirkliche Prävention kann ich nur erreichen, wenn ich die Gesamtkörperbelastung reduziere, indem ich die in diesem Buch beschriebenen Umweltfaktoren in meine Überlegungen einbeziehe. Es geht mir nicht darum, eine asketische Lebensweise zu predigen (I don't preach!) und als Genuss- und Spaßbremse zu erscheinen. Im Gegenteil!

Wenn ich meinen Körper ständig mit unverträglichen Lebensmitteln und Giften überfrachte, habe ich eine deutlich reduzierte Lebensqualität. Ein ständiger Blähbauch, Schmerzen, Kopf- und Gelenkschmerzen und auch Konzentrations- und Denkstörungen haben nichts mit Lebensqualität zu tun, auch wenn ich unbegrenzt Nahrungs- und Genussmittel konsumieren darf. Ist das noch Genuss, wenn ich diesen Lebensstil nur unter Medikamenteneinnahme einhalten kann? Manche denken nicht weiter darüber nach – »zahlt ja die Kasse!« …

Genießen ist ein Geschenk, das wir annehmen können, nicht müssen. Um wirklich genießen zu können, müssen wir unsere individuellen Unverträglichkeiten und Belastungen kennen. Die Functional Medicine/funktionelle Medizin kann hier behilflich sein.

Das 3-E-Konzept der Functional Medicine

Functional Medicine gilt als angewandte Ernährungs- und Umweltmedizin, die sich naturwissenschaftlicher Labormethoden bedient, um die biochemische Individualität des Patienten zu analysieren. Die genaue Definition der funktionellen Medizin und das 3-E-Konzept findet man in der aktuellen Auflage des *Pschyrembel – Naturheilkunde* auf Seite 270.[(7)]

Während »funktionelle« Beschwerden bislang als psychosomatisch eingestuft wurden, verlangt die besonders in den USA etablierte Functional Medicine moderne, jeweils auf dem aktuellen wissenschaftlichen Stand befindliche medizinische Untersuchungen als Basis für eine *patientenzentrierte* und *nicht auf Krankheiten zentrierte* Medizin.

Chronische Erkrankungen werden in erster Linie als Folge eines Mangels (Nährstoffe) bzw. einer Vergiftung (Umweltgifte, Mikroorganismen) gesehen, die zu einer Störung der genetischen Expression und somit zu Fehlsteuerungen auf Zellebene führt. Aus diesem Grund gehören zu den wichtigen Säulen der Diagnostik umweltmedizinische Analysen (Schwermetalle, Pestizide, Plastikinhaltsstoffe wie Phthalate, Bisphenol A etc.), Nährstoffbedarfsanalysen, Allergietests, Stuhl- und Verdauungsanalysen. Seit 2008 werden bevorzugt DNA-Stuhltests eingesetzt.

Die wichtigen Säulen der Therapie werden zum »umweltmedizinischen 3-E-Konzept« zusammengefasst:

- **Ernährung**
  Nährstofftherapie mit Vitaminen und Mineralstoffen, Amino- und Fettsäuren, ökologische Kost unter Berücksichtigung von Nahrungsmittelallergien
- **Entgiftung**
  Elimination von Umweltgiften, Entgiftungsbehandlung unter anderem mit körpereigenen Wirkstoffen wie Glutathion, Alpha-Liponsäure und mikrobiologischer Balance des Darmes
- **Entspannung** (physikalische Therapie, Antistress, Bewegung, Sex)

Ziel des umweltmedizinischen 3-E-Konzepts ist die Wiederherstellung der biochemischen Balance in folgenden fundamentalen physiologischen Bereichen:

- Hormone und Neurotransmitter
- Oxidations-Reduktions-System
- Mitochondriopathien

- Detoxifikation und Biotransformation
- Immun-Imbalancen
- durch Entzündungen verursachte Imbalancen
- Verdauung, Absorption und mikrobielle Imbalancen
- strukturelle Imbalancen der Zellmembranfunktion

Im Folgenden möchte ich mein 3-E-Therapiekonzept **E**rnährung – **E**ntgiftung – **E**ntspannung kurz erläutern.

9.1 Ernährung

9.1.1 Es gibt keine Krebsdiät!

Generell lässt sich im Hinblick auf Nahrungsmittel nach unseren Erfahrungen ableiten, dass es »gesunde Kost an sich« eigentlich nicht gibt! Es kommt immer darauf an, was der Organismus aus dem »Fremdstoff Nahrung« macht.

Gesunde Kost an sich
gibt es nicht!

Krebspatienten sollten sich nicht durch merkwürdige Diäten selbst bestrafen. Mit der Diagnose Krebs beginnt eine aufreibende Zeit. Überwältigend ist die Zahl der Entscheidungen, die nun täglich unter erheblichem psychischen Druck erledigt werden müssen (siehe auch Prolog, Abschnitt C – »Krebs – Erdbeben der Stärke 8 auf einem Quadratmeter«). Jetzt sollte nicht auch noch durch Diätprogramme der Stress zusätzlich erhöht werden.

Eine »28-Tage-Dr.-X-Diät« ist nicht notwendig – ja vielleicht sogar kontraproduktiv. Und zwar dann, wenn die Lebensmittel im Körper zu immunologischen Abwehrreaktionen im Sinne einer allergischen Spätreaktion führen. Bei einer erhöhten Darmdurchlässigkeit (Leaky Gut) dringen größere Nahrungsbestandteile als normal in den

Blutkreislauf ein und können unter anderem zu einer Verringerung wichtiger Immunzellen, der neutrophilen Granulozyten, kommen.

Wir dürfen nicht ausblenden, dass jedes Lebensmittel, natürlich auch jedes aus biologischem Anbau, solche Immunreaktionen verursachen kann. Bevor also irgendwelche Ernährungsempfehlungen gegeben werden, die nach ideologischen, esoterischen oder vielleicht sogar religiösen Aspekten empfohlen werden, sollten differenzierte Blutanalysen zur Abklärung von immunologischen Unverträglichkeiten durchgeführt werden.

9.1.2 Biokost

Grundsätzlich sind Lebensmittel aus biologischem Anbau zu empfehlen, weil sie weniger Pestizide und auch weniger multiresistente Keime enthalten.(176) Trotzdem wird immer wieder darum gestritten, wie schädlich Pestizide für den Menschen sind. In einem Beitrag in der *Frankfurter Allgemeinen Sonntagszeitung* zitieren Katrin Hummel und Julia Schaaf das Bundesinstitut für Risikobewertung: »Alle zugelassenen Stoffe wurden vorher bewertet, Höchstmengen festgelegt«,(176) sagt Ursula Banasiak. Was aber dann passiert, wenn ein ganzer Cocktail unterschiedlicher Giftstoffe über die Nahrung in den Körper gelangt, ist und kann wohl auch nicht hinreichend untersucht werden. Neben unkalkulierbaren Wechselwirkungen müsste man auch die individuelle Entgiftungskapazität des einzelnen Menschen mittels Gentests und funktionellen Analysen überprüfen. Es gibt bekanntlich einen nicht unerheblichen Anteil von Menschen, die schlecht bzw. nur langsam entgiften können. Bei diesen Personen können schon geringe Schadstoffmengen zu Beschwerden führen.

9.1.3 Tierische Lebensmittel

The China Study ist ein Buch von T. Colin Campbell, Professor für Biochemie an der Cornell University aus dem Jahr

2005. Campbell untersuchte in einer groß angelegten epidemiologischen Studie die Beziehung zwischen dem Verzehr von tierischen Produkten und Krankheiten. Das Buch untersucht die Beziehung zwischen dem Verzehr von tierischen Erzeugnissen und Krankheiten wie Krebs (Brust-, Prostata-, Enddarmkrebs), Diabetes, Herz-Kreislauf-Erkrankungen, Fettleibigkeit, Autoimmunerkrankungen, Osteoporose, degenerative Hirnerkrankungen. Eine Senkung des Anteils an tierischen Lebensmitteln in der Nahrung bringe gesundheitliche Vorteile mit sich, insbesondere die Verringerung auf höchstens 10 Prozent der gesamten aufgenommenen Energiemenge (siehe auch Kapitel 5.11 – »Umweltfaktor Nahrungsmittel«).[11]

Obwohl ich mit Ernährungsratschlägen vorsichtig bin und sogar vor all den Modediäten warne, habe ich in Tabelle 5 einige Basisempfehlungen für Krebspatienten zusammengestellt, die natürlich auch für Gesunde zur Prävention dienen. Die Ernährung sollte sich an der mediterranen Kost orientieren, zuckerarm sein, keine Grapefruit enthalten und nicht allzu kalorienreich sein (Ausnahme: Kachexie).

9.1.4 Kachexie (Abmagerung)

Neben Schmerzen, Atemnot, Darmbeschwerden und Erschöpfung spielen bei Krebspatienten die Appetitstörungen eine große Rolle und führen zur Kachexie (Abmagerung). Zusätzlich zur korrekten Auswahl der verträglichen Lebensmittel (auf der Grundlage von Blutanalysen) muss einer Gewichtsabnahme vorgebeugt werden. Sobald die Diagnose Krebs feststeht, empfehle ich den Patienten, auf eine ausreichende Kalorienzufuhr zu achten. Zur Unterstützung kann auch die Einnahme von Nahrungsergänzungsprodukten wie Fischölprodukte, Glutamin, Aminosäuren etc. empfohlen werden.

Mittlerweile ergeben sich Hinweise darauf, dass die Abmagerung durch die Leber gesteuert wird. Ein Fünftel der Krebstodesfälle soll in direktem Zusammenhang mit der Kachexie stehen. Heidelberger Forscher haben in der Leber einen speziellen »Genschalter« entdeckt, der durch Tumoren angeregt wird. Die Überproduktion des Genschalters führt dazu, dass die Leber kaum noch Fette (VLD-Lipoproteine) ausschüttet und alle wichtigen Schritte zur Fettsynthese blockiert sind.[(270)]

Vor diesem Hintergrund liegt es meiner Ansicht nahe, Wirkstoffe zu verabreichen, die den Leberstoffwechsel unterstützen, dazu gehören unter anderem Alpha-Liponsäure und Mariendistelfrüchteextrakt, Vitamin E, Glutathion (Näheres siehe Kapitel 9.2 – »Entgiftung – integrative Krebstherapie«, darin 9.2.1 – »Die Hepar-Tox-Therapie«).

Im Hinblick auf diätetische Maßnahmen sollten die in Tabelle 5 aufgelisteten sieben Basisratschläge berücksichtigt werden.

Tab. 5: Die 7 Basisratschläge zur Ernährung

Grundsätzlich sollten biologische Produkte verwendet werden.
1. Abklärung von Nahrungsmittelunverträglichkeiten (Blutanalyse)
2. fleischarm
3. fischreich
4. gemüse- und obstreich (Soja[1], Brokkoli, Curcuma)
5. zuckerarm, nicht zu viele Kohlenhydrate
6. keine Grapefruit (blockiert Entgiftungswege)
7. keine Kiwi (hohes Allergiepotenzial durch breites Allergenspektrum)

[1] Zur Vorbeugung geeignet. Nicht bei Hormonrezeptor-positivem Brustkrebs bzw. nur nach Rücksprache mit dem Arzt.

Aus der Sicht der Functional Medicine stellen viele Krankheiten individuelle Reaktionen auf Umwelteinflüsse dar.

Täglich konfrontieren wir unseren Körper mit Nahrungs- und Genussmitteln, die sich aus komplexen biochemischen Verbindungen zusammensetzen. Nahrung darf nicht nur als Nährstoff betrachtet werden, sondern als Umweltfaktor mit Informationscharakter für unsere Gene. Diese wiederum reagieren auf die Umweltfaktoren mit der Expression (dem Anschalten) gespeicherter Programme, was sich in Form chronischer Beschwerden äußern kann.

9.1.5 Nahrung ist unser Umweltfaktor Nummer eins!

Nahrungsmittel, Aromen und andere Zusatzstoffe spielen eine große Rolle bei zahlreichen chronischen Erkrankungen – auch bei solchen, die das Gehirn und Nervensystem betreffen. Man schätzt, dass in den USA über 60 Prozent der Bevölkerung an Nahrungsmittelunverträglichkeiten leiden. Einige Ärzte sind der Ansicht, dass Nahrungsmittelallergien bzw. -unverträglichkeiten die Hauptursache zahlreicher »nicht diagnostizierbarer Beschwerden« sind.

Die in Tabelle 6 genannten Erkrankungen gehen einher mit einem erhöhten Entzündungspotenzial, wodurch unter anderem auch das Krebsrisiko gesteigert wird. Aus diesem Grund rate ich grundsätzlich zu einer differenzierten Abklärung von Nahrungsmittelunverträglichkeiten.

Fertignahrungsmittel können das Krebsrisiko erhöhen

Der Verzehr hochverarbeiteter Lebensmittel führt zu einem Anstieg des Krebsrisikos um 10 Prozent. Hierbei geht es z. B. um Tiefkühlgerichte, Fertigpizza, Desserts, Limonaden, Fisch- und Hähnchen-Nuggets. Ein besonderes Problem stellt die Kontamination mit chemischen Substanzen aus dem Verpackungsmaterial dar. Weichmacher wie Bisphenol A, Phthalate, Parabene etc. gelten als Hormondisruptoren, d. h. sie haben eine hormonschädigende Wirkung.

Hocherhitzte Nahrungsmittel enthalten zahlreiche Zusatzstoffe wie Acrylamid, polyzyklische aromatische Kohlenwasserstoffe. Das *Deutsche Ärzteblatt* berichtet im März 2018 von einer prospektiven Beobachtungsstudie mit dem Ergebnis, dass der häufige Verzehr von Fertignahrungsmitteln mit einem Anstieg von Krebserkrankungen verbunden ist: Bei Frauen kam es häufiger zu Brustkrebserkrankungen.(299)

Tab. 6: Erkrankungen durch Nahrungsmittelunverträglichkeiten

Ein breites Spektrum chronischer Erkrankungen kann durch Nahrungsmittelunverträglichkeiten ausgelöst bzw. verstärkt werden:
– Antriebs- und Leistungsschwäche
– Hauterkrankungen (Neurodermitis)
– Asthma
– chronische Verdauungsbeschwerden
– starke Blähungen, Reizdarm, analer Juckreiz
– Migräne – chronisches Erschöpfungssyndrom (CFS)
– entzündliche Krankheitsformen
– Übergewicht
– Muskel- und Gelenkbeschwerden
– Verhaltensstörungen: Hyperaktivität (ADHS)
– Konzentrationsstörungen
– affektive Störungen, epileptische Anfälle

9.1.6 Nahrungsmittelunverträglichkeiten

Zur Abklärung von Nahrungsmittelunverträglichkeiten sind ergänzend zu den üblichen Untersuchungen (IgE- und Pricktest) weitere Testverfahren hilfreich: z. B. die neuen IgG-4-Antikörpertests (Allergix) aus den USA und zelluläre Blutanalysen (Lymphozytentransformationstest/LTT). Diese Analysen zielen besonders auf die verzögert auftretenden Nahrungsmittelunverträglichkeiten ab. Bei Verdacht auf eine Glutensensitivität bzw. Zöliakie sind spezielle Untersuchungen erforderlich. Das genaue Untersuchungsprogramm wird nach einer eingehenden ärztlichen

Beratung ausgewählt. Neuere Analysen werden hauptsächlich in unseren US-amerikanischen Partnerlabors durchgeführt (siehe auch Kapitel 10 – »Diagnostik zur Prävention und Therapie«). Ausführliche Informationen zum Thema Nahrungsmittelallergien bzw. -unverträglichkeiten finden Sie in meinem Buch *Der Darm denkt mit* (siehe Bücherliste).

9.1.7 Nutriprävention und Therapie mit Mikronährstoffen

Tumorpatienten weisen ein hohes Risiko für Mangelernährung auf. 57 Prozent der Patienten, die sich einer Strahlentherapie unterziehen, und 65 Prozent der Patienten unter Chemotherapie sind mangelernährt. Viele Patienten haben schon bei der Diagnosestellung an Gewicht verloren. Durch eine gute Nährstofftherapie, die sofort bei der Diagnosestellung beginnen sollte, kann einer Unterversorgung entgegengewirkt werden. Während einer Chemo- oder Strahlentherapie sollten aber verschiedene Nährstoffe und Phytotherapeutika nicht verabreicht werden. In diesem Kapitel 9.2.6 – »Therapieunterstützung bei Chemo- und Strahlentherapie« habe ich erlaubte und nicht erlaubte Substanzen aufgelistet. Zur Gruppe der nützlichen Substanzen zählen unter anderem **Selen**, **Vitamin D_3** und **Omega-3-Fettsäuren (Fischöl)**, die parallel zur Tumortherapie verabreicht werden dürfen, weil sie nicht nur antientzündlich, sondern auch antitumoral und antikachektisch (einer Gewichtsabnahme entgegen-) wirken. In einer Studie an 25 Patientinnen mit metastasiertem Brustkrebs verlängerte die hoch dosierte Einnahme von Omega-3-Fettsäuren (im Speziellen DHA = Docosahexaensäure) parallel zur Tumortherapie das Überleben hochsignifikant.[(219)] Eine Schutzwirkung der Omega-3-Fettsäuren bei einer Strahlentherapie wurde auch in einer Studie aus Freiburg festgestellt.[(221)]

Omega-3-Fettsäuren verlängern das Überleben bei Brustkrebspatientinnen hochsignifikant.

Das Spurenelement **Selen** ist aufgrund seiner antioxidativen, antientzündlichen und immununterstützenden Eigenschaften ein wichtiger Bestandteil sowohl in der Prävention als auch in der Therapie von Krebspatienten. Eine hoch dosierte Selengabe während und nach einer Strahlentherapie konnte bei Patientinnen mit Uterus- oder Zervixkarzinom die Häufigkeit von Durchfällen – einer üblichen Folge der Bestrahlung des Bauchraums – signifikant reduziert werden.(222)

Unter einer **Vitamin-D_3**-Therapie wurden deutlich weniger schwere Nebenwirkungen der Chemotherapie beobachtet (58 Prozent gegenüber 70 Prozent bei nicht mit Vitamin D_3 therapierten Patienten). Außerdem konnte häufiger mit der Chemotherapie pausiert werden.(223)

Ebenso positiv war die Gabe von **Vitamin B_6** (Pyridoxin) parallel zum Einsatz des Chemotherapeutikums Cisplatin beim nicht-kleinzelligen Lungenkarzinom (NSCLC), der häufigsten Form von Lungenkrebs. Vitamin B_6 fungiert in diesem Fall als wichtige Beihilfe zum Tod der Krebszellen. Es scheint, dass die aktive Form des Vitamin B_6, das Pyridoxal-5-Phosphat, einen positiven Einfluss hat.(224)

Durch eine Chemotherapie werden häufig Störungen im Nervensystem verursacht und es kommt zur Polyneuropathie. In einer kleinen Studie an 17 Krebspatienten, die sich einer Chemotherapie unterzogen, wurde eine deutliche Schutzwirkung der Nerven durch **Vitamin E** nachgewiesen. Von den Patienten, die vor der Chemotherapie 400 Milligramm pro Tag Alpha-Tocopherol (Vitamin E) eingenommen hatten und die Einnahme bis drei Monate nach Ende der Chemotherapie fortsetzten, entwickelten nur 6 Prozent eine Polyneuropathie. In der Patientengruppe, die ein Scheinpräparat (Placebo) eingenommen hatte, bekamen 42 Prozent eine Polyneuropathie. Trotz dieser guten Wirkung von Vitamin E raten konservative Mediziner/innen wie Dr. Jutta Hübner, ärztliche Leiterin der komplementären Onkologie, Universitätsklinik Frankfurt, von der Gabe des Antioxidans ab, da sein (potenziell negativer) Einfluss auf die Länge der Lebenszeit nach der Diagnosestellung der Krebserkrankung und Rezidivraten, also die Anzahl an Wiedererkrankungen, noch nicht geprüft ist. Meine Patienten fragen mich häufig, was diese Vertreter der »reinen Lehre« dazu veranlasst, eine natürliche Therapie zumindest als Begleitbehandlung auszuklammern. Auf wie viele Studien müssen die Patienten noch warten, bis sie in den Genuss einer solch hilfreichen Behandlung kommen? Besteht denn wirklich eine Gefahr für Leib und Leben durch ein Vitamin? Die zahlreichen Pharmaprodukte werden in ihrer synergistischen Wirkung doch auch nicht bis ins letzte Detail untersucht. Wenn – wie es in der ärztlichen Fachpresse veröffentlicht worden ist – sogar in einer Universitätsklinik Patienten bedenkenlos mit »48 Tabletten«, also 48 synthetischen Medikamenten, behandelt werden, ist das offenbar kein Problem. Aber eine Begleittherapie mit Vitamin E scheint gefährlicher zu sein. Manche Patienten haben den Eindruck, dass es sich hier juristisch sogar um eine unterlassene Hilfeleistung handeln könnte (siehe auch Kapitel 11 – »Kostenübernahme umstrittener Methoden«).

Der Pflanzenwirkstoff **Alphacarotin** zeigte in einer repräsentativen Bevölkerungsstichprobe von mehr als 15.000 erwachsenen US-Bürgern eine positive Wirkung. Der Beobachtungszeitraum betrug 14 Jahre. Probanden mit dem höchsten Alphacarotinspiegel hatten ein deutlich geringeres allgemeines Sterberisiko. Das Ergebnis war auch im Hinblick auf Herz-Kreislauf-Erkrankungen und Krebs signifikant.[(218)] Alphacarotin kommt in Karotten und Wurzelgemüse, aber auch in Grüngemüse wie Brokkoli, Erbsen, Bohnen, Spinat und Salat reichlich vor.

Naturfarbstoffe im Gemüse senken das Krebsrisiko.

Obwohl in der Presse immer wieder der Nutzen von Mikronährstoffen infrage gestellt wird, zeigt nun eine Langzeitstudie der Harvard Medical School einen positiven Effekt. Untersucht wurden 14.700 männliche US-Ärzte im Alter von über 50 Jahren. Die Hälfte der Ärzte erhielt Monatspackungen mit Placebo zugeschickt und die andere bekam handelsübliche Multivitaminpräparate. Nach 11,2 Jahren waren 6 Prozent der Ärzte an Krebs verstorben. Bei der Vitamingruppe ließ sich eine um 12 Prozent niedrigere Inzidenz (Neuerkrankungsrate) bei Tumorerkrankungen feststellen, die Altersgruppe der über 70-Jährigen isoliert betrachtet, lag diese sogar um 18 Prozent niedriger. Dies trifft allerdings nicht für das Prostatakarzinom zu. Bei Ärzten, die vor Studienbeginn bereits einmal an Krebs erkrankt waren, hatten die Multivitaminpräparate offenbar einen Schutzeffekt. In dieser Gruppe – immerhin 1312 Ärzte – traten in der Vitamingruppe neue Tumoren zu 27 Prozent seltener auf als in der Placebogruppe. Bei älteren Männern fiel der Schutzeffekt größer aus.[(217)]

9.1.8 Epigenetik und genetische Stabilität

Gene alleine machen keine Krankheiten. Es kommt auf die Umweltfaktoren und deren Signale an, die auf die Gene einwirken und bestimmte dort eingeschriebene Programme erst initiieren. Wenn die Anzahl der Störsignale zu groß wird, kommt es zu einer genetischen Instabilität, die zu Krankheiten und Krebs führen kann. **Epigenetik** ist das Forschungsgebiet, das sich mit solchen Einwirkungen von außen auf die Gene befasst. Epigenetische Veränderungen können durch chemische, physikalische, biologische und auch psychische Faktoren eingeleitet werden. Da alle epigenetischen Mutationen reversibel sind, sind sie Zielstrukturen für Medikamente bzw. eine Nährstofftherapie.[(101)]

Der epigenetische Einsatz von Vitaminen, Mineralstoffen und pflanzlichen Signalstoffen (Polyphenolen) hat das Ziel, eine genetische Stabilisierung zu bewirken, die die Zelle veranlassen soll, wieder normal zu reagieren, oder wie es Dr. Michael Fench formuliert hat: »Sorge dafür, dass deine Gene gesund bleiben« – »Keeping your genes healthy«.(88)

»Keeping your genes healthy.«
»Sorge dafür, dass deine Gene gesund bleiben.«

Eine wichtige Funktionseinheit auf unseren Erbgutsträngen, Chromosomen, sind die Endknöpfchen – auch Telomere genannt (griech.: telos – das Ende). Mit jeder Zellteilung werden die Telomere kürzer. Nach etwa 52 Zellteilungen (Hayflick'sche Zahl) sind diese so kurz, dass die Zelle nicht mehr weiterleben kann. Lediglich die Stammzellen sind nicht auf diese Weise in der Zahl ihrer Zellteilungen begrenzt. Das Enzym **Telomerase** schützt hier die Telomere und macht die Zelle sozusagen unsterblich. Dieses Enzym wurde 1985 von Elizabeth Blackburn und Carol Greider entdeckt, die dafür 2009 den Nobelpreis erhielten. Die Telomerase ist allerdings auch in Tumorzellen aktiv und beteiligt an der unkontrollierten Teilung.

Viele Umweltgifte – aber auch ein Nährstoffmangel – wirken sich negativ auf die Telomere aus, d. h., sie verkürzen sich schneller, Alterungsprozesse werden beschleunigt, Krankheiten und Krebs entstehen. Abbildung 24 zeigt, was Epigenetik im negativen Sinn bedeutet. Die Zeitspanne zwischen beiden Aufnahmen beträgt zweieinhalb Jahre. Durch die Einnahme des Rauschgiftes Crystal Meth (Methamphetamin) sind zerstörerische Prozesse in der Zelle verursacht worden, die auch die Zellalterung beschleunigt haben.

In der angewandten Umweltmedizin versucht man mit geeigneten Maßnahmen, nämlich durch Entgiftung und eine optimale Nährstoffsubstitution, die Verkürzung der Telo-

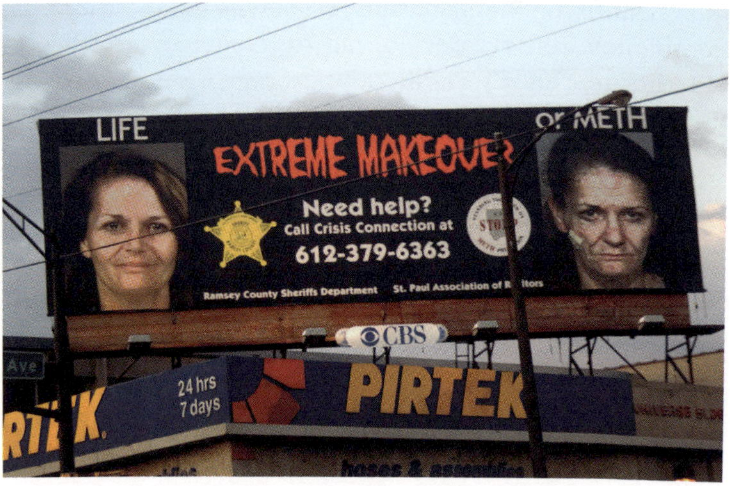

Abb. 24: Umweltgift/Rauschgift beschleunigt Alterungsprozesse

mere zu verlangsamen. Jeffrey Bland präsentierte auf dem Krebskongress in Carlsbad/Kalifornien im Mai 2010 eine Studie als ersten epidemiologischen Beweis, dass Multivitamine mit einer Verlängerung der Telomere assoziiert sind und somit zur Genstabilität beitragen.[88]

In einer prospektiven Studie maßen Forscher aus Österreich die Telomerlänge bei 787 gesunden Teilnehmern. 92 entwickelten innerhalb von zehn Jahren Krebs. Die Krebsrate war bei kurzen Telomeren 60 Prozent höher als im Schnitt und fünfmal so hoch wie bei Teilnehmern mit langen Telomeren.[102]

Je länger die Telomere, umso geringer ist das Krebsrisiko.

Das *Deutsche Ärzteblatt* berichtet im Oktober 2012 über die positive Wirkung von Nahrungsergänzungsmitteln auf den Aktivitätsgrad der Gene. Es wird über ein Experiment des amerikanischen Krebsforschers Randy Jirtle von der

University of Wisconsin-Madison an Agouti-Mäusen berichtet, deren Fell blassgelb statt dunkelbraun gefärbt ist. Das Sättigungszentrum dieser Mäuse ist gehemmt und sie sind anfällig für Krebs und Diabetes. Sie sind also gelb, fett und kränkeln. Den trächtigen Weibchen verabreichte Jirtle ein Spezialfutter, dem großzügige Portionen an Nahrungsergänzungsmitteln beigemischt waren, unter anderem Folsäure, Vitamin B_{12} und Cholin. Die Wirkung auf die Nachkommen war erstaunlich: Sie hatten zum großen Teil dunkles Fell, waren schlank und blieben gesund. Die Nachkommen der Mäuse, die normales Futter erhalten hatten, waren dagegen wie die Mütter gelb, dick und krankheitsanfällig.[100]

Pflanzliche Signalstoffe und ihre Wirkung auf die Gene
Die folgenden Nährstoffe und Pflanzeninhaltsstoffe sind aufgrund ihrer epigenetischen, auf die Gene einwirkenden, Eigenschaften im Rahmen der Prävention und auch für eine umweltmedizinische Therapie besonders interessant.

»Nahrung spricht mit Genen!« – »Food talks to genes!«
Jeffrey Bland, Institute for Functional Medicine

- **Tee:** Während man früher die gesundheitsfördernde Wirkung von Polyphenolen – wie sie z. B. im grünen und schwarzen Tee vorkommen – den antioxidativen Eigenschaften dieser Inhaltsstoffe zugeschrieben hat, weiß man heute, dass es eher die molekularbiologischen Wirkungen sind, nämlich die Wirkung auf unsere genetischen Strukturen, die Zellkerne und somit die DNA. Sehr interessant sind in diesem Zusammenhang die Beobachtungen, die Bremer Wissenschaftler um Chemie-Professor Dr. Nikolai Kuhnert und Wissenschaftler der University of Surrey gemacht haben. Sie fanden heraus, dass zwei der häufigen Tee-Polyphenole, Epigallocatechingallat (EGCG) aus grü-

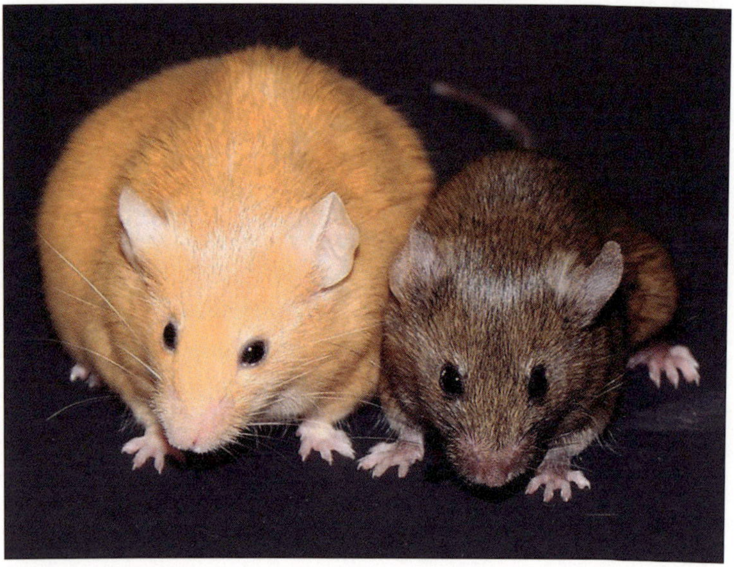

Abb. 25: Agouti-Mäuse: Gesunder Nachwuchs durch Nahrungsergänzungsmittel (positive epigenetische Wirkung)

nem Tee und Theaflavin-Digallat aus schwarzem Tee, besonders oft Bindungen mit DNA-Stücken und Proteinen eingehen, die am Ende von Chromosomen sitzen. Diese Telomere genannten DNA-Teilbereiche sind wesentlich verantwortlich für die Stabilität der Chromosomen und schützen diese vor dem Verfall.[212, 252]

Grüner Tee bzw. dessen Wirksubstanz EGCG hat in zahlreichen Studien epigenetische Effekte gezeigt. Grüner Tee wirkt antioxidativ, antientzündlich und hemmt das Wachstum von Gefäßen und die Ausbreitung von Krebszellen.[253]

- **Brokkoli:** Aus der Gruppe der pflanzlichen Signalstoffe möchte ich auch den Wirkstoff Sulforaphan (aus Brokkoli) herausgreifen. Sulforaphan aktiviert Genabschnitte, die die Entgiftung (Phase II) steuern. Gleichzeitig werden unsere eigenen antioxidativen Programme angeschaltet, d. h., unser Organismus produziert jetzt selbst Schutzsubstanzen, die die bei der Entgiftung anfallenden oxidativen Radikale neutralisieren.

Im Hinblick auf die Krebstherapie wurde unter anderem bei Sulforaphan ein sehr interessanter Wirkmechanismus entdeckt. In unseren Zellen gibt es einen unerwünschten Signalweg, der über den Transkriptionsfaktor Nuklearfaktor kappaB (NF-kappaB) gesteuert wird. Wenn NF-kappaB aktiviert wird, kommt es zu Entzündungen und einer verstärkten Zellteilung – auch bei Krebs.

In der Onkologie werden Medikamente eingesetzt, die solche Signalwege blockieren und somit die gefährlichen Zellen verletzlicher und schließlich unschädlich machen sollen. Die Präparate sind sehr teuer. Die Behandlungskosten mit diesen Zytostatika (z. B. Sorafenib) liegen monatlich zwischen 5000 und 6000 Euro. Im Bereich der pflanzlichen Mittel blockiert unter anderem Sulforaphan diese Signalwege und könnte laut einer Studie der Universität Heidelberg zukünftig eine interessante Ergänzung zur derzeitigen schulmedizinischen zytostatischen Therapie werden. Die Kombinationsbehandlung (Sorafenib + Brokkoli/ Sulforaphan) verstärkte die Wirkung von Sorafenib, ohne

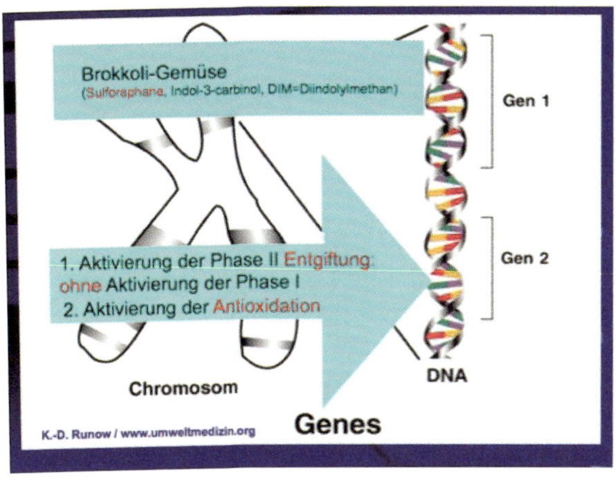

Abb. 26: Brokkoli wirkt epigenetisch und steigert die Entgiftung.

dabei zusätzliche Nebenwirkungen zu verursachen. Die Krebszellen konnten keine Absiedelungen mehr bilden, die Fähigkeit, Metastasen zu bilden, war in der Zellkultur komplett aufgehoben.[103] Jüngere Forschungen zeigen, dass Sulforaphan sogar Krebszellen zerstören kann.[99]

Gemüse aus der Familie der Kreuzblütler wie Brokkoli und Blumenkohl haben einen hohen Gehalt an Sulforaphan. Nähere Informationen über Brokkoli/Sulforaphan, Polyphenole etc. unter https://nwzg.de.

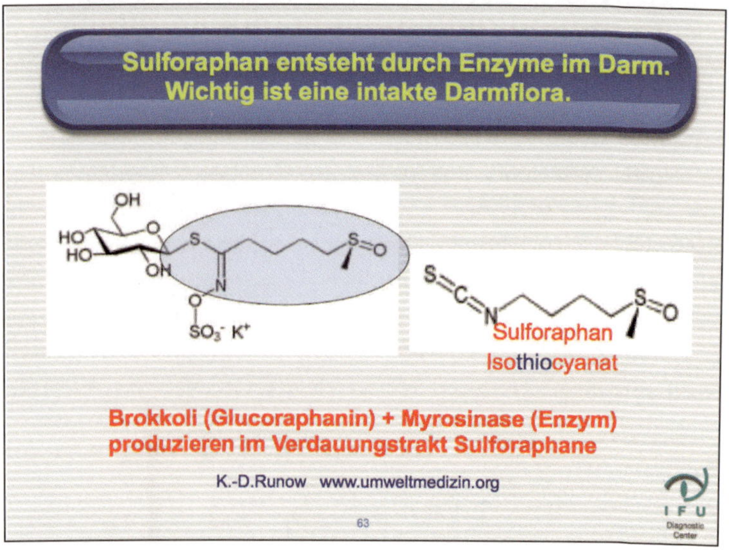

Abb. 27: Sulforaphan wird enzymatisch aus Brokkoli »extrahiert« und dann resorbiert.

Tab. 7: Wirkungen von Sulforaphan

– starker Aktivator der Entgiftung (Phase II)
– kurbelt stark die Bildung von Glutathion-S-Transferasen an, welche wiederum die DNA vor Schädigungen durch freie Radikale schützen
– aktiviert die körpereigene Antioxidation
– wirkt entzündungshemmend und reguliert die Genexpression

• **Curcuma:** Der gelbe Farbstoff Curcumin aus der Gelbwurz (engl. turmeric, lat. Curcuma longa) wird als Gewürz und zu medizinischen Zwecken eingesetzt. Er hat krebshemmende, antioxidative und antientzündliche Eigenschaften. In letzter Zeit wurde darüber berichtet, dass Curcumin die Wirkung von Krebsmedikamenten verstärken, deren Resistenzbildung verhindern und auch die Strahlentherapie verstärken kann. In der Fachsprache nennt man solche Wirkstoffe Chemosensitizer. Gleichzeitig schützt es gesunde Organe wie Leber, Nieren, Mundschleimhäute und das Herz vor den negativen Effekten der Chemo- und Strahlentherapie.(105)

Bei einigen Chemotherapeutika sollte Curcuma allerdings nicht zeitgleich verabreicht werden, da es deren Wirkung reduziert. Zu diesen zytotoxischen Medikamenten zählen vor allem: Cyclophosphamid, Adriamycin/Doxorubicin, Tyrosinkinasehemmer (Erlotinib) und Aromatasehemmer (Anastrozol, Letrozol).

Nach Angaben von Dr. Ajay Goel vom Baylor University Medical Center, Dallas, Texas, zeigt Curcumin krebshemmende Wirkungen bei folgenden Tumoren:(105)

- gastrointestinale Tumoren (Dickdarm, Ösophagus, Magen)
- Leberkrebs
- Lungenkrebs
- Mundkrebs
- Prostatakrebs
- Haut- und Multi-Organ-Krebs

Die meisten Curcumapräparate haben eine gute lokale Wirkung, werden jedoch schlecht in den Blutkreislauf aufgenommen, d. h., sie wirken besonders im Bereich der Darmschleimhaut. Wenn man einen systemischen antientzündlichen Effekt – also einen Effekt im ganzen Körper –

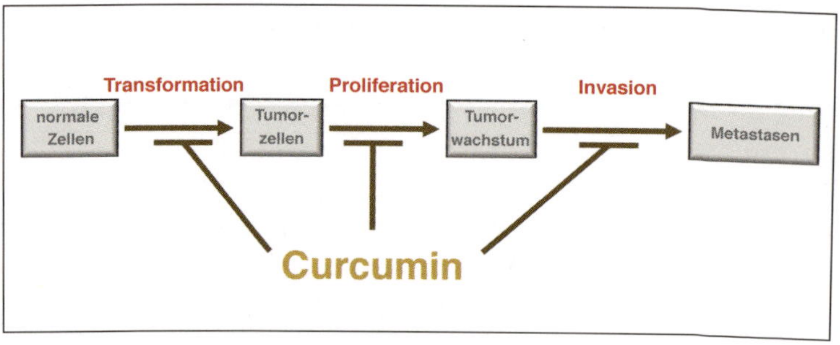

Abb. 28: Curcumin blockiert Entstehung und Wachstum von Tumorzellen.[105]

erzielen möchte, so muss man Spezialprodukte wählen. Mittlerweile gibt es neue Rezepturen, die mikronisiertes (ultrafein gemahlenes) Curcumin enthalten und eine bis zu zehnfach bessere Resorptionsrate aufweisen (Abbildung 28). In meiner Praxis empfehle ich Produkte von Herstellern, deren Rohstoffe aus nachhaltigem, biologischem und sozialverträglichem Anbau stammen. Bei den Lieferanten handelt es sich um unabhängige Bauern, die eine angemessene Bezahlung erhalten. Eine neue Kombination aus mikronisiertem Curcumin in Verbindung mit Weihrauch hat zudem effektive schmerzlindernde Eigenschaften. Jüngere Untersuchungen an Patienten mit rheumatoider Arthritis zeigen, dass die Wirkung von 500 Milligramm dieses Curcumins mit der von Diclofenac, einem handelsüblichen entzündungshemmenden Schmerzmittel, vergleichbar ist.[105]

• **Lycopin:** Bei Lycopin handelt es sich um einen antioxidativ wirkenden Inhaltsstoff, der unter anderem in Tomaten, Guaven und Wassermelonen vorkommt. Im Tierversuch konnte gezeigt werden, dass Lycopin das Krebsrisiko von Tumoren im Magen-Darm-Trakt, in der Prostata und in der Gebärmutterschleimhaut vermindert. Das Fortschreiten einer gutartigen Prostatavergrößerung (benigne Prostatahyperplasie) wird reduziert. Bei menschlichen Zellen kann

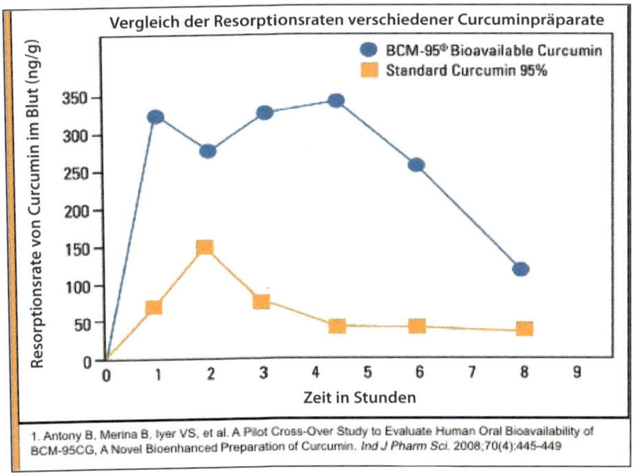

Abb. 29: Neue mikronisierte Curcuminpräparate haben eine zehnfach bessere Resorptionsrate (blaue Kurve).
Quelle: Europharma, Green Bay, USA und Supplementa, Winschoten, NL

Lycopin das Wachstum von Prostata- und Brustkrebs verlangsamen und den Zelltod der Tumorzellen induzieren. In Verbindung mit Soja-Isoflavonen kann Lycopin die Spiegel des Prostata-spezifischen Antigens (PSA) stabilisieren. Die Einnahme von Lycopin vor einer radikalen Prostataoperation (Prostatektomie) verminderte das Wachstum von Prostatakrebs. Die höchsten Lycopinmengen kommen in Tomatensaft bzw. Tomatenkonzentrat und auch Ketchup vor. Im Bereich der Nahrungsergänzungsmittel gibt es zahlreiche Produkte, die jedoch nicht genügend Lycopin enthalten bzw. schlecht resorbiert werden. Mittlerweile gibt es eine neue einzigartige Rezeptur, die eine hervorragende Lycopinresorption gewährleistet. Es handelt sich hier um eine Mischung von natürlichen Carotinoiden aus Tomaten und Algen und Sojalecithin. Die herausragende Rolle von Lycopin beschreibt Lea Schäfer im Gesundheitsbrief des Constantia Verlags *Neue Wege zur Gesundheit*, https://nwzg.de.[256, 257]

• **Genistein (Soja-Isoflavone):** Dr. Joseph Maroon berichtete auf dem Krebskongress in Carlsbad, Kalifornien, im Mai 2010, dass im Tierversuch eine Mischung aus Soja-Isoflavonen zu einer Blockierung von Adenokarzinomen (Prostata) führte. Die Neuerkrankungsrate von Brustkrebs (Adenokarzinom) könne durch Sojabohnen und Sojaprodukte reduziert werden. In menschlichen Zellkulturen können Soja-Isoflavone das Wachstum von Krebszellen und die Sekretion von PSA vermindern und auch die Wirkung der Bestrahlungstherapie verstärken. Dr. Maroon weist auf 125 andere Studien hin, die eine krebsschützende Wirkung von Soja und Sojaprodukten bei Brust- und Gebärmutterkrebs belegen[(258)]. Näheres siehe »Isoflavone aus Soja und Rotklee in der Krebsprävention« von Lea Schäfer: https://nwzg.de.[(259)]

• **Resveratrol:** Eine vielversprechende Substanz ist Resveratrol, eine zur Gruppe der Polyphenole zählende Wirksubstanz, die z. B. in der Schale von Weintrauben, in Rotwein und auch in Erdnüssen vorkommt. Erstmals wurde Resveratrol im japanischen Staudenknöterich (lat. Polygonum cuspidatum) isoliert. In Pflanzen hat es die Aufgabe, vor Parasiten und Pilzen zu schützen – es handelt sich also um ein natürliches Pestizid.

Im Menschen hat Resveratrol folgende Wirkungen:
- antientzündlich
- antioxidativ
- thromboprophylaktisch (verhindert Plättchenaggregation)
- gefäßschützend
- antikarzinogen (krebshemmend)
- immunmodulierend (das Immunsystem stärkend)
- phytohormonell (wirkt als pflanzliches Estrogen)

Wie auch in Kapitel 2 erwähnt, kann Resveratrol unsere Sirtuin-Gene anschalten und somit den positiven Effekt einer Kalorienrestriktion simulieren. Durch eine Kalorienrestriktion wird das Krebsrisiko gesenkt.

Resveratrol blockiert – ähnlich wie Curcuma – die Entstehung, Vermehrung und Absiedelung von Krebszellen. Im Tierversuch konnte bei äußerlich angewendetem Resveratrol ein Schutz vor Hautkrebs nach einer Exposition mit UVB-Strahlung beobachtet werden. Eine prophylaktische Anwendung reduzierte die Anzahl von Speiseröhren- und Darmkrebserkrankungen. Bei Mäusen konnte die Substanz das Fortschreiten von Prostatakrebs unterdrücken.(256)

- **Quercetin:** Man kann Quercetin die Königin unter den Bioflavonoiden nennen. Bioflavonoide gehören wie unter anderem auch die oben beschriebenen Inhaltsstoffe in Tee sowie das Resveratrol zu den Polyphenolen. Quercetin bietet als hochwirksames Antioxidans einen hervorragenden Gefäßschutz, wirkt antientzündlich und immunstärkend. Als natürliches Antihistaminikum (Antiallergikum) wird es von Allergikern und Patienten mit einer Histaminintoleranz geschätzt. Gemeinsam mit Resveratrol ergibt sich eine synergistische, sich gegenseitig verstärkende, Wirkung. Nervenzellen, die Neurotoxinen ausgesetzt werden, können durch Quercetin und Resveratrol geschützt werden, weil der Abbau bzw. Verbrauch von Glutathion in der Zelle verhindert wird.(250) Forschungen von Susanne Mertens-Talcott an menschlichen Leukämiezellen zeigen, dass Quercetin und Resveratrol, gemeinsam verabreicht, das Absterben der Krebszellen stärker induzieren als einzeln verabreicht.(251)

Quercetin und Resveratrol induzieren die Apoptose (das Absterben) von Leukämiezellen.

Quercetin hemmt eine Vielzahl von Proteinkinasen, von Enzymen, die das Krebswachstum über eine Anregung des Gefäßwachstums verstärken. Zu diesen Enzymen gehört auch die Thyrosinkinase EGFR (Epidermal Growth Factor Receptor). EGFR gilt als guter Marker für eine Metastasierung. Quercetin wirkt also genau dort, wo moderne Chemotherapiemedikamente (z. B. Antikörper) angreifen sollen. Übrigens: Ein neuer in Japan entwickelter Tyrosinkinasehemmer, der gegen Lungenkrebs eingesetzt werden sollte, ist gescheitert, weil er die Gesamtüberlebenszeit der Patienten nicht wesentlich verlängern konnte. »Der Nutzen reiche nicht aus, um eine Fortführung des Projektes zu begründen«.(276) Meine Patienten fragen mich häufig, warum die Industrie nicht intensiver an den pflanzlichen Wirkstoffen forscht. Könnte es sein, dass ein Grund darin besteht, dass natürliche Stoffe nicht patentiert werden können und daher die Gewinnerwartung deutlich niedriger ist? Diese Fragen kann ich leider auch nicht beantworten (siehe Kapitel 6 – »Aus der Forschung«).

Diese Nahrungsmittel enthalten Quercetin: Zwiebeln, Grünkohl, Äpfel, Blaubeeren, Brombeeren, Kirschen.

- **Folsäure/Folat:** Um den Rahmen dieses Buches nicht zu sprengen, werde ich nicht alle Vitamine und Mineralstoffe in ihrer hilfreichen Wirkung beschreiben können. Allerdings erscheinen mir einige neue Erkenntnisse und Überlegungen zur Folsäure interessant.(206)

Folsäure ist ein Sammelbegriff für eine Gruppe von wasserlöslichen B-Vitaminen, die **Folsäure** und natürliches **Folat** enthalten. Während Folsäure sich auf die voll oxidierte Substanz bezieht (Pteroyl**mono**glutaminsäure), die auch synthetisch hergestellt werden kann und bei der Anreicherung von Lebensmitteln eingesetzt wird, handelt es sich bei Folat um verschiedene natürliche Komponenten von Tet-

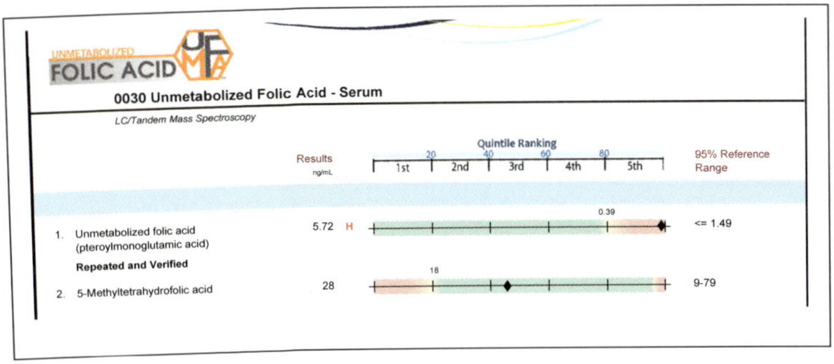

Abb. 30: Deutlich erhöhter Spiegel an nicht verstoffwechselter Folsäure (unmetabolized Folic Acid), gemessen im Blut einer meiner Patientinnen

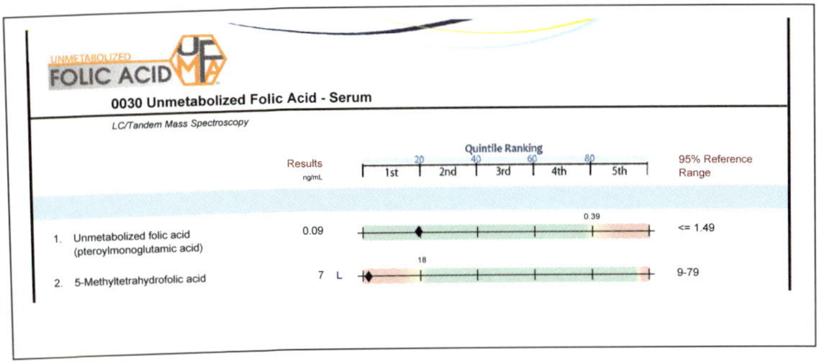

Abb. 31: 40-jährige Patientin mit einem deutlichen Mangel an natürlichem Folat (5-MTHF).

rahydrofolsäurekomponenten (THF) in Nahrungsmitteln. Folsäure hat ihren Namen von dem lateinischen Wort »folium« (Blatt) erhalten, nachdem sie 1941 im Spinat entdeckt worden ist.

Da der menschliche Organismus Folat nicht selbst herstellen kann, muss er es über die Nahrung wie z. B. Blattsalat, Spinat, Weißkohl, Tomaten, Getreide und Obst aufnehmen. Die Nahrungsmittel sollten schonend durch Dünsten und Dämpfen zubereitet werden, da natürliches Folat sehr empfindlich ist und daher leicht zerstört werden kann. Während die natürlichen Folatkomponenten in Lebensmitteln in reduzierter Form vorkommen, stellt die synthetische Folsäure die voll oxidierte Form dar. Der Mensch ist erstmals mit Folsäure in Kontakt gekommen, als sie 1943 synthetisch hergestellt werden konnte. Seit 1998 ist sie in angereicherten Nahrungsmitteln und Nahrungsergänzungsprodukten verstärkt eingesetzt worden.

Es konnte festgestellt werden, dass die Anreicherung mit Folsäure zu einem signifikanten Rückgang von Neuralrohrdefekten bei Föten (Spina bifida) und kardiovaskulären Ereignissen geführt hat.

Grundsätzlich ist Folat für ein optimales Funktionieren unserer Gene (Genexpression/Methylierung von DNA) von essenzieller Bedeutung und es wird darüber hinaus für den Abbau des schädlichen Stoffwechselproduktes Homocystein (ein kardiovaskulärer und neurologischer Risikofaktor) benötigt. In der April-Ausgabe der Zeitschrift *Prevention Magazine* (4/2010) ist ein Artikel von Prof. David Smith von der University of Oxford in England mit dem Titel »Is Your Breakfast Giving You Cancer?« – »Verursacht dein Frühstück Krebs?« – erschienen. Forschungen hätten gezeigt, dass die Anreicherung von Nahrungsmitteln mit Folsäure, wie es in den USA und Kanada üblich ist, zu einer Zunahme von Dickdarm-, Prostata und Lungenkrebs geführt habe. Gleiches beträfe auch Getränke und Nahrungsergänzungsmittel. Wenn verschiedene angereicherte Nahrungsmittel wie unter anderem Frühstückszerealien verzehrt werden, bestehe die Gefahr einer schleichenden Überdosierung. Dieses Ergebnis steht in deutlichem Widerspruch zu allen bisher ausgewiesenen Beobachtungen, wonach ein langfristig **guter Folatstatus das Krebsrisiko senkt.** In solchen Publikationen wird allerdings nicht zwischen Folsäure und Folat unterschieden: Während Folsäure durch oxidativen Stress und Entzündungen in eine aggressive Form, die oxidierte Folsäure, umgewandelt werden kann, passiert dies bei dem natürlichen Folat nicht.

- **Nicht verstoffwechselte Folsäure (UMFA = unmetabolized Folic Acid)**

Oxidierte Folsäure kann die Signalstruktur in der DNA, die Methylierung, beeinträchtigen[209] und steht daher im Verdacht, das Krebsrisiko zu erhöhen. Bei meinen Patienten untersuche ich deshalb beide Formen im Blut: die *nicht verstoffwechselte Form der Folsäure* und das natürliche *Folat*.

Die Befürchtung einer Überdosierung bezieht sich besonders auf die oxidierte Form der Folsäure bzw. die nicht verstoffwechselte Folsäure (UMFA) im Blut, nicht aber auf das natürliche Folat (5-MTHF).

Es konnte gezeigt werden, dass schon moderate Aufnahmen von bis zu 400 Mikrogramm Folsäure pro Tag zu messbaren Blutwerten dieser nicht verstoffwechselten Form führten. Anders als das natürliche Folat muss die Folsäure durch das Enzym Dihydrofolsäure-Reduktase zu Dihydrofolsäure (DHF) und später zu Tetrahydrofolsäure (THF) reduziert werden – die Form schließlich, die im Folsäurestoffwechsel verwendet wird und zur **5-Methyl-Tetrahydrofolsäure (5-MTHF**) umgewandelt werden kann.

5-MTHF ist die eigentliche Wirksubstanz für folgende Stoffwechselprozesse:

– Abbau von Homocystein
– Aufbau von Neurotransmittern
– Schutz der DNA (Methylierung)
– Osteoporosevorbeugung

Bei Personen mit einer unzureichenden Aktivität des Enzyms Dehydrofolsäure-Reduktase (DHFR) in der Leber kann es zu erhöhten Mengen an nicht verstoffwechselter Folsäure im Blut kommen.

Um abzuklären, ob es sich um eine erbliche Störung handelt, kann die Aktivität der entsprechenden Enzyme über genetische Analysen (Polymorphismen) untersucht werden. Näheres zu den neuen Untersuchungsverfahren von Folsäure siehe Kapitel 10.3 – »Folsäure-Spezialtest (unverstoffwechselte Folsäure)«.

Fazit:
Da die Folsäure in der Fachliteratur überwiegend positiv beurteilt wird und offensichtlich zur Vorbeugung unter anderem von Asthma, Allergien, neurologischen Erkrankungen und Krebs beitragen kann, wird eine Therapie mit Folsäure auch zukünftig ein wichtiger Bestandteil in der Präventiv- und Umweltmedizin sein.

Frauen mit unzureichenden Folsäurewerten haben ein um 53 Prozent höheres Brustkrebsrisiko.
Folsäure schützt Kinder vor Krebs.

Eine gute Folsäureversorgung schützt auch vor einem durch Alkoholkonsum erhöhten Brustkrebsrisiko.[207] Jüngere Publikationen zeigen, dass Folsäurezusätze Kinder offenbar vor Krebs schützen.[210] Seit der Einführung der Folsäurezusätze 1998 sind die Raten an Nierentumoren (Nephroblastom/Wilms-Tumor) und einer speziellen Form von Hirntumor (peripherer primitiver neuroektodermaler Tumor, PNET) zurückgegangen, berichten Forscher um Dr. Amy Linabery von der University of Minnesota.

Bei der täglichen Folsäuresupplementierung liegt die optimale Dosierung bei 800 bis 1000 Mikrogramm Folsäure. Wie in Abbildung 32 dargestellt, sind niedrige und hohe Werte mit einem erhöhten Krebsrisiko assoziiert.[226]

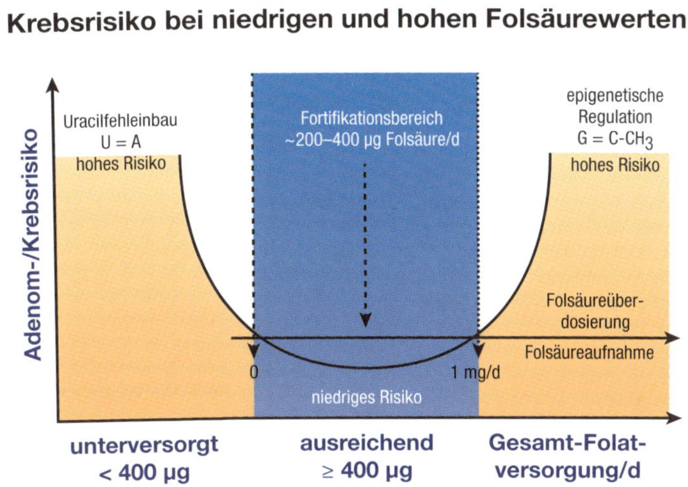

Die duale Rolle von Folsäure bezüglich Adenom- und Krebsrisiko. Eine Folatunterversorgung gilt als erhöhtes Risiko für verschiedene Tumoren (Einbau von Uracil anstatt Thymidin in die DNA; eine Überversorgung mit Folsäuresupplementen wird ebenfalls im Zusammenhang mit erhöhtem Krebsrisiko diskutiert (genetische Dysregulation). Für natürliche Folate gibt es keine Obergrenze. Quelle: Deutsches Ärzteblatt, 15. April 2011 S. 251

Abb. 32: Krebsrisiko bei niedrigen und hohen Folsäurewerten

Der ernährungsmedizinisch tätige Arzt wird vor einer Therapie mit Folsäure bzw. Folat die individuelle Stoffwechsellage untersuchen, damit eine maßgeschneiderte Dosierung erfolgen kann.

Hierzu eignen sich folgende Analysen:

- Folsäure/Folat im Blut (inklusive nicht verstoffwechselter Folsäure/UMFA)
- Homocystein
- Vitamin-B_{12}-Status: Methylmalonsäure
- organische Säuren im Urin (Original Organix Urinprofil)
- genetische Risikoanalyse der kardiovaskulären Polymorphismen: COMT, MTHFR (Methyltetrahydrofolsäure-Reduktase-Aktivität)

Tab. 8: Nährstoffe und pflanzliche Signalstoffe mit epigenetischen Effekten (Genstabilisierung)

Nährstoffe	Pflanzliche Signalstoffe (Phytochemicals)
Vitamin B_2 (Riboflavin) Niacin und Niacinamid (B_3) Vitamin B_6 (Pyridoxin) Vitamin B_{12} (Cobalamin) Vitamin D_3 Folsäure (5-Methyl-Tetrahydrofolsäure) Zink-Asporotat Eisen Betain Cholin S-Adenosylmethionin	Resveratrol Quercetin Curcumin (Gelbwurz) Epigallocatechingallat (grüner Tee) Sulforaphan (Brokkoli) Genistein (Soja) Iso-Alpha-Säuren (Hopfen) Lycopin (Tomate)

Körpereigene Wirkstoffe für den Mitochondrienschutz

Im Rahmen der Zellkommunikation spielen die Zellkraftwerke eine bedeutende Rolle. Nur mit der durch sie bereitgestellten Energie können Reparatur- und Entgiftungsvorgänge funktionieren. Ohne auf Einzelheiten einzugehen, möchte ich an dieser Stelle vier wichtige körpereigene Wirkstoffe nennen, die zu den wenigen Stoffen gehören, die tatsächlich die Zellmembranen passieren, in die Mitochondrien eindringen und sie schützen können.

Zu diesen Schlüsselsubstanzen in der umweltmedizinischen Behandlung gehören:

- Coenzym Q10 (Ubiquinol)
- Alpha-Liponsäure
- Carnitin/Acetyl-L-Carnitin
- Glutathion

9.2 Entgiftung: Integrative Krebstherapie

9.2.1 Die Hepar-Tox-Therapie

Wenn Umweltgifte zu einem Krankheitsfaktor geworden sind, kann man versuchen, die Entgiftungsleistung des Körpers zu unterstützen, um die Schadstoffe schneller auszuscheiden. Patienten mit schweren Erkrankungen und ausgeprägten Unverträglichkeitsreaktionen (Allergien, Chemikaliensensibilität) profitieren von der Hepar-Tox-Therapie. Diese umfasst Infusionen mit Selen, Zink, Carnitin, B-Vitaminen, hoch dosiertem Vitamin C und körpereigenen Chelatbildnern wie Glutathion, Alpha-Liponsäure. Es werden keine künstlichen Chelatbildner (EDTA oder DMPS) verwendet! Die orale Therapie beinhaltet Probiotika (freundliche Darmbakterien) und Pflanzenwirkstoffe (Mariendistel, Brokkoli, Curcuma, Polyphenole), körpereigene Substanzen wie Coenzym Q10, Melatonin und bei Bedarf natürliches Progesteron.

Die Wirkung dieser Substanzen ist in den Kapiteln 9.1.7 zur Nutriprävention und 9.1.8 zur Epigenetik – erläutert.

9.2.2 Vitamin-C-Hochdosis-Infusionen

Besonders bei chronisch entzündlichen Erkrankungen, Stress und auch Krebs besteht ein erhöhter Bedarf an Nährstoffen wie z. B. Vitamin C. Viele Studien stützen die Annahme, dass Vitamin C nicht nur antiallergisch, sondern auch tumorpräventiv wirken kann, und zwar primär durch seine Funktion als intra- und extrazelluläres Antioxidans. Vitamin C schützt die DNA und die für die Informationsübertragung zwischen den Zellen notwendigen porenbildenden Proteinkomplexe (Gap Junctions) vor zerstörerischen oxidativen Einflüssen. Außerdem kann es den bei Allergien erhöhten Histaminspiegel und auch erhöhte Entzündungsmarker (z. B. CRP) absenken.

Um einen therapeutisch wirksamen Blutspiegel zu erreichen, müssen Infusionen verabreicht werden. Die Aufnahme von Vitamin C im Darm unterliegt einer Sättigung. Wer 1 Gramm Vitamin C oral einnimmt, behält etwa die Hälfte im Körper, wer sich an die Pauling'schen Einzeldosen von 12 Gramm traut, nur noch 15 Prozent.

Zur Entgiftung und besonders in der Krebstherapie werden allerdings höhere Dosierungen per Infusion verabreicht (z. B. 7,5 Gramm), wobei der Vitamin-C-Spiegel über Stunden einen Plasmaspiegel von 17,6 Milligramm pro Deziliter (1 Millimol pro Liter) erreichen sollte. Diese unphysiologischen Konzentrationen sind für Körperzellen ungiftig, während Krebszellen hierdurch abgetötet werden. Orale Therapien können diese Wirkung nicht erzielen, da sie kaum einen höheren Plasmaspiegel als 3,5 Milligramm pro Deziliter (80 bis 200 Mikromol pro Liter) erreichen.

Vitamin C – ein Zytostatikum?

Prof. Linus Pauling verordnete seinen Krebspatienten über 10 Gramm Vitamin C täglich, was über die Jahre immer wieder kontrovers diskutiert worden ist. Krebsforscher aus Dallas, Texas, berichteten im August 2017 über ihre Entdeckungen, dass Vitamin C die Stammzellfunktion reguliert und die Entwicklung von Leukämie verhindern kann. Prof. Sean Morrison, Kinderarzt, vom University of Texas Southwestern Medical Center in Dallas sagt: »Wir wissen schon lange, daß Menschen mit einem niedrigen Vitamin-C-Spiegel ein höheres Krebsrisiko haben, aber wir wussten noch nicht, warum. Unsere Forschungen liefern einen Teil der Erklärung – besonders bezüglich des blutbildenden Systems.«

Prof. Morrison und sein Team haben Mäuse untersucht, denen das Enzym Gulonolactonoxidase (Gulo) fehlt. Säugetiere, einschließlich Mäuse, können mit Gulo Vitamin C aufbauen. Menschen fehlt dieses Enzym, d.h., Vitamin C kann nicht hergestellt werden und muss über die Nahrung zugeführt werden. Bei dem hierdurch künstlich erzeugten Vitamin-C-Mangel erwartete man bei den Mäusen eine Abnahme der Stammzellen, weil diese Vitamin C benötigen, um chemische Veränderungen im Bereich des Erbgutes über sogenannte epigenetische Prozesse zu regulieren. Erstaunlicherweise war das Gegenteil der Fall. Die Zahl der Stammzellen erhöhte sich – allerdings zu dem Preis einer höheren Leukämierate. Der Vitamin-C-Mangel hatte die tumorunterdrückende Wirkung des Immunsystems geschwächt. Schon 2014 konnten Forscher der Universität Tübingen die epigenetische Wirkung von Vitamin C auf die DNA von Hautkrebszellen (malignes Melanom) nachweisen.[300]

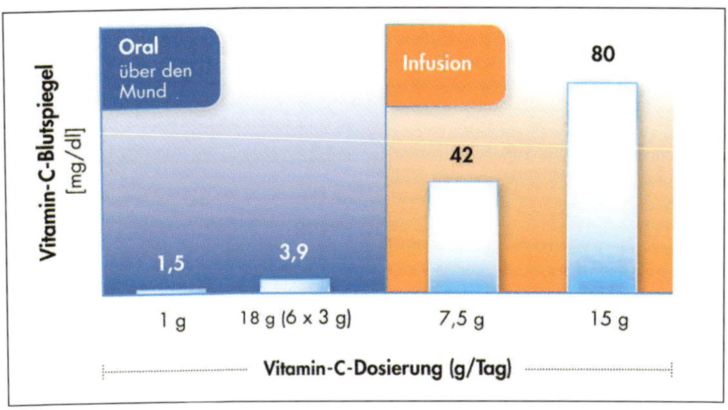

Abb. 33: Vitamin-C-Plasmaspiegel oral und durch Infusionstherapie (Quelle: Pascoe [281, S. 33])

Wichtig für den Arzt: Bei der Vitamin-C-Hochdosistherapie ist darauf zu achten, dass kein Glucose-6-phosphat-Dehydrogenase-Mangel vorliegt. Es kann sonst zu einem Mangel an NADPH kommen, das unverzichtbar ist für die Aufrechterhaltung des Glutathionspiegels in den Erythrozyten. Ein funktionierendes Glutathion-System ist wichtig, da die hohen Vitamin-C-Dosen zur Generierung von Wasserstoffperoxid (H_2O_2) führen, das für das Absterben der Krebszellen verantwortlich ist. Ein Enzymmangel kann eine Hämolyse zur Folge haben!
Bei Tumorpatienten, die eine Hochdosis-Vitamin-C-Therapie erhalten sollen, ist darauf zu achten, dass Glutathion und Vitamin C nicht zusammen gegeben werden, da Glutathion das frei werdende Wasserstoffperoxid neutralisiert und somit die antitumorale Wirkung schwächt oder aufhebt.[243]

Tiere, deren Stoffwechsel mit dem des Menschen vergleichbar ist, produzieren täglich 100 Milligramm Vitamin C selbst. Während Stressphasen steigt die körpereigene Produktion auf mehrere Gramm (!) täglich an. Da Menschen Vitamin C nicht synthetisieren können, kann eine entsprechende Substitutionstherapie hilfreich sein. Da Nerven- und Immunzellen über die höchsten Vitamin-C-Konzentrationen verfügen, wird deutlich, dass wir besonders im Hinblick auf eine Chemotherapie diese Gewebe besonders unterstützen müssen (siehe Abbildung 34).

Im Laufe einer Chemotherapie kommt es zur Polyneuropathie (z. B. Nervenschmerzen, Missempfindungen) und zu Immunstörungen. Meinen Krebspatienten rate ich daher, vor einer Chemotherapie für eine ausreichende Stärkung der Nerven- und Immunzellen zu sorgen. Vorher und nachher bietet die Infusionsbehandlung mit den oben genannten körpereigenen Wirkstoffen (siehe Kapitel 9.1.8) und hoch dosierten Vitaminen eine optimale Voraussetzung dafür, dass die onkologische Behandlung besser toleriert wird.

Eine parallele Unterstützung mit Vitalstoffen kann ebenfalls sehr hilfreich sein, jedoch rate ich meinen Patienten, in der Therapiephase die in der **Tabelle 10** genannten Substanzen und Phytotherapeutika **nicht** einzunehmen, da sie die Wirkweise der Chemotherapie beeinträchtigen können.

Substanzen, die während der Chemotherapie bzw. Strahlentherapie erlaubt sind, habe ich in den **Tabellen 9 und 11** genannt. Wirkstoffe, die die Strahlentherapie stören, sind in **Tabelle 12** aufgelistet.

9.2.3 Glutathion – das Ordnungsmolekül

Eines der wichtigsten Antioxidanzien ist ohne Zweifel reduziertes **Glutathion**. Es hat neben seinen entgiftenden Funktionen auch die Fähigkeit, verbrauchtes und somit zu schädlichen Radikalen gewordenes Vitamin C und Vitamin E aufzufrischen – also zu recyceln. Glutathion ist somit eine der wichtigsten biochemischen Steuersubstanzen, die die lebenswichtigen Redoxsysteme unseres Organismus im Gleichgewicht halten. An infusionsfreien Tagen sollte Glutathion von Krebspatienten durchaus auch oral eingenommen werden, obwohl es nicht vollständig vom Darm in den Blutkreislauf aufgenommen wird. Es gibt mittlerweile gute Produkte mit einer besseren Resorptionsleistung. Ein weiteres Argument für die orale Therapie ist die Tatsache, dass auch die Enterozyten (Darmzellen) Glutathion zur Entgiftung benötigen. Da sich im Darm etwa 70 Prozent des Immunsystems befinden, kommt der Unterstützung der Darmflora, der Darmbarriere und Verdauungsleistung eine zentrale Rolle zu (siehe Kapitel 9.4 – »Darmtherapie: Das 4-R-Konzept«).

Trotz der inzwischen längeren Lebenszeit leiden Krebspatienten besonders an der Fatigue (Erschöpfung) und an Herzkrankheiten. Als gemeinsamer biochemischer Nenner

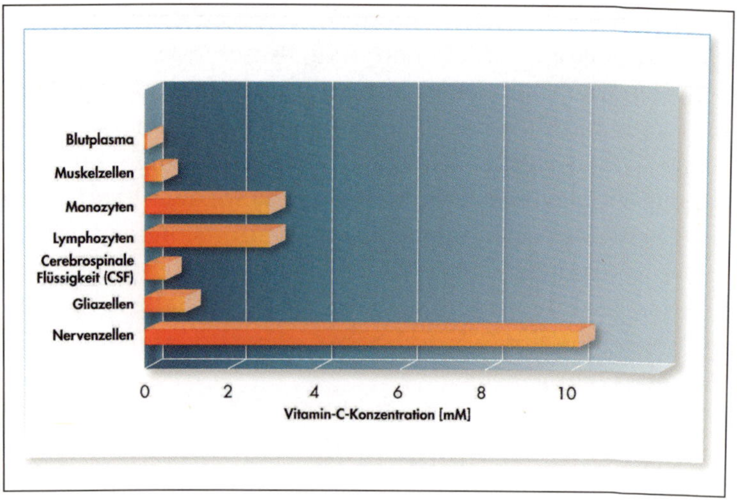

Abb. 34: Gewebespezifische Vitamin-C-Konzentrationen (Quelle: Pascoe (281, S. 55)**)**

sind die Mitochondrien – unsere Zellkraftwerke – einzustufen. Da viele Krebsmedikamente die Mitochondrien schädigen, sollten die therapeutischen Maßnahmen darauf abzielen, die Membran- und Stoffwechselfunktionen der Mitochondrien mit Nährstoffen wie Coenzym Q10, Carnitin, Alpha-Liponsäure und Glutathion zu unterstützen (siehe Kapitel 9.1.8 den Abschnitt zum Mitochondrienschutz). Die Einnahme der genannten Substanzen ist vor und nach der Chemotherapie unbedingt zu empfehlen – während der Chemo- oder Strahlentherapie gelten spezielle Empfehlungen (**siehe Tabellen 9 bis 13).**

9.2.4 Alpha-Liponsäure

Ebenso wie Glutathion stellt eine weitere körpereigene, stark antioxidativ wirksame Substanz ein wichtiges Werkzeug in der umweltmedizinischen Behandlung dar: die **Alpha-Liponsäure (engl. Alpha-Lipoic Acid/ALA)**. Sie wurde erstmals 1952 aus Lebergewebe isoliert und gilt als universelles Antioxidans. Als Chelatbildner kann Alpha-Liponsäure durch ihre zwei Schwefelatome giftige Schwermetalle aus dem Körper und auch aus dem Gehirn und Nervensystem ausscheiden. Liponsäure verstärkt die Bildung von Glutathion und wirkt regulierend auf die freundliche Darmflora. Eine kürzlich durchgeführte Studie zeigte, dass sich die Darmflora von Mäusen, die eine fettreiche Nahrung erhielten, deutlich verschlechterte. Es kam zu einer Überbesiedelung mit pathogenen Escherichia-coli- und Entercoccus-Bakterien bei gleichzeitiger Verringerung der Bakterienzahl der freundlichen Laktobazillen-Stämme. Mäuse, die zusätzlich zur fettreichen Kost auch Liponsäure erhielten, zeigten eine normale Darmflora.[249]

Alpha-Liponsäure stabilisiert die freundliche Darmflora.

Alpha-Liponsäure gehört zu den wenigen Substanzen, die in die Mitochondrien, unsere Zellkraftwerke, eindringen können und deren Funktion schützen und unterstützen. Gemeinsam mit Glutathion, Coenzym Q10 und Carnitin stellt Alpha-Liponsäure eine ideale Schutzwirkung auf diese wichtigen Organellen dar. Da die Mitochondrien in jeder Zelle vorkommen, ist leicht ersichtlich, dass vielfältige Symptome auftreten, falls sie in ihrer Funktion beeinträchtigt werden. Liponsäure wird gut im Magen-Darm-Trakt resorbiert und kann daher oral eingenommen werden. Ich persönlich empfehle Tabletten mit verzögerter Freisetzung. Es gibt neue Rezepturen, die den Wirkstoff über einen Zeitraum von zehn bis zwölf Stunden langsam freisetzen und somit für einen kontinuierlich gleich hohen Blutspiegel sorgen. Darüber hinaus kann es bei schweren Erkrankungen hilfreich sein, die Liponsäure per Infusion zu verabreichen, damit – ähnlich wie bei den oben außerdem genannten Substanzen – ein deutlich höherer Blutspiegel erreicht wird. Bei einer Schwäche der Entgiftungsleistung der Leber und schweren Lebererkrankungen sind auf jeden Fall Infusionen zu empfehlen.

9.2.5 Melatonin

Der körpereigene Wirkstoff Melatonin wird nach Eintreten der Dunkelheit in der Zirbeldrüse – mitten im Gehirn – gebildet und steuert nicht nur den Schlaf-wach-Rhythmus, sondern reguliert auch andere Hormone wie die Schilddrüsenhormone, Testosteron, Estrogen. Melatonin schützt darüber hinaus unser Erbmaterial, die DNA, vor einer Schädigung durch oxidative Radikale, wie sie unter anderem durch Umweltgifte, Entzündungen etc. verursacht werden.

Melatonin hilft, die Entstehung von Krebs und das Wachstum von Tumorzellen zu reduzieren, stellte Prof. Russel J. Reiter, San Antonio, Texas, durch Tierversuche fest.[247 und pers. Mitteilung]

Bei unseren Patienten messen wir die Melatonin-Tagesrhythmik anhand von drei Speichelproben (siehe Kapitel 10.7 – »Hormonanalysen: Melatonin, Stress- und Sexualhormone«). Da Melatonin als sehr wirksame antioxidative körpereigene Substanz unter anderem die Nervenzellen vor einer Schädigung durch Umweltgifte schützt und im Tierversuch krebsschützende Eigenschaften zeigt, darf Melatonin im Therapieprogramm nach meiner Auffassung nicht fehlen. Der mit uns befreundete Prof. Russel J. Reiter aus Texas hat bei seinen Vorträgen, die von unserem Institut veranstaltet worden sind, auf mehrere Tierversuche hingewiesen, die einen deutlichen krebsschützenden Effekt von Melatonin zeigen. Unter anderem konnte das Wachstum von Prostatakrebszellen reduziert werden.[246] Bei Mäusen konnte das Wachstum von Brustkrebszellen (MCF-7) verringert werden.

Ein Absinken des Melatoninspiegels um 15 bis 25 Prozent führt zu einer signifikanten Wachstumsstimulation von

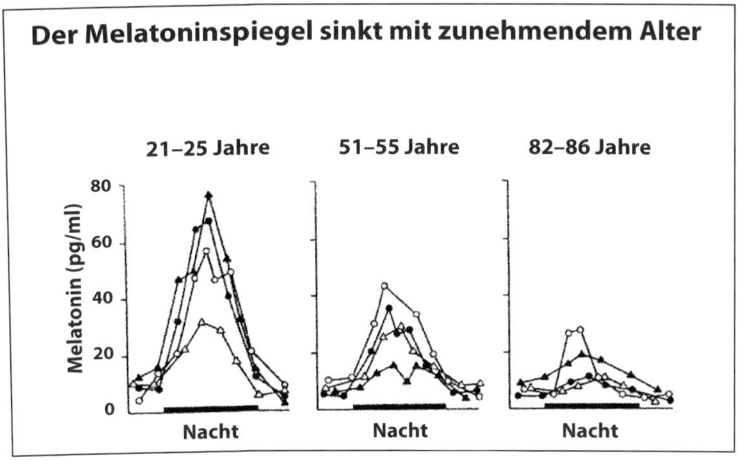

Abb. 35: Abfall des Melatoninspiegels mit dem Alter (Quelle: Prof. Russel J. Reiter, Universität San Antonio, Texas, 2007)

Krebszellen. Folgende Risikogruppen sind besonders von einem niedrigen Melatoninspiegel betroffen.[(247)]

- ältere Menschen (der Melatoninspiegel sinkt mit dem Alter, siehe Abbildung 35)
- Personen mit einem genetisch bedingt niedrigen Melatoninspiegel
- Personen, die chronisch einer »Lichtverschmutzung« ausgesetzt sind (regelmäßig zu starke künstliche Helligkeit bei Nacht) bzw. ihre innere Uhr häufig umstellen (z. B. Schichtarbeiter, Personen mit häufigen Langstreckenflügen)

Ich empfehle meinen Patienten, nur das natürliche Melatonin – also das Originalmolekül – einzunehmen. Seit etwa zwei Jahren gibt es ein melatoninähnliches Medikament, das als »erstes *melatonerges* Antidepressivum« in der ärztlichen Presse beworben wird – als ein Antidepressivum, das wie Melatonin wirkt – und sogar von den Krankenkassen bezahlt wird. Trotzdem verschreibe ich es meinen Patienten nicht. Im persönlichen Gespräch hat mir Prof. Reiter dazu geraten, nur das Original-Melatonin zu verwenden, weil unser Organismus mit dem natürlichen Molekül gut umgehen kann und es weder zur Suchtgefahr noch zu anderen gravierenden Nebenwirkungen kommt.

Anders sieht es bei der neuen melatoninähnlichen Substanz aus. Im *Deutschen Ärzteblatt* wurde im Oktober 2012 über »schwerwiegende Fälle von Leberschäden – einschließlich sechs Fällen von Leberinsuffizienz« im Zusammenhang mit dieser Substanz berichtet.[(277)] Der Hersteller empfiehlt daher, dass der Patient vor einer Therapie über das Risiko einer Leberschädigung und mögliche Symptome aufgeklärt werden sollte. Auch sollen regelmäßig Leberfunktionstests durchgeführt werden.

Wir sehen also, dass Prof. Reiter wohl mit seiner Empfehlung recht hatte. Meine Patienten stellen sich oft die Frage, warum die Originalsubstanz so restriktiv behandelt wird. Hier kann man mutmaßen, dass geschäftliche Interessen im Vordergrund stehen, denn das Original-Melatonin kann als natürliche Substanz nicht patentiert werden. Doch patentierte Substanzen versprechen mehr Gewinn. Vergleicht man die Preise, könnte dies die Vermutung bestätigen: eine Packung Melatonin mit 60 Tabletten kostet in Deutschland zwischen 20 und 30 Euro (in den USA 10 Dollar). Für das neue synthetische melatoninähnliche Produkt muss man etwa das Sechsfache bezahlen (bei Markteinführung war es sogar das Zehnfache).

9.2.6 Therapieunterstützung bei Chemo- und Strahlentherapie

Wenn fast 90 Prozent der Krebspatienten ergänzend zur klassischen onkologischen Therapie – vielleicht auch, nur um ihr Gewissen zu beruhigen, »alles getan zu haben« – komplementäre Therapieverfahren aus dem Bereich der Naturheilkunde und orthomolekularen Medizin anwenden, sollte hierbei berücksichtigt werden, dass auch gut gemeinte pflanzliche Wirkstoffe oder andere natürliche Substanzen in Wechselwirkung mit der onkologischen Behandlung treten. Während von vielen Natursubstanzen bekannt ist, dass sie das Krebsrisiko reduzieren, dürfen nicht alle Stoffe während der Chemo- oder Strahlentherapie verwendet werden, da es zu Wechselwirkungen bzw. Störungen der therapeutischen Maßnahmen kommen kann.

Wenn die komplementäre – also unterstützende – Therapie nicht nur eine *Gewissensberuhigung während der Chemotherapie* darstellen soll, muss man sich genau überlegen, was die Einnahme zusätzlicher Substanzen bezwecken soll.

- Prävention?
- Unterstützung der onkologischen Therapie?
- Behandlung nach einer Operation, Chemo- oder Strahlentherapie?

Wenn ich mir im Klaren hierüber bin, kann ich gemeinsam mit dem Arzt ein fundiertes und sicheres ergänzendes Therapieprogramm zusammenstellen.

Grundsätzlich gilt:
Die meisten Antioxidanzien wirken
ausschließlich positiv,
nachdem die Chemotherapie beendet ist.

Da es über 200 verschiedene Krebsarten gibt, würde es den Rahmen dieses Buches sprengen, wenn ich für jede Krankheit spezifische komplementäre Tipps auflisten würde. Aus diesem Grund habe ich im Folgenden einige Basisempfehlungen zusammengestellt, die für Krebspatienten hilfreich sein können. Nach bestem Wissen und Gewissen habe ich die folgenden Tabellen erstellt und mich hierbei auf internationale Veröffentlichungen gestützt sowie an Ratschlägen von Ärztinnen und Ärzten orientiert, die ich bei Kongressen in Europa und den USA bei Vorträgen bzw. persönlich kennengelernt habe. Ich erhebe keinen Anspruch auf Vollständigkeit.

Vitalstoffe vor und während der Chemotherapie

Grundsätzlich empfehle ich meinen Patienten, vor einer Chemotherapie die »Speicher« an Vitaminen und anderen Schutzstoffen aufzufüllen. Da viele Chemotherapeutika die Mitochondrien (Zellkraftwerke) schädigen und somit eine Vielzahl von Beschwerden wie unter anderem Polyneuropathie, Hautkrankheiten, Erschöpfung verursachen, sollten vor allem Substanzen wie Coenzym Q10 und Alpha-Liponsäure zum Schutz der Mitochondrien verabreicht werden.

Um die Nährstofftherapie maßgeschneidert durchführen zu können, sollten vorab Urin- und Blutanalysen erfolgen (siehe Kapitel 10 unter folgenden Schlagworten: Organische Säuren/Nährstoffprofil, Folsäuretest und fettlösliche Vitamine). Ergänzend zur Einnahme von Vitalstoffen kann auch eine drei- bis fünftägige Infusionsbehandlung sehr hilfreich sein (siehe Kapitel 9.2.1 – »Die Hepar-Tox-Therapie«).

Tab. 9: Erlaubte Vital- und Naturstoffe vor und während der Chemotherapie

Vitamin D_3
Omega-3-Fettsäuren (Fischöl)
Melatonin
Glutamin
grüner Tee
Carnitin
Polyphenole
Astralagus (Tragant)
Ingwer
Zink
Selen

Goji-Beeren (Beerenfrüchte des Gemeinen Bocksdorn)
Lutein
Lycopen
Probiotika (nicht bei Leukopenie)
Beta-Glucan
Aloe (nur äußerliche Anwendung; z. B. zur Hautpflege bei Strahlentherapie)

Resveratrol wirkt als Chemosensitizer, verbessert also die Wirkung der Chemotherapie (z. B. mit Doxorubicin, Cisplatin) und schützt das Herz.

Achtung: Resveratrol **nicht** bei einer Chemotherapie mit Taxol anwenden.

Curcuma gilt ebenfalls als hervorragender Chemosensitizer und verhindert die Resistenzbildung, schützt Leber, Nieren und Mundschleimhaut. Wenn Curcuma und Weihrauch (Boswellia) gemeinsam verabreicht werden, potenzieren sich die positiven Wirkungen der Einzelsubstanzen.

Achtung: Curcuma nicht anwenden während einer Chemotherapie mit Cyclophosphamid, Adriamycin (Doxorubicin), Aromatasehemmern (Anastrozol, Letrozol) und Tyrosinkinasehemmern (Erlotinib).[105]

Tab. 10: Während der Chemotherapie nicht erlaubte Vital- und Naturstoffe

Pflanzen/Pflanzeninhaltsstoffe
Johanniskraut
Soja
Knoblauch
Ashwagandha (Winterkirsche, Schlafbeere/Indischer Ginseng)
Ginkgo
Ginseng
Quercetin
Mariendistel (Silymarin)
Nahrungsergänzungsmittel
Alpha-Liponsäure

Folsäure
Indol-3-Carbinol
Coenzym Q10
Acetyl-L-Cystein

Vitalstoffe vor und während der Strahlentherapie

Bei der Strahlentherapie kommt es häufig zu einer Beeinträchtigung derjenigen Gewebe mit rascher Zellteilung: Haut und Schleimhäute, Darm- und blutbildende Gewebe (Knochenmark). Die Patienten klagen unter anderem über Mundtrockenheit, Durchfall und Erschöpfung. Diese Symptome können durch die Einnahme verschiedener Nährstoffe und Phytotherapeutika gelindert werden. Grundsätzlich empfehle ich meinen Patienten, vor einer Strahlentherapie die »Speicher« an Vitaminen und anderen Schutzstoffen aufzufüllen. Optimal ist eine Infusionsbehandlung, die über drei bis fünf Tage eine wertvolle Unterstützung darstellt (siehe Kapitel 9.2.1 – »Die Hepar-Tox-Therapie«). Die Darmflora sollte durch die Einnahme von freundlichen Darmbakterien (Probiotika) vor der Wirkung der Bestrahlung geschützt werden. Im Tierversuch konnte gezeigt werden, dass eine Vorbehandlung mit Darmbakterien (Lactobacillus rhamnosus) zu einem deutlichen Schutz der Darmzotten geführt hat. Bei den Mäusen, die nur mit einem Placebo (Salzlösung) vorbehandelt worden sind, kam es durch die Strahlentherapie zu einer sichtbaren Zerstörung der Darmzotten (Abbildung 36).

Tab. 11: Während der Strahlentherapie empfohlene Schutzsubstanzen und deren Wirkbereiche

Glutamin	gegen Mundtrockenheit und Durchfall
Probiotika	gegen Durchfall und andere Darmstörungen, schützt die Darmzotten
Phosphatidylcholin	schützt die Darmbarriere
Carnitin	gegen Erschöpfung

Curcumin	unterstützt die Strahlentherapie
Melatonin	Immunstärkung, Antikrebswirkung
Cranberry	gegen Harnwegsinfekte
Pilzwirkstoffe	Immunstimulation
Honig	gegen Mundtrockenheit

Tab. 12: Antioxidanzien, die die Strahlentherapie stören können, besonders in höheren Dosierungen

Vitamin A, Vitamin C und Vitamin E (über 200 I. E.)
Coenzym Q10
Alpha-Liponsäure
N-Acetylcystein

Weitergehende Information zur Entgiftungstherapie finden Sie in meinem Buch *Wenn Gifte auf die Nerven gehen. Wie wir Gehirn und Nervensystem durch Entgiftung schützen können.*

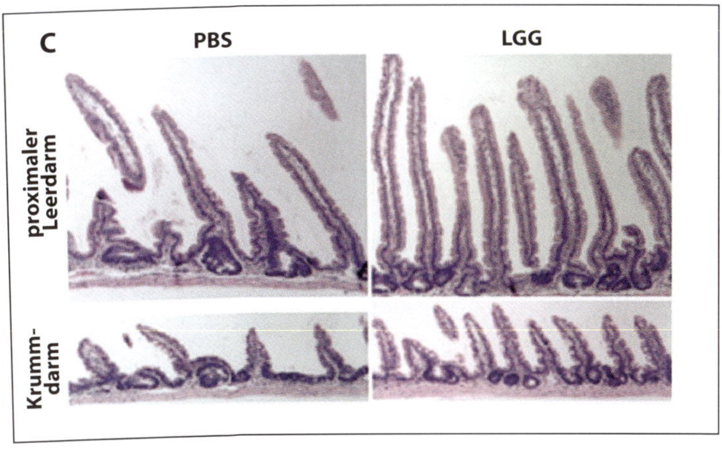

Abb. 36: Darmzotten nach Bestrahlung: Links: zerstörte Darmzotten. Rechts: Schutz durch probiotische Vorbehandlung mit Lactobacillus rhamnosus/LGG.[245]

9.2.7 Mikronährstoffe zur präventiven Grundversorgung

Auf der Grundlage des aktuell verfügbaren Wissens und meiner ärztlichen Erfahrung kann ich ganz allgemein zu einer präventiven täglichen Grundversorgung (Nutriprävention) mit den in Tabelle 13 genannten Mineralstoffen, Spurenelementen und pflanzlichen Signalstoffen raten. Hierbei handelt es sich um einen Dosierungsvorschlag für Erwachsene. Bei chronischen Erkrankungen und Krebs muss die Dosierung angepasst werden.

Tab. 13: Präventive Grundversorgung (Nutriprävention)

Multivitaminpräparat	mit B-Komplex, Folsäure, Selen, Zink etc.
Vitamin D_3	1000–2000 I. E.
Coenzym Q10	z. B. Ubiquinol 50 mg
Carnitin (Acetyl-L-Carnitin)	500 mg
Alpha-Liponsäure	300 mg, mit verzögerter Freisetzung
Vitamin C	1–2 g; z. B. Tabletten mit verzögerter Freisetzung
Vitamin E	200 I. E. gemischte Tocopherole mit Gamma-Tocopherol
Omega-3-Fettsäuren	EPA180 mg/DHA120 mg; (1–2 Kapseln)
Magnesium	500 mg
pflanzliche Signalstoffe	z. B. Resveratrol, Polyphenol classic (enthalten grünen Tee, Zistrose/Cistus, OPC), Quercetin, Brokkoli (Sulforaphan), Curcumin (BCM-95)
Enzyme (auf pflanzlicher Basis)	Thera-blend® Rezepturen

Bei Bedarf zusätzlich

- zur Unterstützung der Darmflora und der Darmbarriere: lebensfähige probiotische Bakterien (Laktobazillen, Bifidobakterien), Glutamin, Phosphatidylcholin
- in Stressphasen, zur Schlafförderung und unterstützenden Krebstherapie: Melatonin (mit verzögerter Freisetzung) 1–3 mg zur Nacht

9.3 Entspannung – Sport – Physiotherapie

Unter dem Oberbegriff der Entspannung ist nicht Ruhigstellung gemeint, sondern insgesamt die physikalische Therapie zusammengefasst. Hierzu zähle ich unter anderem Sport, Sauna, Massagen und auch Sex. Ein unverzichtbarer Bestandteil der Krebstherapie ist auf jeden Fall Sport. Dass körperliche Aktivität vor Krebs schützt, ist hinlänglich bekannt. Schon 15 Minuten Freizeitsport pro Tag an sechs Tagen in der Woche ist im Vergleich zu sportlicher Inaktivität mit einer um drei Jahre verlängerten Lebenserwartung assoziiert. Dies ergab eine Studie aus Taiwan mit mehr als 400.000 Teilnehmern. Besonders günstig wirkt sich Sport auf die Prävention von Darmkrebs aus.(228) Eine weitere Studie zeigt, dass nur einige Minuten Sport pro Tag reichen, um das Brustkrebsrisiko zu senken. Untersucht wurden 1500 Frauen mit Brustkrebs sowie 1555 gesunde Frauen als Kontrolle. Den größten Effekt bringen allerdings 10 bis 19 Stunden Freizeitsport pro Woche. Das Brustkrebsrisiko konnte hierdurch um ein Drittel gesenkt werden. Eine Gewichtszunahme – das ergab die Studie ebenfalls – machte jedoch den Trainingserfolg zunichte.(237)

Jeder dritte Fall von Brustkrebs sei laut einer Studie des Deutschen Krebsforschungszentrums vermeidbar, wenn auf eine Hormontherapie nach den Wechseljahren verzichtet würde und die Frauen sich mehr bewegen würden.[229] Aber was geschieht nach einer Krebsdiagnose? Allzu oft hören die Patienten danach wie gelähmt mit allen Aktivitäten auf und bewegen sich nur noch in die Therapieeinrichtungen. Wichtig ist aber vielmehr, mit der Bewegungstherapie so früh wie möglich zu starten bzw. begonnene sportliche Aktivitäten fortzuführen. Von großer Bedeutung ist die Bewegungstherapie auch während einer Chemotherapie. Durch einen Mangel an Bewegung verursachte Begleiterkrankungen und auch Therapie-Nebenwirkungen werden reduziert. »Dies gilt auch für Patienten mit Knochenmetastasen, die ihr durch Bewegungsmangel verursachtes Osteoporoserisiko deutlich senken und von der zusätzlichen Stabilisation profitieren«, hieß es auf dem internationalen Symposium in Köln zum Thema Sport in der Onkologie.[227] Aufgrund des Verletzungsrisikos gibt es allerdings eine Einschränkung für Patienten mit einer Thrombopenie (zu niedrige Zahl an für die Gerinnung verantwortlichen Blutplättchen).

In Heidelberg können Krebspatienten ein gezieltes Kraft- und Ausdauertraining im Rahmen des achtwöchigen Programms »Aktiv leben nach Krebs« absolvieren. Es handelt sich hierbei um ein Pilotprojekt des Racket Center Nußloch in Kooperation mit dem Nationalen Centrum für Tumorerkrankungen (NCT) und der Deutschen Hochschule für Prävention und Gesundheitsmanagement.[266]

9.4 Darmtherapie: Regulierung und Aufbau der Darmflora

Das 4-R-Programm (Remove, Replace, Reinocculate, Repair)

Im Hinblick auf eine Sanierung des Magen-Darm-Traktes, die grundsätzlich bei allen chronischen Erkrankungen zu empfehlen ist, orientieren wir uns an dem in der Functional Medicine bekannten 4-R-Programm, das ausführlich in meinem Buch *Der Darm denkt mit* beschrieben ist.

9.4.1 Remove (Eliminieren/Weglassen)

Nahrungsmittel, die allergische bzw. pseudoallergische Reaktionen verursachen, müssen gemieden werden. Das Weglassen kann durchaus auch Grundnahrungsmittel wie Milch (bzw. Milchzucker), Getreide (Gluten), Ei, Nüsse, Zucker etc. betreffen. Hefepilze sollten mit Antipilzpräparaten behandelt werden (zunächst pflanzliche Mittel versuchen). Gleiches gilt für Parasiten und andere störende Keime. Eliminiert werden müssen auch Toxine. Schwermetalle (z. B. Amalgamfüllungen) führen zu einer täglichen Belastung des Darmes mit Quecksilber, Silber, Zinn und Kupfer.

9.4.2 Replace (Ersetzen/Hinzufügen)

Ersetzt werden bzw. hinzugefügt werden müssen alle Stoffe, die für eine normale Verdauung und Absorption von Nährstoffen notwendig sind.

Der Therapiebereich »Hinzufügen« bezieht sich in erster Linie auf die Unterstützung der Verdauungsleistung durch Enzyme. Unser Körper stellt ab der Pubertät in jedem Lebensjahrzehnt 10 bis 13 Prozent weniger Enzyme her. So kommt es ganz natürlich im Laufe des Älterwerdens zu Problemen mit der Verdauungsleistung verbunden mit einem Anstieg giftiger Stoffwechselprodukte im Darm. Bei einem Mangel an Magensäure kann die Einnahme von **Enzymen** helfen: Pepsin, Betain-Hydrochlorid (Betain-HCl), pflanzliche Mittel (Digestiva). Zusätzlich sind eine faserreiche Kost und eine ausreichende Wasserzufuhr zu empfehlen.

Was sind Enzyme?

Enzyme sind Substanzen, die chemische Prozesse in unserem Körper beschleunigen – also Biokatalysatoren. So wie

Luft ein Katalysator für Feuer ist, brauchen wir Enzyme, um Moleküle (Hormone, Proteine, aber auch Umweltgifte) aufzubrechen oder chemisch zu verändern, damit sie anderen Stoffwechselwegen (metabolischen Prozessen) zugeführt werden können. Ohne Enzyme bekommt unser Körper zu wenig Energie, Eiweiß und andere Funktionssubstanzen (Metaboliten). Energie steckt in der Nahrung. Sie muss aber erst unserem Stoffwechsel verfügbar gemacht werden.

Mittlerweile gibt es neue pflanzliche Enzymprodukte, die deutlich effektiver wirken als die herkömmlichen tierischen Enzyme aus den Bauchspeicheldrüsen von Tieren. Die neuen Enzyme haben einen weiteren Vorteil gegenüber den tierischen Enzymen – sie wirken bereits im Magen.

9.4.3 Reinocculate (Neubesiedelung)

Die freundliche Darmbakterienflora sollte durch die Einnahme von probiotischen Bakterienstämmen (z. B. Laktobazillen, Bifidobakterien) etc. unterstützt bzw. wieder angesiedelt werden.

Durch die häufige Verordnung von Antibiotika kommt es bei immer mehr Menschen zu einer Beeinträchtigung ihrer Darmflora – ein Zustand, der über viele Monate anhalten und zum Teil erhebliche Begleiterkrankungen verursachen kann. Aus diesem Grund halte ich es für sinnvoll, im Rahmen einer mikrobiologischen Stuhlanalyse auch die Verteilung der freundlichen Bakterien zu untersuchen.

Bei deutlich erniedrigten Anteilen an freundlichen Bakterienstämmen empfehle ich die Einnahme von hoch dosierten probiotischen Präparaten, die unter anderem Laktobazillen und Bifidobakterien enthalten. Es sollten grundsätzlich vermehrungsfähige Bakterien sein. Manche Produkte enthalten zehn bis zwölf verschiedene Bakterienstämme mit einer hohen Keimzahl von bis zu 20 Milliarden Bakterien pro Kapsel. Nach sechs bis acht Wochen kann der Erfolg der Therapie durch eine erneute mikrobiologische Stuhlkontrolle (genetische Analyse) überprüft werden. Wenn sich die eingenommenen Bakterien nicht hinreichend auf der Darmschleimhaut vermehrt haben sollten, muss auf ein anderes Probiotikum umgestellt werden bzw. sollten auch die anderen therapeutischen Maßnahmen überprüft werden. Die Einnahme von Alpha-Liponsäure unterstützt die freundliche Darmflora (siehe Kapitel 9.2.4 – »Alpha-Liponsäure«).

9.4.4 Repair (Reparatur)

Hier geht es um die Reparatur der Darmschleimhaut und der immunkompetenten Zentren in der Darmwand. Die therapeutischen Maßnahmen sollten antientzündliche Wirkstoffe beinhalten. Hierzu eignet sich neben Curcumin (aus Gelbwurzel) Fischöl, Phosphatidylcholin sowie L-Glutamin, essenzielle Fettsäuren, Zink, Pantothensäure und Vitamin C.

Es würde den Rahmen dieses Buches sprengen, wenn ich alle orthomolekularen Substanzen, die im Rahmen einer Darm-Hirn-Therapie hilfreich sind, detailliert beschreiben würde. Ich verweise auf die Literaturempfehlungen am Ende dieses Buches.

10 Diagnostik zur Prävention und Therapie

Ergänzend zu einem großen Blutbild sollte das Entzündungspotenzial abgeklärt werden. Ich empfehle unter anderem folgende Parameter:

CRP (C-reaktives Protein), Interleukine (z. B. IL-6), Tumornekrosefaktor-Alpha (TNF-Alpha), Homocystein, Immunglobuline (z. B. Gesamt-IgE) und Vitamin D_3.

Im Falle familiärer Häufungen von Brustkrebs können genetische Analysen das persönliche Risiko analysieren (BRCA1 und 2). Näheres hierzu siehe auch in Kapitel 2.5 – »Persönliches Risiko – das onkogene Potenzial« und Kapitel 9 – »Prävention und das 3-E-Konzept der Functional Medicine«.

Grundsätzlich sollten neben dem großen Blutbild die Entzündungsmarker, ein Nährstoffmangel (z. B. Vitamin D_3) und eine mögliche Belastung durch Umweltgifte abgeklärt werden.

10.1 Umweltgifte: Blut- und Urinanalysen

Zurzeit können wir im Alltag mit ca. 80.000 Chemikalien in Kontakt kommen. Eine zu starke Belastung bzw. eine eingeschränkte Entgiftungsleistung führt zu Allergien, multipler Chemikaliensensibilität (MCS) und schließlich zu einem erhöhten Krebsrisiko.

Da es unmöglich ist, den Patienten auf alle Chemikalien zu testen, hat unser Laborpartner in den USA seit 2013 eine neue umfassende Blut- und Urinanalyse zusammengestellt, die dem umweltmedizinisch tätigen Therapeuten einen hervorragenden Überblick über die aktuelle Gesamtkörperbelastung gibt.

10.1.1 Pestizide, Lösungsmittel und Weichmacher

Neben Pestiziden und Lösungsmitteln sind auch die Weichmacher im Plastikmaterial Bestandteil des Untersuchungsprogramms (Abbildung 37). Man nennt diese Chemikalien auch **Endocrine-Disrupting Chemicals** – Chemikalien also, die unser Hormonsystem im Körper stören und somit unter anderem auch die Immunregulation negativ beeinflussen können.

Toxic Effects
CORE

A comprehensive panel that tests for SIX categories of common toxicants in our everyday environment.

Category	Alkylphenols	Organochlorines	Organophosphates	Plasticizers/ Preservatives	Polychlorinated Biphenyls (PCBs) (Special Organochlorine Group)	Volatile Organic Compounds (VOCs)
Individual Test Profile Name	Bisphenol A	Chlorinated Pesticides	Organophosphates	Phthalates & Parabens	Polychlorinated Biphenyls (PCBs)	Volatile Solvents
All Compounds Tested For In The Complete Toxic Effects CORE Profile	BPA Triclosan 4-Nonylphenol	DDE DDT Dieldrin Heptachlor Epoxide Hexachlorobenzene Mirex Oxychlordane Trans-Nonachlor Endosulfan Sulfate	DMP DMTP DMDTP DEP DETP DEDTP Atrazine Atrazine mercapturate	**Phthalates** MEtP MEHP MEHHP MEOHP **Parabens** Butylparaben Ethylparaben Methylparaben Propylparaben	**Dioxin-Like** PCB 77 PCB 118 PCB 126 PCB 156 PCB 169 **Non-Dioxin-Like** PCB 74 PCB 138 PCB 153 PCB 180	Benzene Ethylbenzene Xylene Styrene Toluene N-Hexane 2-methyl-pentane 3-methyl-pentane

Abb. 37: Toxic Effects Core – der neue große Umweltchemikalien-Test von Genova Diagnostics, USA

Wer häufig Dosenkost zu sich nimmt, kann damit rechnen, dass er einer erhöhten Belastung mit z. B. Bisphenol A ausgesetzt ist. In einem Selbsttest wurden bei Yvonne Willicks vom WDR nach dem Verzehr von Nahrungsmitteln aus Dosen stark erhöhte Bisphenol-A-Werte gemessen. Sie ernährte sich unter ärztlicher Aufsicht drei Tage lang nur von Nahrungsmitteln aus der Dose. Täglich wurden Urinanalysen durchgeführt. **Nach drei Tagen war der Bisphenol-A-Wert 36-fach erhöht.**

Hierfür verantwortlich war offensichtlich die Innenbeschichtung der Dose (weiße oder metallfarbene Verkleidung)![278]

Um auszuschließen, dass chronische oder auch akute Beschwerden durch diese »Alltagschemikalien« verursacht werden, kann es hilfreich sein, spezielle Urin- und Blutanalysen zu veranlassen. ***Das neue Analysenprogramm wird Toxic Effects CORE genannt (»CORE« wurde dabei gebildet aus den Anfangsbuchstaben von »Chemical Occurrence & Related Exposure«).***

10.1.2 Toxische Elemente im Haar, Blut und Urin

Ein Mangel an Mineralstoffen führt zu körperlichen und psychischen Fehlregulationen. Einige Elemente können sich im Gewebe anreichern und zu toxischen Reaktionen führen. Die toxische Wirkung von Metallen findet immer mehr Beachtung in der Medizin. Belastungen durch Blei, Cadmium, Quecksilber, Aluminium oder Arsen stören die Gehirnfunktion und das Nervensystem – besonders bei Kindern. Gifte wie Arsen können über eine Beeinträchtigung der DNA-Reparaturmechanismen das Krebsrisiko erhöhen. Als Gegenspieler des Spurenelements Selen führt eine Arsenbelastung im Laufe der Zeit zu einem Selenmangel. Ein Mangel an Selen wiederum beeinträchtigt das Immun-, Nerven- und Herz-Kreislauf-System.

Zur Abklärung einer Schwermetallbelastung eignen sich Haar-, Blut- und Urinanalysen. Abbildung 38 zeigt eine Haaranalyse mit erhöhten Werten bei Arsen, Blei und Quecksilber.

POTENZIELLE GIFTIGE ELEMENTE

Gifte	Ergebnisse µg/g	Referenzbereich	Perzentilwert (68th, 95th)
Aluminium	5,5	< 7,0	
Antimon	0,063	< 0,066	
Arsen	0,25	< 0,080	
Barium	0,42	< 1,0	
Beryllium	< 0,01	< 0,020	
Wismut	0,005	< 2,0	
Cadmium	0,014	< 0,065	
Blei	0,92	< 0,80	
Quecksilber	2,6	< 0,80	
Platin	< 0,003	< 0,005	
Thallium	< 0,001	< 0,002	
Thorium	< 0,001	< 0,002	
Uran	0,047	< 0,060	
Nickel	0,16	< 0,20	
Silber	0,02	< 0,08	
Zinn	0,28	< 0,30	
Titan	0,37	< 0,60	
toxische Gesamtbelastung			

ESSENZIELLE UND ANDERE ELEMENTE

Elemente	Ergebnisse µg/g	Referenzbereich	Perzentilwert (2.5th, 16th, 50th, 84th, 97.5th)
Calcium	451	200– 750	
Magnesium	21	25– 75	
Natrium	150	20– 180	
Kalium	200	9– 80	
Kupfer	13	11– 30	
Zink	140	130– 200	
Mangan	0,11	0,08– 0,50	
Chrom	0,45	0,40– 0,70	
Vanadium	0,030	0,018– 0,065	
Molybdaen	0,037	0,025– 0,060	
Bor	3,3	0,40– 3,0	
Jod	0,34	0,25– 1,8	
Lithium	0,030	0,007– 0,020	
Phosphor	177	150– 220	
Selen	0,78	0,70– 1,2	
Strontium	0,69	0,30– 3,5	
Schwefel	49000	44000– 50000	
Kobalt	0,014	0,004– 0,020	
Eisen	5,0	7,0– 16	
Germanium	0,027	0,030– 0,040	
Rubidium	0,13	0,011– 0,12	
Zirkonium	0,039	0,020– 0,44	

SPECIMEN DATA

COMMENTS:
Date Collected: 30/7/2009
Date Received: 6/8/2009
Date Completed: 7/8/2009
Client Reference:
Methodology: ICP-MS

Sample Size: 0.197 g
Sample Type: Head
Hair Color:
Treatment:
Shampoo:

V10.08

RATIOS

ELEMENTS	RATIOS	EXPECTED RANGE
Ca/Mg	21,5	4– 30
Ca/P	2,55	0,8– 8
Na/K	0,75	0,5– 10
Zn/Cu	10,8	4– 20
Zn/Cd	> 999	> 800

Abb. 38: Haaranalyse mit erhöhten Arsen-, Blei- und Quecksilberwerten (erhöhte Gesamtkörperbelastung)

10.2 Stoffwechsel- und Nährstoffbedarfsanalyse: Organische Säuren (Originaltests aus USA)

Um abzuklären, welche Bereiche im Stoffwechsel durch z. B. Umweltgifte oder Entzündungsprozesse geschädigt sind und ob ein erhöhter Bedarf von Vitaminen und Mineralstoffen innerhalb der Zellen besteht, werden die organischen Säuren im Urin bestimmt.

Grundsätzlich besteht schon zu Beginn der Tumordiagnose die Gefahr einer Kachexie (krankhafte Abmagerung), der rechtzeitig entgegengewirkt werden muss.

»Die Ernährungs- und Stoffwechselsituation ist prinzipiell bei allen Tumorpatienten regelmäßig und gezielt zu kontrollieren.«
Prof. Irenäus Adamietz, Ruhr-Universität, Bochum (230)

Bei meinen Patienten empfehle ich daher an erster Stelle die Stoffwechsel- und Nährstoffbedarfsanalyse. In einer Morgenurinprobe werden Zwischenprodukte des Zellstoffwechsels – die organischen Säuren – untersucht. Der neue Organix-Urintest von Genova/Metametrix, USA, erlaubt dem Therapeuten Einblicke in die zellulären Stoffwechselprozesse und die daraus resultierenden Möglichkeiten einer ernährungsmedizinischen Behandlung bzw. Therapie mit Vitaminen, Mineralstoffen und Aminosäuren. Zwischenprodukte im Stoffwechsel müssen sofort weiterverstoffwechselt werden. Kommen im Urin größere Mengen dieser Zwischenprodukte vor, erlaubt dies Rückschlüsse auf enzymatische Störungen bzw. einen erhöhten zellulären Nährstoffbedarf – und das unabhängig von den Ergebnissen der üblichen Blutanalysen, die in diesem Bereich häufig nicht aussagekräftig sind.

Das Organix-Profil beinhaltet das weiteste Spektrum an Stoffwechselprodukten unter anderem der zentralen Energieproduktion, des Vitaminbedarfs, der Entgiftung, der

Neurotransmitter (Botenstoffe des Gehirns) und der mikrobiologischen Aktivität im Verdauungstrakt.

Eine einzige Urinprobe liefert folgende Informationen:
- Vitamin- und Mineralstoffbedarf
- Aminosäurestatus: Acetylcystein, Arginin, Carnitin, Tyrosin, Tryptophan etc.
- Marker für oxidativen Stress: oxidative Schäden und Antioxidanzienstatus
- Entgiftungskapazität (Leberstoffwechsel)
- funktionelle Marker eines Vitamin-B-Defizites
- Methylierungskapazität (Folsäurebedarf)
- Komponenten der mitochondrialen Energieproduktion (Zitronensäurezyklus)
- Marker des Liponsäure- und Coenzym-Q10-Bedarfs
- Darmbakterienstatus: bakterielle Fehlbesiedelung
- Hefepilzbelastung (Candida Overgrowth)

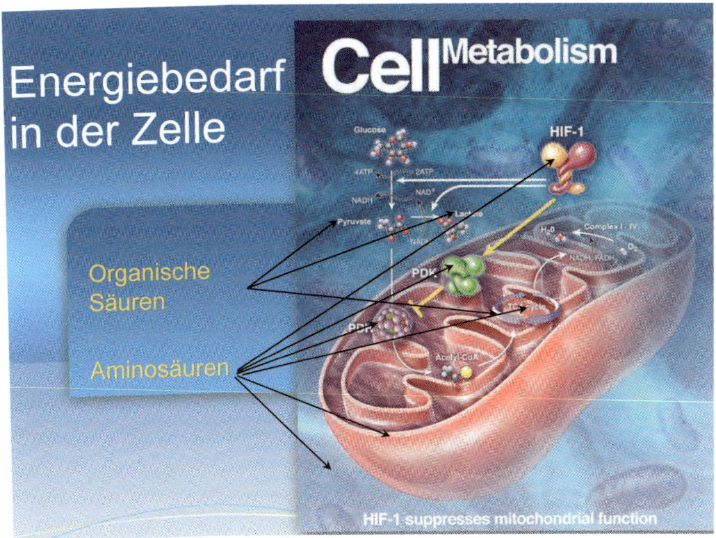

Abb. 39: Organische Säuren erlauben Einblicke in die Funktion der Mitochondrien (Zellkraftwerke). Quelle: Genova Diagnostics, USA

Nährstoffplan

Durch das Organix-Profil wird der Tagesbedarf an Vitaminen und anderen Nährstoffen ermittelt und in einer übersichtlichen Liste ausgedruckt. Die Auswertung umfasst einen kompletten Nährstoffplan mit einer auf Ihren persönlichen Stoffwechsel zugeschnittenen Mengenempfehlung für über 30 Nähr- und Vitalstoffe. Der Urintest gilt als hervorragendes präventivmedizinisches Instrument und kann eine wertvolle Hilfe zur unterstützenden ernährungsmedizinischen Behandlung bei chronischen Erkrankungen sein.

Beispiel: Bei einem Vitamin-B_{12}-Mangel scheidet der Organismus vermehrt die organische Säure Methylmalonsäure (Methylmalonic Acid, MMA) aus. Obwohl der Vitamin-B_{12}-Wert im Blut normal oder erhöht ist, kann auf zellulärer Ebene ein Vitamin-B_{12}-Mangel vorliegen. Bei Schwermetallbelastungen (Quecksilber, Blei) kann das normale Vitamin B_{12} (Cyanocobalamin) nicht in das besonders in den Nervenzellen benötigte Methylcobalamin umgewandelt werden. In diesen Fällen können Entgiftungstherapien und die Einnahme eines speziellen Vitamin-B-Präparates (Methyl-B_{12}- bzw. Coenzym-B-Complex) hilfreich sein.

10.3 Folsäure-Spezialtest (unverstoffwechselte Folsäure)

Da eine ungenügende Folatversorgung ein erhöhtes Krebsrisiko darstellt, gehört eine differenzierte Untersuchung des Folsäurestoffwechsels in unser Untersuchungsprogramm. Bei Personen mit einer unzureichenden Aktivität des Enzyms DHFR (Dehydrofolsäure-Reduktase) in der Leber kann es zu erhöhten Mengen an schädlicher nichtmetabolisierter Folsäure im Blut kommen. Ergänzend zur genetischen Analyse gibt es neue Blutanalysen, bei der diese Form der Folsäure im Blut bestimmt wird. Benötigt werden

2 bis 3 Milliliter Serum **(siehe Kapitel 9.1.8 – »Epigenetik und genetische Stabilität« Abschnitt »Folsäure, Folat«**

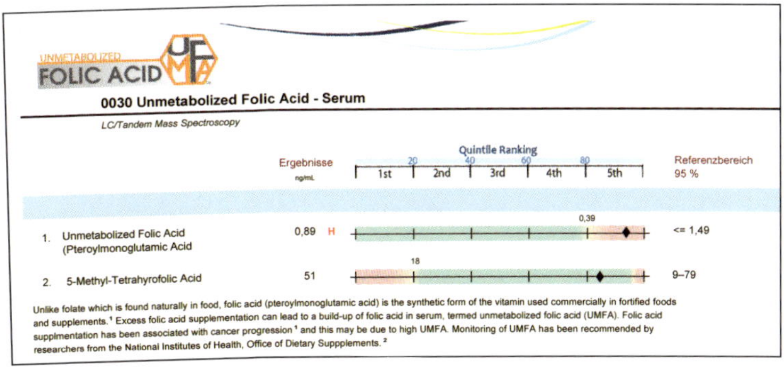
UNMETABOLIZED FOLIC ACID UMFA

0030 Unmetabolized Folic Acid - Serum

LC/Tandem Mass Spectroscopy

	Ergebnisse ng/mL		Quintile Ranking (1st, 2nd, 3rd, 4th, 5th; 20, 40, 60, 80)	Referenzbereich 95 %
1. Unmetabolized Folic Acid (Pteroylmonoglutamic Acid	0,89	H	0,39	<= 1,49
2. 5-Methyl-Tetrahyrofolic Acid	51		18	9–79

Unlike folate which is found naturally in food, folic acid (pteroylmonoglutamic acid) is the synthetic form of the vitamin used commercially in fortified foods and supplements.[1] Excess folic acid supplementation can lead to a build-up of folic acid in serum, termed unmetabolized folic acid (UMFA). Folic acid supplmentation has been associated with cancer progression[1] and this may be due to high UMFA. Monitoring of UMFA has been recommended by researchers from the National Institutes of Health, Office of Dietary Suppplements.[2]

Abb. 40: Krebspatientin mit einem erhöhten Wert an unverstoffwechselter Folsäure

10.4 Vitamin K und andere fettlösliche Vitamine

Die direkte Bestimmung von Vitamin K im Blut ist nicht sinnvoll, da nur sehr geringe Mengen im Körper gespeichert werden. Wir messen daher einen funktionellen Marker, das »undercarboxylated Osteocalcin« (ucOC). Ein hoher ucOC-Wert zeigt einen niedrigen Vitamin-K-Spiegel an.

Die folgenden Symptome und Krankheiten sind mit einem Vitamin-K-Mangel assoziiert:

- Krebs
- Blutungen inklusive Nasenbluten, häufig blaue Flecken, Blut im Urin, verlängerte Monatsblutung etc.
- Frakturen
- Osteoporose/Osteopenie (verringerte Knochendichte)
- Verkalkungen im Bindegewebe und an den Herzklappen
- Herz-Kreislauf-Erkrankungen
- Verdauungsstörungen mit Malabsorption

Es gibt zwei Formen von Vitamin K. Während das Vitamin K_1 (Phylloquinon) in Pflanzen wie Grünkohl, Brokkoli und Salat vorkommt, wird Vitamin K_2 (Menaquinon) von Bakterien im Dickdarm synthetisiert. Vitamin K_2 findet man in Milch und Milchprodukten und Fleisch. Im Hinblick auf das Krebsrisiko zeigte eine Studie aus dem Jahr 2008 interessante Ergebnisse: Während Vitamin K_2 mit einer Reduzierung des Prostatakrebsrisikos assoziiert ist, konnte dieser Effekt bei Vitamin K_1 nicht beobachtet werden.[274]

Im Hinblick auf einen optimalen Knochenstoffwechsel wird den Patienten oft zur Einnahme von Vitamin D und Calcium geraten. Da auch die übrigen fettlöslichen Vitamine K, A und E sowie Coenzym Q10 für einen optimalen Ernährungszustand wichtig sind, sollten alle fettlöslichen Vitamine berücksichtigt werden. Abbildung 41 zeigt das Untersuchungspanel für die fettlöslichen Vitamine derselben Krebspatientin, deren Analyse an unverstoffwechselter Folsäure in Abbildung 40 zu sehen ist.

10.5 Stuhl- und Verdauungsanalyse (GI Effects)

Stuhl- und Verdauungsanalyse (GI-Map)

Da sich im Darm etwa 70 Prozent der Immunabwehr befinden, empfehle ich jedem Patienten die neue Stuhl- und Verdauungsanalyse GI-Map. Dem Gesunden dient diese Untersuchung zur Prävention und dem Krebskranken zur Kontrolle und Unterstützung elementarer Immunfunktionen. Unser Speziallabor in den USA setzt nur die neuesten genetischen Analysetechniken ein. Viele Labors bieten mittlerweile DNA-Stuhltests an, wobei die übliche PCR-Methode (Polymerase-Kettenreaktion) eingesetzt wird. Hierbei gibt es allerdings große Unterschiede. Im GI-Map-DNA-Stuhltest wurde von der Multiplex-PCR-Technik zur quantitativen Real-Time-PCR bzw. quantitative-PCR (qPCR) gewechselt, also einer echten quantitativen und daher genaueren Methode. Es hat sich gezeigt, dass es aufgrund der hohen Sensibilität von DNA-Analysen oft zu nicht-spezifischen Bindungen kommt, d.h., es werden mitunter Mikroben positiv nachgewiesen, die nur in geringer Keimzahl bei der Probennahme vorhanden waren und keine therapeutische Relevanz haben. Mit der qPCR-Methode werden alle Mikroorganismen separat in tatsächlicher Keimzahl gemessen, d.h. anstelle der üblichen qualitativen Ergebnisse sind alle GI-Map-Werte echte quantitative Keimzahlen und daher therapierelevant. Darüber hinaus kann die Analyse nicht durch chemische Verunreinigungen gestört werden, die das Ergebnis verändern können.

Im GI-Map-Stuhltest werden neben den funktionellen Markern folgende Keime mit der Real-Time-PCR analysiert:

- Pilze (Candida, Geotrichum,Mikrosporidien und andere)
- Pathogene Bakterien (inklusive Clostridium difficile)
- EHEC (enterohämorrhagische Escherichia-coli-Stämme)
- Helicobacter pylori
- Parasiten, Protozoen
- Würmer
- Viren (inklusive CMV, EBV)
- Anti-Gliadin-Antikörper (Glutensensitivität)
- sekretorisches IgA (Immunität)
- Elastase-1, Steatokrit (Verdauung, Bauchspeicheldrüse)
- Beta-Glukuronidase (Entgiftung)
- okkultes Blut
- Zonulin (Leaky Gut, erhöhte Darmdurchlässigkeit)

Der GI-Map-Stuhltest ist einfach durchzuführen. Es wird nur ein Teströhrchen benötigt, das Sie bequem auf dem Postweg an das IFU in Wolfhagen schicken können.

Details zu den einzelnen Untersuchungsbereichen

Anaerobe Keime Sie stellen immerhin 95 Prozent der Dickdarmflora dar und können mit diesem Test erstmals exakt quantitativ analysiert werden.

Parasiten Der Test findet Parasiten in der geringsten Konzentration: Nur fünf Zellen pro Gramm Stuhl sind für die Analyse notwendig. Bisherige Stuhltests (kulturelle Tests) benötigen 25.000 Zellen.

Adipositas-Index Er setzt sich zusammen aus zwei Bakteriengruppen (Firmicutes und Bacterioidetes), die mit einer Gewichtszunahme in Verbindung stehen.

Antibiotikum-Resistenz-Gene Im Genpool werden Antibiotikumresistenzen aufgespürt. Vorteil:
Kein Zeitverlust durch unwirksame Antibiotikumtherapie.

Absorption Langkettige Fettsäuren, Cholesterin und Gesamtfett ergeben Hinweise auf eine Malabsorption (verminderte bzw. gestörte Aufnahme von Nährstoffen aus dem Darm ins Blut).

Verdauung Eine unvollständige Verdauung durch eine zu geringe Konzentration an Enzymen (Schwäche der Bauchspeicheldrüse) führt zu erhöhten Werten an Pflanzenfasern im Stuhl. Erhöhte Fäulnisfettsäuren weisen auf eine unvollständige Proteinverdauung hin.

Sekretorisches IgA (sIgA) Die Antikörper sind die erste immunologische Abwehrfront im Darm. Niedrige Werte sind assoziiert mit Immunschwäche und Leaky Gut (erhöhter Darmdurchlässigkeit).

Laktoferrin Laktoferrin ist ein Marker für akute Entzündungen und hilft, chronisch-entzündliche Darmerkrankungen (Colitis, Morbus Crohn) vom Reizdarmsyndrom abzugrenzen.

Als besondere Zusatzleistung kann ein Medikamententest/Sensibilitätstest angefordert werden. Hierbei wird die Wirksamkeit von Medikamenten und auch pflanzlichen Wirkstoffen überprüft. Der Therapeut erfährt durch diese Analyse beispielsweise, ob die üblichen Pilzpräparate wie Nystatin, Fluconazol etc. wirksam sind gegen die in der betreffenden Analyse nachgewiesenen Pilze.

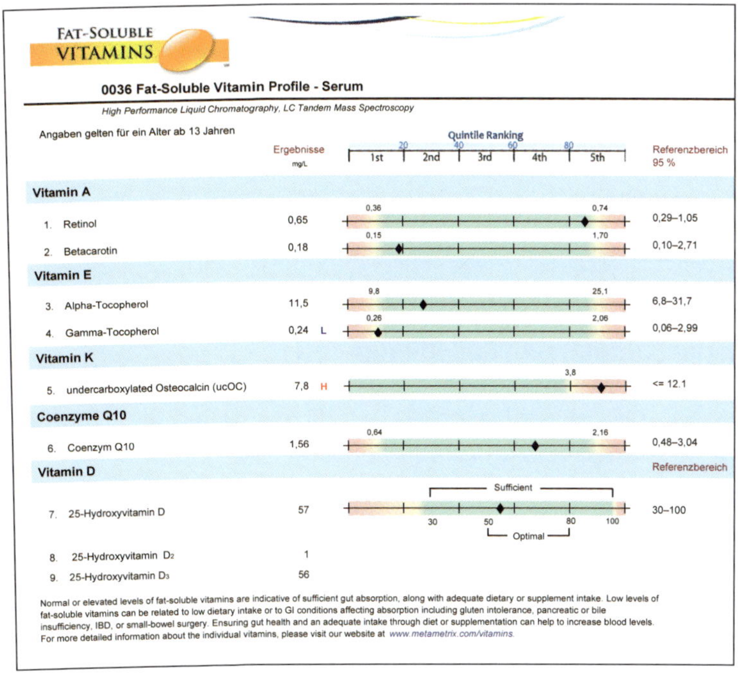

FAT-SOLUBLE VITAMINS

0036 Fat-Soluble Vitamin Profile - Serum

High Performance Liquid Chromatography, LC Tandem Mass Spectroscopy

Angaben gelten für ein Alter ab 13 Jahren

	Ergebnisse mg/L		Quintile Ranking (1st–5th)	Referenzbereich 95 %
Vitamin A				
1. Retinol	0,65		0,36 – 0,74	0,29–1,05
2. Betacarotin	0,18		0,15 – 1,70	0,10–2,71
Vitamin E				
3. Alpha-Tocopherol	11,5		9,8 – 25,1	6,8–31,7
4. Gamma-Tocopherol	0,24	L	0,26 – 2,06	0,06–2,99
Vitamin K				
5. undercarboxylated Osteocalcin (ucOC)	7,8	H	3,8	<= 12.1
Coenzyme Q10				
6. Coenzym Q10	1,56		0,64 – 2,16	0,48–3,04
Vitamin D				Referenzbereich
7. 25-Hydroxyvitamin D	57		Sufficient 30–100; Optimal 50–80	30–100
8. 25-Hydroxyvitamin D_2	1			
9. 25-Hydroxyvitamin D_3	56			

Normal or elevated levels of fat-soluble vitamins are indicative of sufficient gut absorption, along with adequate dietary or supplement intake. Low levels of fat-soluble vitamins can be related to low dietary intake or to GI conditions affecting absorption including gluten intolerance, pancreatic or bile insufficiency, IBD, or small-bowel surgery. Ensuring gut health and an adequate intake through diet or supplementation can help to increase blood levels. For more detailed information about the individual vitamins, please visit our website at www.metametrix.com/vitamins.

Abb. 41: Fettlösliche Vitamine bei einer 36-jährigen Krebspatientin mit Vitamin-K-Mangel (hoher ucOC-Wert)

Der Medikamententest kann allerdings nicht bei allen nachgewiesenen Keimen durchgeführt werden. Nur bei opportunistischen Bakterien und Pilzen, also solchen, die nur aufgrund einer bereits geschwächten Immunabwehr zu Krankheiten führen, werden Kulturen angelegt. Parasiten und pathogene Keime wie Helicobacter pylori kommen tot im Labor an und können daher nicht angezüchtet und somit auch nicht weiter analysiert werden. Im Medikamententest werden natürliche Substanzen wie z. B.: Oregano, Caprylsäure, Berberin, schwarze Walnuss und Grapefruitsamenextrakt untersucht. Sensibilitätstests erfolgen auf alle dysbiotischen (störenden bzw. nicht der natürlichen Darmflora entsprechenden) Bakterien und Pilze.

Test-Durchführung

Die Stuhluntersuchung kann bequem von zu Hause aus durchgeführt werden, da es **keine transportbedingten Fehlbesiedelungen** gibt. Die entsprechenden Spezialteströhrchen und das Versandmaterial erhalten Sie vom IFU Diagnostic Center.

10.6 Nahrungsmittelunverträglichkeiten – neue Blutanalysen und Allergix-Test

Aus der Sicht der Functional Medicine stellen viele Krankheiten individuelle Reaktionen auf Umwelteinflüsse dar, zu denen auch unsere Nahrung gehört. Täglich konfrontieren wir unseren Körper mit Nahrungs- und Genussmitteln, die sich aus komplexen biochemischen Verbindungen zusammensetzen. Nahrung darf nicht nur als Nährstoff betrachtet werden, sondern auch als Umweltfaktor mit Informationscharakter für unsere Gene. Die Gene reagieren auf die Umweltfaktoren mit der Expression (Aktivierung) gespeicherter Programme, was sich in Form chronischer Beschwerden äußern kann.

Zur Abklärung von Nahrungsmittelunverträglichkeiten sind ergänzend zu den üblichen Untersuchungen (IgE- und Pricktest) weitere Testverfahren hilfreich: z. B. die neuen IgG4-Antikörpertests aus den USA (Allergix-Text von Genova/Metametrix) und zelluläre Blutanalysen (Lymphozytentransformationstest/LTT). Diese Analysen zielen besonders auf die verzögert auftretenden Nahrungsmittelunverträglichkeiten ab.

Bei Verdacht auf eine Glutensensitivität bzw. Zöliakie sind spezielle Untersuchungen erforderlich.

Das genaue Untersuchungsprogramm wird nach einer eingehenden ärztlichen Beratung ausgewählt. Die Analysen werden hauptsächlich in unseren US-amerikanischen Partnerlabors durchgeführt. Auf der Basis der Analysenergebnisse wird mit den Patienten eine Eliminations- bzw. Rotationsdiät besprochen.

10.7 Hormonanalysen: Melatonin, Stress- und Sexualhormone

Stress und Umweltgifte können unsere Hormonproduktion beeinflussen, zu zahlreichen körperlichen und psychischen Beschwerden führen und auch den Alterungsprozess unserer Zellen beschleunigen. Um den Stresshormonspiegel zu bestimmen, empfehle ich den vom Patienten einfach durchzuführenden Speicheltest. Jeweils morgens, mittags, nachmittags und nachts werden Speichelproben genommen und zusammen am nächsten Tag per Post verschickt. Bei Patienten mit gestörtem Stresshormonprofil ist in der Regel auch die Immunabwehr beeinträchtigt und somit das Krebsrisiko erhöht.

Hormone können in unterschiedlichen Körperflüssigkeiten getestet werden: Blut, Urin und Speichel. Allerdings können nicht alle Hormone in diesen drei Medien gemeinsam analysiert werden. Jedes Testmedium kann bestimmte Hormone nachweisen – aber niemals alle gemeinsam. Erstmals ist es möglich, die Vorteile der einzelnen Testverfahren zu verbinden. Der neue DUTCH Test kombiniert alle Vorteile der entsprechenden Testverfahren in dem einfach durchzuführenden Urintest:
Dried Urine Test for Comprehensive Hormones
Bei diesem zurzeit umfassendsten Hormontest werden fünf Urin-Teststreifen im Laufe eines Tages und der Nacht gesammelt und nach dem Trocknen per Post an das IFU in Wolfhagen verschickt.

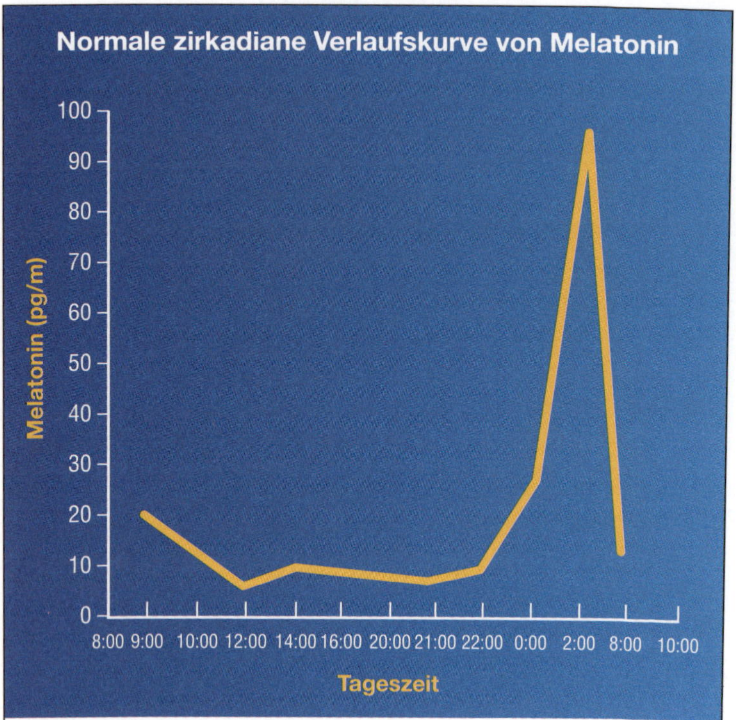

Melatonin wird bei Dunkelheit nach 22 Uhr verstärkt produziert.
Der Höhepunkt liegt nachts zwischen 2 und 3 Uhr.

Abb. 42: Abendlicher Melatoninanstieg (Labor: Genova Diagnostics, USA)

10.7.1 Melatonin

Melatonin ist ein körpereigener Wirkstoff, der in der Zirbeldrüse mitten im Gehirn gebildet wird und den Schlaf-wach-Rhythmus steuert. Die Melatoninproduktion unterliegt einem zirkadianen Rhythmus und wird durch Licht beeinflusst: Bei Dunkelheit (ca. 22 Uhr) steigt der Melatoninspiegel im Blut an und leitet die Schlafphase ein. Der Höhepunkt des Melatoninspiegels liegt nachts zwischen 2 und 3 Uhr. Durch Lichteinstrahlung wird die Melatonin-

produktion am nächsten Morgen gestoppt. Bisherige Untersuchungen zeigen, dass Melatonin nicht nur bei Schlaflosigkeit und Jetlag hilft, sondern auch
- den Alterungsprozess verzögert,
- das Immunsystem stärkt,
- Herzkrankheiten vorbeugt, weil es den Cholesterinspiegel und den Blutdruck senkt,
- die Therapie von Krebserkrankungen verbessert,
- eine hohe antioxidative Wirkung besitzt,
- als Nervenschutzwirkstoff betrachtet wird

(siehe auch Kapitel 9.2.5 – »Melatonin«).

10.7.2 Stresshormone

Cortisol und DHEA sind Steroidhormone, die in den Nebennierenrinden gebildet werden. Sie regeln wesentliche

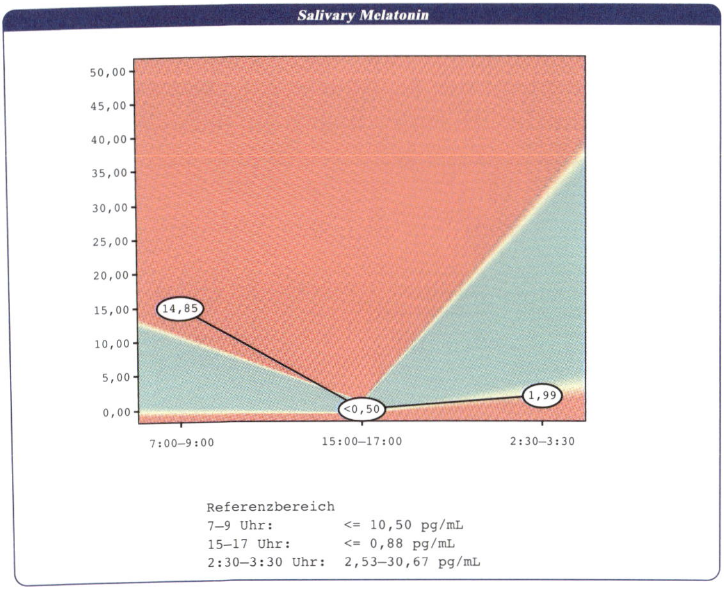

Abb. 43: Speicheltest: Niedriger nächtlicher Melatoninspiegel (Labor: Genova Diagnostics, USA)

Funktionen im Stoffwechsel. Hohe Cortisolwerte sind bei folgenden Symptomen gefunden worden: Fettleibigkeit, Angststörungen, Depressionen, chronisches Erschöpfungssyndrom (CFS), Herzkrankheiten und Osteoporose.

Durchweg niedrige Werte, wie in Abbildung 45 dargestellt, zeigen die Werte eines Patienten, dessen Nebennierenrinde nach einer Dauerstressphase kaum noch Cortisol produziert. Diese Situation ist gefährlich. Im Falle einer zusätzlichen Infektionskrankheit oder einem grippalen Infekt kann der Patient sterben, wenn er über keine Cortisolreserven mehr verfügt, die in einem Krankheitsfall dringend benötigt werden.

10.7.3 Sexualhormone

Die Wirkung vieler Umweltchemikalien ähnelt der von Sexualhormonen (z. B. Estrogen) – es kommt zur Überestrogenisierung. Da nach den Wechseljahren der hormonelle Gegenspieler des Estrogens, das Hormon Progesteron, aufgrund des fehlenden Eisprungs stark absinkt, wirkt sich ein Überschuss an Umwelt-Estrogen noch stärker aus. Die Abbildung 44 zeigt, dass zwar die natürliche Estrogenproduktion nach dem 50. Lebensjahr abnimmt, aber es

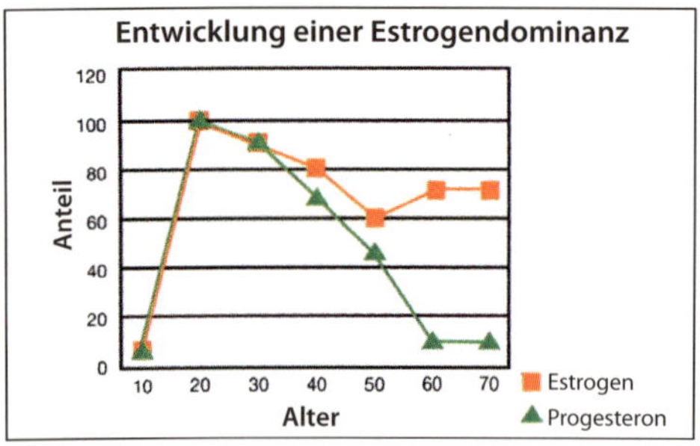

Abb. 44: Estrogendominanz bedeutet eigentlich Progesteronmangel (Quelle: Jay H Mead, Info von Labrix Clinical Services. Clackamas, Oregon, USA: Estrogen Dominance is really Progesterone Deficiency)

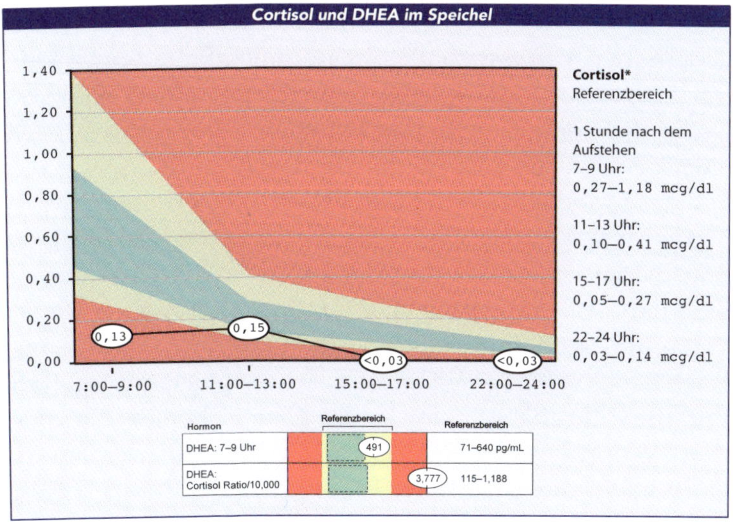

Abb. 45: Adrenocortex-Stressprofil (Speicheltest) bei Burn-out (Labor: Genova Diagnostics, USA)

zu noch einem stärkeren Abfall von Progesteron kommt (grüne Kurve). Diese relative Estrogendominanz ist in Wirklichkeit laut Dr. Jay H. Mead ein Progesteronmangel. Die Schere zwischen Estrogen und Progesteron wird durch die hormonwirksamen Umweltgifte noch verschärft.

Im Laufe der Jahrzehnte haben wir lernen dürfen, dass aufgrund der individuell unterschiedlichen Entgiftungskapazitäten – messbar durch genetische Analysen: Einzelnukleotid-Polymorphismen, engl. Single Nucleotide Polymorphisms (SNP) – manche Frauen ihre eigenen Hormone und natürlich die eingenommenen synthetischen Hormone zu toxischen Abbauprodukten (Metaboliten) umwandeln. Diese können dazu beitragen, das Krebsrisiko zu erhöhen. Gemeint sind Metaboliten wie das 4- bzw. 16-Hydroxy-Estrogen, die in Abbildung 46 rot dargestellt sind. Neben einer Erhöhung des Krebsrisikos kann es durch die Einnahme von Hormonpräparaten auch zu einem erhöhten Embolierisiko kommen, wenn die Trägerin der entsprechenden genetischen Variante (SNP: Gerinnungsfaktor-V- und Faktor-II-Mutation) gleichzeitig dem Körper einen weiteren Umweltfaktor wie z. B. das Rauchen zumutet. Bei solch einer genetischen Disposition kann sich im ungünstigsten Fall das Embolierisiko um den Faktor 1000 erhöhen.(106)

Aus meiner Praxis kann ich von einer damals 26-jährigen Frau berichten, die einen Schlaganfall (Embolie) bekommen hatte. Sie hat geraucht, die Pille genommen und war Trägerin der oben genannten genetischen Risikofaktoren. Nach dem Vorfall hat sie sofort mit dem Rauchen aufgehört und die Pille abgesetzt. Trotz der genetischen SNP hat sie nun ein normales Embolierisiko wie jeder andere Mensch. Doch allein durch Umweltgifte wie Zigarettenrauch oder verschiedene Arzneimittel (synthetische Hormone) kann es wieder zu einem Rückfall kommen.

Es sollte überlegt werden, ob man Frauen überhaupt Hormone verschreibt, ohne vorher eine genetische Analyse der Gerinnungsfaktoren durchgeführt zu haben. Auf der Grundlage des heutigen Wissens müsste man dies eigentlich fordern, denn ein Unterlassen könnte auch zu juristischen Konsequenzen führen. Ganz aktuell klagen 30 Französinnen gegen die Hersteller der »Pille«. Die Hormonmixtur habe ihr Leben zerstört, sagt Marion Larat. Sie führt ihren Schlaganfall im Jahr 2006 auf die Einnahme des Präparates Meliane zurück, das zur neuen Generation der Hormonmittel gehört. Nach dem Schlaganfall sei sie ins Koma gefallen und leide heute an epileptischen Anfällen und sei zu 65 Prozent behindert. Neunmal wurde sie bisher operiert.

Interessant ist, dass in Studien die angepriesenen Vorteile der neuen Hormone nicht bewiesen werden konnten, wohl habe man aber eine erhöhte Gefahr für Blutgerinnsel ausgemacht. Die französischen Behörden haben die Präparate trotzdem zugelassen und auch die Kassen zahlen – zumindest teilweise – die Pillen, die im Verdacht stehen, gesundheitsgefährdend zu sein.[240]

10.8 Genanalysen (SNPs) – personalisierte Medizin

Als Basis einer maßgeschneiderten, personalisierten Medizin sind moderne genetische Analysen hilfreich. Gene sind nämlich nicht unser Schicksal! Gene sind dynamisch und stehen in ständiger Wechselwirkung mit Umweltfaktoren wie Ernährung, Stress, Umweltgifte, Medikamente. Mein individueller Lebensstil und die Art meiner Ernährung spült wie eine Welle über meine Gene – und die Gene antworten. Positiv und negativ. Dieser Vorgang wird als Epigenetik bezeichnet. Kurz: Nahrung spricht mit Genen! Die natürlichen Farbstoffe in Lebensmitteln wie die Polyphenole, Anthocyane etc. gelten als Signalstoffe, die unsere DNA und die Telomere positiv beeinflussen und somit schützen – siehe Kapitel 9.1.7 und 9.1.8

Die persönlichen Besonderheiten im Stoffwechsel lassen sich als Single-Nukleotid-Polymorphismen (SNPs – sprich: SNIPS) im Erbmaterial nachweisen. SNPs kann man als nützliche Werkzeuge betrachten, die wir von unseren Eltern für die unterschiedlichsten Aufgaben bekommen haben, z. B. als Werkzeuge zur Entgiftung. Es gibt schnelle und langsame Entgifter. Bei den langsamen Entgiftern kann es im Laufe der Zeit zur Schadstoffbelastung kommen, wenn Umweltgifte nicht zeitnah ausgeschieden werden können. Andere SNPs haben wichtige Aufgaben im Vitaminstoffwechsel. Als Beispiel möchte ich die Folsäure nennen. Folsäure muss über spezielle SNPs aktiviert werden, die MTHFR ((Methyltetrahydrofolsäure-Reduktase). Nur die aktivierte Folsäure ist für den Stoffwechsel nützlich. Wenn die SNPs nicht vorhanden sind, kann die Einnahme spezieller aktivierter Folsäurepräparate sinnvoll sein.

Mittlerweile sind preisgünstige Analysen verfügbar. Es werden ca. 30 SNPs gleichzeitig in einer Speichelprobe untersucht. Hierdurch erhält der Arzt einen großen Überblick über die wichtigsten Stoffwechselprozesse.
Mit den Ergebnissen unseres neuen DNA-Tests (DNA-Health) erfahren wir mehr

- über den zellulären Bauplan und das Leistungspotenzial unserer Gene,
- über unsere individuellen Stoffwechselbesonderheiten,
- über Tipps zum Lifestyle/Lebensstil und erhöhtem Nährstoffbedarf,
- über die Verzögerung der genetischen Expression von Krankheiten.

Optimal ist die Verknüpfung der Ergebnisse der genetischen Analysen mit den funktionellen Tests, wie die Bestimmung der organischen Säuren im Urin (siehe Organix-Profil – siehe Kapitel 10.2).

10.8.1 Die wichtige Rolle des Entsorgungsenzyms COMT

Das Enzym COMT (Catechol-O-Methyltransferase) entsorgt verschiedene Hormone wie die Botenstoffe des Gehirns (Adrenalin, Noradrenalin, Dopamin) und auch Sexualhormone wie das Estrogen aus dem Körper. COMT knüpft einen Methylrest (CH_3) an das Hormon – daher kommt auch der Name. Dieses mit der Methylgruppe verbundene Estrogen ist nun unschädlich und kann über den Stuhl oder über den Urin ausgeschieden werden. Auch im Bereich der DNA haben die Methylgruppen eine wichtige Ordnungsfunktion. Eine fehlende Methylierung kurbelt das Krebswachstum an.

Das Entsorgungsenzym COMT liegt in zwei Genvarianten vor; in einem schnellen und in einem langsam arbeitenden Typ: Estrogene verbleiben länger im Körper der Frau, wenn die Catechol-Methyltransferase in einer weniger aktiven Genform vorliegt.

Wenn die Aktivität des Enzyms vermindert ist, kann die betreffende Person auch Stresshormone schlechter abbauen. Hierdurch kommt es zu einer verstärkten Bildung oxidativer Radikale im Gehirn mit zahlreichen neurologischen Störungen.

Die Kenntnis dieser Genkonstellation ist deswegen sinnvoll, weil durch die einfache Zufuhr von Folsäure bzw. von Nahrungsmitteln, in denen Folsäure vorkommt, die schwächere Enzymform in ihrer Geschwindigkeit angeregt werden kann. Damit gelingt es, durch einfache diätetische Maßnahmen die Ausscheidung des Estrogens zu beschleunigen.

10.8.2 COMT und Estrogenausscheidung

Wie oben erwähnt, hilft COMT beim Abbau der Estrogene, und zwar bei der Umwandlung des Estrogens (Estron) in unschädliche Abbauprodukte wie das Methyl-Estrogen. Wenn dieser Stoffwechselprozess durch eine reduzierte COMT-Leistung eingeschränkt ist, stauen sich im Organismus die giftigen Estrogenbausteine an. Es sind die 4-Hydroxy- und die 16-Hydroxy-Estrogene (kurz: 4-OH-Estron, 16-OH-Estron), denen krebsfördernde Eigenschaften zugeordnet werden. Bei einer nachgewiesenen genetischen COMT-Schwäche kann die Einnahme der in Tabelle 14 aufgelisteten Substanzen hilfreich sein.

Tab. 14: Bei nachgewiesener genetischer COMT-Schwäche kann die Einnahme folgender Substanzen hilfreich sein:
– Methionin
– S-Adenosylmethionin (unterstützt die COMT-Aktivität)
– Magnesium
– B-Vitamine und Folsäure (5-Methyl-THF)
– Betain (Trimethylglycin)
Zusätzlich kann eine Minderung der Catecholaminproduktion durch Stressabbau helfen.

Ergänzend zum genetischen Test kann man im Rahmen der funktionellen Untersuchung die vom Körper aktuell produzierten Hormonstoffwechselprodukte nachweisen. Durch Urin- bzw. Blutanalysen kann man feststellen, ob der Estrogenabbau in die falsche Richtung läuft und bei der betreffenden Patientin zu viele dieser 4-OH- und 16-OH-Estrogene produziert werden. In Abbildung 46 sind diese in **Rot** als 4-OHE1 und 16a-OHE1 dargestellt.

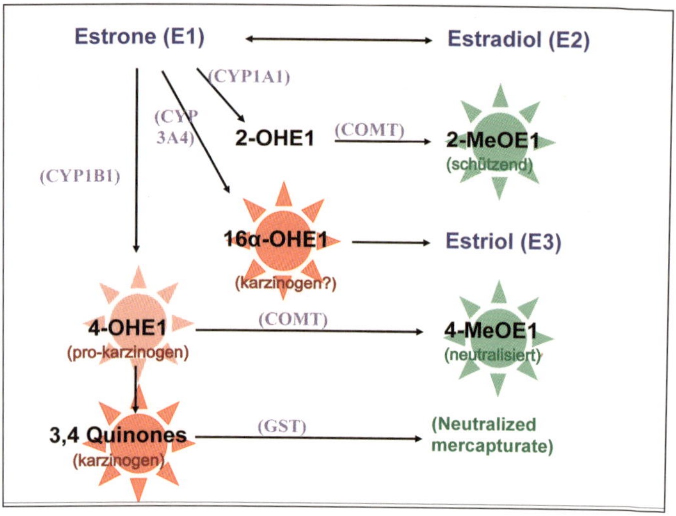

Abb. 46: Estrogen-/Estron-Abbauprodukte – rot dargestellt sind die krebserregenden Metaboliten (Labor: Genova Diagnostics, USA)

Wenn dies der Fall ist, können die in Tabelle 15 genannten Maßnahmen und Nährstoffe die krebsfördernden Estrogene unschädlich machen bzw. den Estrogenabbau in Richtung der unschädlichen Abbauprodukte, die in der Abbildung **grün** dargestellt sind, korrigieren: 2-Hydroxy-Estrogene (2-OH-Estron) bzw. 2-Methyl-Estrogen (2-MeOE1). 2-MeOE1 – also gutes Estrogen – hat eine schwache Estrogenaktivität und schützt als potentes Antioxidans sogar vor Brustkrebs.

Zusammenfassend lässt sich sagen, dass eine gute COMT-Aktivität den Hormonhaushalt positiv steuert und sogar krebsschützende Substanzen liefert.

Tab. 15: Maßnahmen zur Unterstützung des schützenden Estrogenstoffwechsels (2-OH-Estron)
Gewichtsabnahme und körperliche Aktivität sowie Einnahme bzw. erhöhte Aufnahme von:
– Soja-Isoflavonen
– Brokkoli (Sulforaphane)
– Curcuma
– Rosmarin
– Passionsblume (Chrysin)
– Leinsamen
– Omega-3-Fettsäuren (Fischöl)
– Vitamin D_3
– Calcium-D-Glucarat

11 Kostenübernahme umstrittener Methoden

Was ist, wenn ich mich weigere, die klassisch-onkologischen Therapien komplett anzuwenden? Vielleicht lasse ich mich operieren, möchte aber keine Chemotherapie anwenden? Wie ist es mit der Kostenübernahme komplementärer Verfahren?

Vielleicht besteht der Wunsch nach einer komplementären Therapie mit naturheilkundlichen Verfahren, vielleicht sogar der nach einer ausschließlich »alternativen Therapie«? Oder es gibt keine schulmedizinische Therapie. Dann muss nach der geltenden Rechtsprechung der Versicherte die Kostenübernahme vor Beginn der Behandlung bei der Kasse beantragen, da sonst der Anspruch formell verwirkt ist. Das ist natürlich mit Anstrengungen verbunden, bei denen der Patient oft fremder Hilfe bedarf.

Grundsätzlich gilt, dass die in Betracht kommenden komplementären Verfahren von einem Arzt/einer Ärztin durchgeführt werden. Behandlungen durch Heilpraktiker sind in den meisten Fällen ausgeschlossen, obwohl es sicherlich auch hier positive Einzelfallentscheidungen gibt.

Das *Deutsche Ärzteblatt* weist im September 2012 auf ein aktuelles Urteil des Landessozialgerichts Baden-Württemberg (Az.: L 11 KR 5856/09) hin. Es stärkt die Möglichkeit von Ärztinnen und Ärzten, Patienten in lebensbedrohlichen Situationen auch dann weiterzubehandeln, wenn keine allgemein anerkannte Behandlungsoption mehr zur Verfügung steht. Bei einer 19-jährigen Patientin wurde im August 2003 eine akute lymphatische Leukämie diagnostiziert und mittels Chemotherapie behandelt. Im März 2004 musste sie wegen eines Rezidivs stationär aufgenommen werden, wobei Zytostatika und Immuntherapeutika verabreicht worden sind. Da die Krankheit trotzdem fortschritt, wurde im Mai eine Blutstammzelltransplantation durchgeführt. Bei stabiler Blutbildung und stabilem Allgemeinzustand verließ die Patientin die Klinik am 4. Juni. Am nächsten Tag wurde sie erneut aufgenommen und verstarb wenige Tage später. Die Krankenkassen verweigerten die Kostenübernahme, da die Stammzelltransplantation in dieser Situation laut Medizinischem Dienst der Krankenkassen (MDK) nicht dem wissenschaftlichen Stand entsprochen habe. Die Behandlung sei somit keine Kassenleistung, woraufhin die Krankenkasse von der Klinik die Rückzahlung der Transplantationsprozedur in Höhe von 83.200 Euro forderte. Das Landessozialgericht urteilte, dass es irrelevant sei, ob die Stammzelltransplantation in diesem Fall eine dem Stand der Medizin entsprechende Behandlungsmethode darstelle. Die Versicherte habe Anspruch auf diese Leistung gehabt und das Klinikum auf deren Vergütung.[87]

Eine Krebspatientin hat mir den folgenden Auszug aus ihrem Urteil zugeschickt: »Allerdings liegen bei der Klägerin die Voraussetzungen für eine Kostenerstattung nach den Kriterien des sogenannten Nikolaus-Beschlusses des Bundesverfassungsgerichts (Entscheidung vom 6. Dezember 2005, Az.: 1 BvR 347/98 BVerfGE 115,25) vor. Das Bundesverfassungsgericht hat entschieden, dass es mit den Grundrechten aus Art. 2 Abs. 1 Grundgesetz in Verbindung mit dem Sozialstaatsprinzip und aus Art. 2 Abs. 2 Satz 1 Grundgesetz nicht vereinbar sei, einem gesetzlich Krankenversicherten, für dessen lebensbedrohliche oder regelmäßig tödlich verlaufende Erkrankung eine dem allgemein anerkannten medizinischen Standard entsprechende Behandlung nicht zur Verfügung steht, generell von der Gewährung einer von ihm gewählten, ärztlich angewandten Behandlungsmethode auszuschließen, wenn eine nicht ganz entfernt liegende Aussicht auf Heilung oder auf eine spürbare positive Einwirkung auf den Krankheitsverlauf bestehe.«

Diese Beispiele dürfen meines Erachtens Krebskranken Hoffnung machen, dass es durchaus Wege gibt – möglicherweise mit juristischer Unterstützung –, um in den Genuss einer wirklich integrativen Krebstherapie zu kommen. Diese verknüpft die klassisch-onkologischen Verfahren mit wissenschaftlich fundierten komplementären Verfahren. Auf diese Weise wird dem Wunsch einer Mehrzahl der Krebspatienten Rechnung getragen: Die zukünftige Krebsbehandlung wird eine integrative onkologische Therapie sein, wobei ich persönlich dem Bereich der Umwelt- und Ernährungsmedizin einen großen Stellenwert beimesse.

12 Schlusswort: The Choice

Mit der Diagnose Krebs darf es nicht zu einem persönlichen Erdbeben kommen. Mein Wunsch wäre es, wenn dieses Buch dem Krebskranken eine fundierte Orientierung gibt im Dschungel der komplementären therapeutischen Verfahren und eine Richtschnur für ein entkrampftes, stress- und angstfreies Handeln während der nun kommenden Zeit, die zu seiner intensivsten, ja vielleicht sogar zu seiner schönsten Lebensphase wird.

Dem gesunden Leser möchte ich wertvolle präventivmedizinische Anregungen geben, wobei es mir nicht um Genussverzicht geht. Wenn aber 70 Prozent der Krebserkrankungen vermeidbar sind, sollten wir an den Hinweis meines amerikanischen Kollegen Dr. Joseph Maroon denken. Am Ende seines Vortrags auf dem Krebskongress in Carlsbad in Kalifornien im Mai 2010 betonte er: »The Choice!« Damit meinte er, dass wir es zum größten Teil selbst in der Hand haben, unsere Umweltbelastung zu minimieren. Wir haben schließlich die Wahl, was die Ernährung, Nährstoffversorgung, Umweltbelastung und körperliche Aktivität angeht.

Natürlich stimmt das nicht ganz, weil viele Menschen zwangsweise Umweltgiften am Arbeitsplatz ausgesetzt werden oder schlecht ernährt werden, wie die Kinder in unseren Schulen oder Patienten in den Krankenhäusern. Der Hinweis auf »The Choice« ist als Appell an die Entscheider, Meinungsbildner und Führungspersonen in Industrie, Politik und auch im Gesundheitswesen zu verstehen. Nur wenn dort hilfreiche ökologische Entscheidungen getroffen werden, hat auch der einzelne Mensch am Ende der Entscheidungs-, Umwelt- und Nahrungskette die Chance, mehr für sich selbst zu tun. Allerdings muss er es dann auch selbst wollen – freiwillig.

Klaus-Dietrich Runow

Literatur/Quellen

1. Nationale Dekade gegen Krebs, Springer Medizin Verlag GmbH

2. FAZ 4. Februar 2014

3. vfa Patientenportal, eine Initiative der forschenden Pharma-Unternehmen, 12.09.2018

4. Curl, C. L. et al., Organophosphorus pesticide exposure of urban and suburban preschool children with organic and conventionell diets. Env. Health. Perspect; 2003, 111: 377–382

5. Sandra Steingraber, Living Downstream, An Ecologist's Personal Investigation of Cancer and the Environment, A Merloyd Lawrence Book, Da Capo Press, 2. Auflage, 2010, ISBN 978-0-306-81869-1

6. Alan Ashworth, Institute of Cancer Research, London. Zitiert von Michael van den Heuvel: Neue Krebstherapien: Darwin macht Dampf, Doc Check News 7.5.2012

7. Pschyrembel – Naturheilkunde, De Gruyter, 4. Auflage, 2011, Definition »Medizin, funktionelle«, S. 270

8. Mitteilung des Instituts für Functional Medicine (IFM), Gig Harbor, Washington, 7.6.2010

9. Maligne Erkrankungen. Jede Minute ein neuer Krebs. MMW-Fortschr. Med. 4. 3. 2010, Pressemitteilung des Robert Koch Instituts vom 23.2.2012

10. Lichtenstein P., Holm N. V. Verkasalo P.K. et al., Environmental and heritable factors in the causation of cancer – analysis of cohorts of twins from Sweden, Denmark and Finland. N. Engl. J Med. 2000; 343 (2): 78–85

11. The China Study, Sachbuch von T. Colin Campbell, Systemische Medizin Ag, 2. Auflage 2011

12. Vorsicht Vorsorge! Wenn Prävention nutzlos oder gefährlich wird. Suhrkamp Verlag, 22.9.2008

13. Weltweite Veränderungen der Entwicklung der Krebslast, Lancet Oncol 2012; 13: 790–801

14. Alter + Jugendwahn. von Kirchenrätin Ute Heinemann; Deutschlandfunk, 3.10.2012, 9.30 Uhr

15. Brustkrebsrate seit 1980 verdoppelt; Univadis, 15.9.2011, Service: Institute for Health Metrics and Evaluation, The Lancet (abstract). Austria Presse Agentur eG

16. Rick O., Kalusche E.M., Dauelsberg T., König V., Korsukéwitz C., Seifart U.: Reintegrating cancer patients into the workplace. Dtsch. Ärztebl Int 2012; 109 (42): 702–708.

17. Nicht-akutes ist tödlich; Univadis, 18.9.2012; Quelle: BMJ Supportive and Palliative Care (abstract). APA – Austria Presse Agentur eG

18. Kontra Krebs, Joachim Müller-Jung, FAZ, 23.8.2012

19. Den Krebs überwinden. Broschüre Tavarlin AG, Darmstadt

20. Mammografie: Chance und Risiko; Univadis, 30.10.2012, Quelle: The Lancet (abstract) Austria Presse Agentur eG

21. Spiegel Nr. 17/2009

22. Überdosis Medizin – Nutzlose Pillen, unnötige Operationen, riskante Therapien. Spiegel Nr. 33; 15.8.2011, S. 123

23. Risiko Vorsorge – Mediziner zweifeln am Nutzen von Gesundheits-Checks. Spiegel Nr. 17; 20.4.2009, S. 134

24. Überdosis Medizin – Nutzlose Pillen, unnötige Operationen, riskante Therapien. Spiegel Nr. 33; 15.8.2011, S. 126

25. Zu blau der Himmel. Jeder wird sterben, die Frage ist nur: wie? Spiegel Nr. 22, 26.5.2012, S. 120

26. Prospekt: Museum für Sepukralkultur. info@sepulkralmuseum.de und www.sepulkralmuseum.de

27. Das Düstere ist Teil des Lebens, Mark-Christian von Busse, HNA, 1.9.2012

28. »Deine Zeit ist abgelaufen« Postkarte Lopomedia/Museum für Sepulkralkultur, Kassel

29. ZDF, 37 Grad, 18.9.2012; Zitat einer Krebspatientin

30. Der schmale Grat zum schönen Sterben, Dr. Schätzler, Der Hausarzt, 14/12, S. 17

31. Mit einem Lächeln. Die letzten 24 Stunden, Yann Arthus-Bertrand, Cicero, 8, 2012, S. 129

32. Zu blau der Himmel. Jeder wird sterben, die Frage ist nur: wie? Spiegel Nr. 22; 26.5.2012, S. 110ff.

33. Krebs löst bei Deutschen die größte Furcht aus, Ärzte Zeitung, 17.11.2011

34. Der Mammografisch-industrielle Komplex, Karin Bäck, Doc Check News, 14.7.2010

35. Kirchenrätin Ute Heinemann/»Zuspruch am Morgen« im Hessischen Rundfunk HR2

36. Tumorstammzellen. Wie man die Basis ausschalten will. Ingeborg Bördlein, Deutsches Ärzteblatt, Jg. 109, Heft 49, 7.12.2012, A 2465

37. Focus, 49/2011, S. 104, Florian Holsboer, Direktor des Max-Planck-Instituts für Psychiatrie in München,

38. Memento mori: Vanitas-Wahn früher und heute, Dr. Christine Pernlochner-Kügler, Aspetos.at, 18.12.2012

39. Todesdarstellungen. Das Tödlein steht mitten im Leben. Andrea Micke, WAZ, 3.2.2012

40. Margot Weber, Schluss mit dem Zeitsparen! Emotion, Dezember 2012, S. 80ff.

41. Jede Strahlung erhöht das Risiko. Frauen mit Brustkrebs-Gen möglichst wenig röntgen! Medical Tribune, 14.12.2012; Quelle: Anouk Pijpe et al., BMJ 2012; online first

42. Prostatakarzinom. Das Dilemma mit dem PSA-Screening. Praxis Depesche, 14.12.2012; Quelle: Schröder F.H. et al., Prostate-cancer mortality at 11 years of follow-up. N Engl J Med 366 (2012) 981–990

43. Krebstherapie: Zweifel an Studien zur Beurteilung der Wirksamkeit, Robert Bublak, Ärzte Zeitung, 7./8.12.2012; Quelle: J Clin Oncol 2012, 30:1030

44. Nur jede zweite Frau bei Mammografie, HNA, 24.8.2012

45. Sharon Osbourne ließ sich Brüste amputieren, HNA, 8.11.2012

46. Darmkrebs: Tumorzellen den Saft abdrehen, Cornelia Weber, Patienten Journal Reise und Gesundheit, 6, 2012, S. 23

47. Zufallsbefund bei der Gastroskopie nur beobachten oder behandeln? Jeder dritte Senior hat Stromatumor im Magen. Medical Tribune, 26.10.2012, S. 6; Quelle: Hans Scherübl et al., Dtsch Med Wochenschr 2012, 137: 1650–1653

48. Krebs in Europa kostet 120 Milliarden Euro, Ärzte Zeitung, 1.10.2012, S. 4

49. Aktuelles zum Langzeitüberleben mit Krebs, Bericht vom Krebskongress 2012, MMW-Fortschr. Med. Nr. 51–52, 2011, 153. Jg.,

50. Todesursachen in Deutschland 2011, Ärzte Zeitung, 7./8.12.2012; Quelle: Statistisches Bundesamt.

51. Die fröhliche Seite der Trauer, Mexikanisches Totenfest: Museum für Sepulkralkultur in Kassel zeigt Zeichnungen von Felix Pestemer, HNA, 15.11.2012

52. Der Staub der Ahnen, Avant-Verlag

53. WHO Todessursachen-Statistik 2008

54. Krebs – psychische Begleiterkrankungen gering, Uniklinik Hamburg-Eppendorf, 3.12.2012, DocCheck News; Quelle: Arbeitsgemeinschaft für Psychoonkologie in der Deutschen Krebsgesellschaft

55. Neuausrichtung der Onkologie. Mehr Dynamik, Vera Zylka-Menhorn, Deutsches Ärzteblatt, Jg. 109, Heft 7, 17.2.2012, A 291

56. Onkologie in Deutschland. Wurden Chancen vertan?, Deutsches Ärzteblatt, Jg. 109, Heft 7, 17.2.2012, A 316

57. Ein 670 Tonnen schwerer rotierender Gigant für punktgenaue Attacken gegen Krebs, Ärzte Zeitung 29.10.2012, S. 2

58. Magisches Heilen poliert Ärzte-Ego, Medical Tribune; Quelle: Rolf H. Adler, Therapeutische Umschau 2005; 62: 157–160

59. Staunen macht das Leben lebendig. Interview mit dem Psychiater und Theologen Manfred Lütz, Sonntagszeit/HNA, 22.12.2012

60. Kolorektale Tumoren. Individualisierte Therapiestrategien. Alexander Stein, Carsten Bokemeyer, Der Allgemeinarzt, 20/2012, S. 38

61. Hansbauer, Bernhard: Vorsorgeuntersuchungen in der Hausarztpraxis. Was wird untersucht, und wie sinnvoll ist das? MMW-Fortschr Med. Sonderheft 3, 8.11.2012, S. 46

62. Bublak, R.: Drs. Hund und Katz. Tierisch gute Mediziner. MMW-Fortschr. Med. Nr. 22, 17.12.2012, S. 14

63. Mc Culloch M. et al., Integr Cancer Ther 2006; 5: 30

64. Sonoda H. et al., Gut 2011; 60: 814–819

65. Willis C.M. Cancer Biomark 2010–2011; 8: 145–3

66. Hanai Y et al., Cancer Cell International 2012; 12:7

67. Dosa D. N Engl J Med 2007; 357: 328–329

68. Neue Krebstherapien: Darwin macht Dampf. Dipl.-Chem. Michael von den Heuvel, DocCheck News, 7.5.2012

69. Seneszenz, Der Allgemeinarzt 4/2012, S. 8

70. Brustkrebs, Ärzte Zeitung, 7.3.2012,

71. Bis zum Jahr 2030 wird Darmkrebs stark zunehmen. Ärzte Zeitung, Nr. 38, Jg. 31, 1.3.2012

72. Lügen in Zeiten des Krebses. Günter Franzen, Frankfurter Allgemeine Sonntagszeitung, 9.9.2012, S. 4

73. Die Krebsdetektive, Adrienne Burke, Technology Review, Heise Online, 30.5.2012

74. Erhöhte PSA-Werte. Prostatakarzinom-Screening bei jedem Sechsten falsch positiv. MMW-Fortschr. Med. Nr. 51–52, 2011, 153. Jg., S. 7; Quelle: Kilpelainen T.P. et al., Eur J Cancer 2011; 47: 2698–2705

75. Deutscher Krebskongress 2012, Aktuelles zum Langzeitüberleben mit Krebs MMW-Fortschr. Med. Nr. 51–52, 2011, 153. Jg., S. 7; Quelle: Deutsche Krebsgesellschaft, www.krebsgesellschaft.de JCO.2011.38.3877

76. MET-Inhibition: Neues Prinzip bei Krebs. Ärzte Zeitung, 20.12.2012, S. 13

77. »Kolonkarzinom«: ein Begriff – viele Krankheitsbilder, V. Falk Gastro-Konferenz, München, 8.–11.2.2012, Aktuelle Wissenschaft für Klinik und Praxis, S. 4

78. Karzinogenese. Sind Tumoren eine neue Spezies? Deutsches Ärzteblatt, Jg. 108, Heft 48, 2.12.2011, A 2604

79. Integrative Onkologie: Hilfe aus der Hexenküche, Dr. Erich Lederer, DocCheck News, 25.7.2011

80. Die spannende Geschichte der HeLa-Zellen, Pete Smith, Ärzte Zeitung, 8./9.4.2011, S. 16

81. Smith, Pete. Die spannende Geschichte der HeLa-Zellen. Ärzte Zeitung, 8./9.4.2011, S. 16

82. Skloot, Rebecca. Die Unsterblichkeit der Henrietta Lacks. Irisiana Verlag. München, 2010

83. Schlütter, Jana. Die unsterblichen Krebszellen der Henrietta Lacks. Die Welt. Online, 21.9.2010

84. Bland, Jeffrey. Cancers as systemic functional diseases, Part 1: Defining The Cancer Domain, Alternative Therapies. März/April 2010, Bd. 16, Nr. 2, S. 52

85. King M.C., Marks J.H., Mandell J.B. Breast and ovarian cancer risks due to inherited mutations in BRCA 1 und BRCA2. Science. 2003: 302 (6545): 643–650

86. Krebsentstehung: Suche im Mutationsdschungel; Quelle: Vetmeduni 8.8.2012; DocCheck News

87. Umstrittene Methode. Im Zweifel für die Hoffnung. Jens Flintrop. Deutsches Ärzteblatt, Jg. 109, Heft 35f., 3.9.2012, A 1729

88. Bland Jeffrey, Confronting Cancer as a Chronic Disease, 17. Internat. Symposium on Functional Medicine, 20.–23.5.2010, Carlsbad, California

89. Food, Nutrition, Physical Activity, and the Prevention of Cancer: a global perspective. World Cancer Research Fund and the American Institute for Cancer Research, 2009

90. R. Weindruch et al., Caloric Restriction Delays Disease Onset and Mortality in Rhesus Monkeys, Science 2009; 325: 201–205

91. Goldschmidt, Melanie, Jungbrunnen-Effekt, Sport und Darben hält Gehirne fit, CME, Springer, 2.2012, S. 16; Quelle: Der Nervenarzt, 2011, 82:1566

92. Loscalzo, Joseph; Kohane, Isaac; Barabasi, Albert-Laszlo, Human Disease classification in the postgenomic era: A complex systems approach to human pathobiology, Mol Syst Biol, 2007; 3:124

93. Reducing Environmental Cancer Risk, What we can do now. Presidental Cancer Panel, USA, Suzanne H. Reuben, Overview Part 1, S. 36f., U.S. Department of Health and Human Sciences, National Institutes of Health, National Cancer Institute, April 2010

94. Löwenknochen: fragwürdige Heilmittel. Melissa Butland, Ärzte Zeitung, 9.11.2012, S. 12

95. Schwermetalle in Ayurveda-Produkten sorgen erneut für großes Aufsehen, Medizin Splitter, Proplanta, Das Informationszentrum für die Landwirtschaft, 13.8.2012

96. Tumorzellen folgen keinem Masterplan, DocCheck News, 26.9.2012; Quelle: Charité, Berlin, Originalpublikation: Reverse engineering a hierarchical regulatory downstream of oncogenic KRAS. O. Tchernitsa et al., Mol Syst Biol.: 10.1038/msb.2012.32;2012

97. Besonders aufpassen! Krebspatienten schweben in Suizidgefahr. Medical Tribune, 22.6.2012, S. 24; Quelle: F. Fang et al., N Engl J Med 2012; 366: 1310–1318

98. Psychoonkologische Betreuung wird bisher kaum genutzt. Krebskranke brauchen Infos über Hilfsangebote. Medical Tribune, 2.11.2012, S. 4

99. Naturmedizin stützt Therapie Krebskranker, Ärzte Zeitung, 23./24.11.2012, S. 8

100. Epigenetik und Ernährung. Folgenreiche Fehlprogrammierung, Dorothee Hahne, Deutsches Ärzteblatt, Jg. 109, Heft 40, 5.10.2012, A 1986

101. Das Epigenom. Der Dompteur der Gene. Dr. Vera Zylka-Menhorn. Deutsches Ärzteblatt, Jg. 109, Heft 20, 18.5.2012, A 1028

102. Lange Telomere – geringes Krebsrisiko. Ärzte Zeitung, 8.7.2010; Quelle: JAMA 2010; 304: 69

103. Rausch, Vanessa et al., Synergistic activity of sorafenib and sulforaphane abolishes pancreatic cancer stem cell characteristics. ? Cancer Research? 2010 Jun 8; [Epub ahead of print], Universität Heidelberg, 16.6.2010

104. Alschuler, L., Gazella K., The Definitive Guide to Cancer. 3. Ausgabe, Celestial Arts, USA, Crown Publishing Group, Random House, Inc. New York, S. 60

105. Curcumin and Epigenetics, Curcuma – The All-In-One solution, Webinar with Ajay Goel, PhD Baylor University Medical Center , moderated by Cheryl Myers, RN, 4.12.2012

106. Runow, K.-D., Wenn Gifte auf die Nerven gehen. Südwest Verlag, München, 2008

a. Begünstigen Weichmacher Diabetes? Ärzte Zeitung, 20./21.4.2012

107. Umweltmedizin. Belastungen mit Quecksilber durch Fische. Ärzte Zeitung, 18.12.2012, S. 8

108. Mediziner warnen vor Walfleisch-Verzehr, Ärzte Zeitung, 9.7.2012

109. Risikofaktor der chronischen Entzündung. Rauchen fürs Pankreas schlimmer als Alkohol. Medical Tribune, 1.6.2012

110. Grundnahrungsmittel verändern. Der optimale pflanzliche Metallhaushalt. Der Niedergelassene Arzt, 10, 2012, S. 14

111. Rauch an offenen Herdfeuern – fatale Folgen nicht nur für Kinder, Ärzte Zeitung, 21.5.2012, S. 15

112. Krebs durch Diesel: Rauchen ist übler. HNA, 23.7.2012

113. Staat soll jetzt handeln. Mehr Filter gegen giftige Dieselabgase. Medical Tribune, 21.9.2012, S. 16

114. Umwelt-Chemikalien können Immunreaktion schwächen. Der Allgemeinarzt 7/2012, S. 11; Quelle: Grandjean P. et al. (2012) JAMA 307 (4): 391–397

115. ARTE Themenabend »Wasser«, Bottled Life – Nestlés Geschäfte mit Wasser, 11.9.2012

116. ZDF-Frontal, Samsung- Kampf um Gerechtigkeit, 14.8.2012

117. Reducing Environmental Cancer Risk, What we can do now. Presidental Cancer Panel, USA, Suzanne H. Reuben, Overview Part 1, S. 39, U.S. Department of Health and Human Sciences, National Institutes of Health, National Cancer Institute, April 2010

118. Ebd. S. 45

119. Tetraparese angeschluckt. Vorsicht Blei in Ayurveda-Pillen! Medical Tribune, 6.2.2004; Quelle: Rudolf Weide et al., Dtsch Med Wochenschr 2003; 128: 2418ff.

120. Warnsignal Kopfschmerz. Weihrauch vergiftet Rheumakranke. Medical Tribune, 15.10.2004; Quelle: Ulrike Schilling et al., Medizinische Klinik, 2004; 99: 476–480

121. Lebensgefährliche Therapie im Urlaub. Bleivergiftung durch ayurvedisches Diabetesmittel. MMW-Fortschr. Med. Nr. 14, 2012, 154. Jg.; Quelle: Desai A. et al., Ayurvedic remedy for Diabetes as a Cause of Lead Poisoning: A Case Report. Am J Med 2012, im Druck

122. Umweltschutz mit Krankheit bezahlt. Biodiesel-Zusatz erhöht das Krebsrisiko. Medical Tribune, 20.4.2009

123. Unsauberes Wasser kostet täglich 3000 Kinderleben. Ärzte Zeitung, 21.6.2012

124. Themenabend »Geldquelle Wasser« – ARTE, 22.3.2011
125. Ist Wasser aus Plastikflaschen ungesund? Ratgeber T-online, 14.8.2012
126. Chemie für jedes Wetter. Greenpeace untersucht Outdoor-Kleidung auf perfluorierte Schadstoffe. www.greenpeace.de
127. Plastikattacke auf Meere durch Waschmaschinen. Waschmaschinen bedrohen unsere Umwelt. 23.12.2011, www.feelgreen.de
128. Krebs kommt beim Malen. Detlef Drewes, HNA, 16.4.2010
129. Hautkrebs aus der Zigarette. Praxis-Depesche 9, 21.8.2012
130. Auch Sprudel darf jetzt bio sein. Katja Auer, Ralf Scharnitzky, Süddeutsche.de, 15.11.2011
131. Stiftung Warentest prüft stille Wasser. Billiges Leitungswasser besser als Mineralwasser. Süddeutsche.de, 29.6.2012
132. Onkologie 2: Biomarker. Vernetzt forschen, individuell therapieren. Deutsches Ärzteblatt/Jg.109/Heft 7/17.2.2012
133. Test spürt DNA von Krebszellen im Stuhl auf. Ärzte Zeitung, 2.12.2010
134. Bartens, Werner: Jedem seine Pille. Süddeutsche Zeitung Nr. 64, 18.3.2011, S. 18
135. Wie Zellen auf Schäden an der DNA reagieren. Ärzte Zeitung, 27.10.2010
136. Thunfisch trägt Radioaktivität nach Kalifornien. HNA, 30.5.2012
137. Handy-Strahlung. Über das Krebsrisiko wird weiter diskutiert. Praxis Depesche, 18.5.2012; S. 5; Quelle: Little M.P. et al., Mobile phone use and glioma risk: comparison of epidemiological study results with incidence trends in the United States. BMJ 344 (2012) 20
138. Meningeome nach häufigem Gebiss-Röntgen. Christine Starostzik, Ärzte Zeitung, 4./5.5.2012; Quelle: Cancer 2012; online 10. April
139. Hautkrebsgefahr durch Solariumbesuch. HNA-Sonntagszeit, 20./21.10.2012
140. Auch niedrige CT-Strahlendosis erhöht Krebsrisiko. Der Allgemeinarzt 15/2012; Quelle: Pearce M.S. et al. (2012) Lancet. DOI:10.1016/S0140–6736 (12) 60815–0
141. Strahlende Verlierer. Markus Grill. Der Spiegel, 22, 2012, S. 68ff.
142. Radonkur: Forscher ergründen die Wirkweise von Stollenluft. Karl Hübner. Ärzte Zeitung, 20.12.2012, S. 18

143. Brustkrebs durch IVF in jungen Jahren? Peter Leiner, Ärzte Zeitung, 12.6.2012, S. 9

144. HRT: Pluspunkte für Estradiol plus Progesteron. Ärzte Zeitung, 3.5.2012

145. Aktuelle Studie: Macht die »Pille« Prostatakrebs? Ärzte Zeitung, 9./10.12.2011; Quelle: BMJ 2011; online 14.11.2011

146. Verhütung mit Nachspiel. Macht die »Pille« Prostatakrebs? MMW-Fortschr. Med. Nr. 48, 2011, 153. Jg.

147. Östrogen + Gestagen = Kombination mit Risiko. Hormonersatztherapie und Brustkrebs. Gibt es eine sichere Variante? Medical Tribune, 13.4.2012; Quelle: Rowan T. Chlebowski et al., J Natl Cancer Inst 2012; 104: online first

148. What your doctor may not tell you about Menopause. John R. Lee. Warner Books

149. Postmenopausale Therapie mit und ohne Hormone. Was in der Praxis zählt. Dr. Maria J. Beckermann, Deutsches Ärzteblatt, Jg. 109, Heft 33–34, 17.8.2012, A 1700–1703

150. Typ-2-Diabetes. Blasenkrebs durch ein Antidiabetikum. Praxis-Depesche 9/2012 ; Quelle: Azoulay L. et al., The use of pioglitazone and the risk of bladder cancer in people with type 2 diabetes: nested case-control study. BMJ 344 (2012) 15 – Hillaire-Buys D. et al.: Pioglitazone and the risk of bladder cancer. Risks seem to outweigh benefits as yet more evidence emerges. Ebd. 7

151. Antihypertensiva und Krebs. Bergen Sartane ein Restrisiko? Praxis Depesche 8/2012; Quelle: Bhaskaran K. et al.: Angiotensin receptor blockers and risk of cancer: cohort study among people receiving antihypertensive drugs in UK General Practice Research Database. BMJ 344 (2012) 19

152. US-Studie verstört Ärzte und Patienten. Locken Schlafmittel Krebs und frühen Tod herbei? Medical Tribune, 47. Jg., Nr. 10, 9.3.2012

153. Postmenopause. Neue Daten zur Hormontherapie. Dr. Renate Leinmüller, Deutsches Ärzteblatt, Jg. 109, Heft 48, 30.11.2012, A 2416

154. Radprofi macht Doping für Krebserkrankung verantwortlich. Sport.t-online.de, 27.11.2012

155. Klare Infos zu Herz-Schutz und Krebsrisiko. Medical Tribune, 47. Jg., Nr. 27, 6.7.2012

156. Ohne Säure mehr Diarrhö. Bakterien angelockt. Medical Tribune, 15.5.2009

157. Runow, K.-D., Der Darm denkt mit. Südwest Verlag, 6. Auflage, 2013, Kapitel 5

158. Kein Wunder, dass der Magen rebelliert. Uniklinik verordnet 48 Tabletten! Leserbrief von Drs. Daria Sevic-Müller und Wolfgang Müller, Wallerstein, Medical Tribune, 29.10.2004

159. Polypille einmal täglich gegen Herzinfarkt und Schlaganfall. MMW-Fortschr. Med. Nr. 15, 2012, 154. Jg., S. 44; Quelle: D. S. Wald et al., Randomized polypill crossover trial in people aged 50 and over. Plos One 2012; 7 (7): e41297

160. Sekundärprophylaxe. Wie gefährlich ist ein ASS-Stopp? Praxis-Depesche, 6, 2012; S. 17

161. Malignes Melanom. Verschlechtert sich die Prognose der Männer? MMW-Fortschr. Med. Nr. 14, 2012, 154. Jg.; Quelle: BJD 2012; online, 19.7.2012

162. Neue Erfolge beim fortgeschrittenen Melanom. Medical Tribune, 47. Jg, Nr. 34/35, 24.8.2012

163. Das Prostakarzinom im Fokus. Bericht vom Genitourinary Cancerssymposium 2012, San Francisco, Praxis Depesche 7/2012

164. Immuntherapie bei Melanom klappt auch im Alltag. Ärzte Zeitung, 16.8.2012, S. 9

165. Krebszellen mögen keine Himbeeren. Nahrungsmittel gegen Krebs. Prof. Richard Béliveau, Dr. Denis Gingras, Mosaik bei Goldmann, 5. Auflage 2010, S. 30

166. Ebd. S. 24ff.

167. Softdrinks erhöhen das Prostata-Krebsrisiko. MMW-Fortschr. Med. Nr. 22, 2012, 154. Jg.; Quelle: I. Drake et al., Dietary intakes of carbohydrates in relation to prostate cancer risk: a prospective study in the Malmö Diet and Cancer cohor. Am J Clin Nutr 2012, 96: 6 1409–1418; online 7.11.2012

168. Krebs als Folge glykämischer Last? Beate Schumacher, Ärzte Zeitung, 22.8.2012, S. 12

169. Was Eier und Grillhähnchen mit Prostata-Ca zu tun haben. Thomas Müller. Ärzte Zeitung, 19.12.2011, S. 11; Quelle: Cancer Prev Res 2011; 4: 1–12

170. Zuckerkost begünstigt Krebsrezidiv. Medical Tribune, 23.11.2012, S. 20; Quelle: Jeffrey A. Meyerhardt et al., jnci 2012; online first

171. Mit jedem Steak und Schnitzel steigt die Mortalität. Medical Tribune, 11.5.2012, S. 4; Quelle: 1. An Pan et al., Arch Intern Med 2012; online first 2. Dean Ornish; a. a. O.

172. Erhöhtes Krebsrisiko. Grillsteaks lassen Darmpolypen wachsen. MMW-Fortschr. Med. Nr. 44/ 3.11.2011, S. 1; Quelle: Cancer Prev Res 2011; 4: 1686–1697

173. Krebs im oberen Verdauungstrakt: die Wurst macht's ! Ärzte Zeitung, 25 10.2012; Quelle: EPIC-Studie/European Prospective Investigation into Cancer and Nutrition; Cancer Epidemiology, Biomarkers & Prevention 2012; online 2.10.2012).

174. Ist der Bioapfel gesünder als die konventionell angebaute Frucht? Christine Starostzik, Ärzte Zeitung, 7./8.9.2012, S. 8

175. Schumacher B., Armut zieht kolorektale Karzinome an. Ärzte Zeitung, 31.10.2012, S. 12

176. Sind Sie trotzdem ein Bio-Typ? Julia Schaaf, Katrin Hummel, Frankfurter Allgemeine Sonntagszeitung, 9.9.2012, S. 47

177. Walker Peter, DocCheck News, 29.6.2010, zum Beitrag über Bach-Blüten: Falsche Fuffziger.

178. Morgan G, Ward R, Barton M., The contribution of cytotoxic chemotherapiy to 5-year survival in adult malignancies. Clin Oncol (R Coll Radiol), Dezember 2004, 16 (8): 549–560 http://www.ncbi.nlm.nih.gov/pubmed/15630849?dopt=Abstract

179. Jährlich 800 Melanom-Tote durch Solarien, Ärzte Zeitung, 26.7.2012

180. Brustkrebs durch Lippenstifte? Medizin News, 13.12.2007, Doc Check Headlines vom 20.12.07; Quelle: AOK Clarimedis – Die Gesundheitsberater der AOK Rheinland/Hamburg

181. Abnehmen bremst krebsfördernde Entzündungen. Der Allgemeinarzt 13/2012, S. 7; Quelle: Imayama I et al. (2012) Cancer Research.

182. Diätrisiken: Gorleben im Bierbauch, Doc Check, Dr. Erich Lederer, 10.11.2010

183. Diabetes hat was mit Pankreaskrebs zu tun. Praxis-Depesche, 18.5.2012; S. 14; Quelle: Li D.: Diabetes and pancreatic cancer. Mol Carcinog 51, 2012, 64–74

184. Schutz vor Krebs? Mit dem Übergewicht schwindet die Entzündung. MMW-Fortschr. Med. Nr. 9, 16.5.2012, S. 1

185. Mehr Typ-2-Diabetes durch Umwelttoxine? Forschung & Praxis, 528, 2012, S. 12

186. Weichmacher fördern Diabetes. Der Hausarzt, 11 2012, S. 54, vsc/Diabetes Care 2012

187. Bei Adipösen ist das Hirnvolumen verringert. Ärzte Zeitung, 28./29.8.2009

188. Wird das metabolische Syndrom zur neuen Großbaustelle der Krebsprävention? Philipp Grätzel von Grätz, Ärzte Zeitung, 4./5.2.2011, S. 2

189. Protein als Schalter der Darmkrebskrebsprävention. Ärzte Zeitung, 28.8.2012, S. 11

190. Bei Angst und Ärger steigt das Zytokin IL-6 im Blut an. K.Malberg. MMW-Fortschr. Med. 10.3.2011, S. 29

191. Kardiovaskuläre und Krebs-Mortalität deutlich erhöht. Medical Tribune, 47. Jg., Nr. 39, 28.9.2012

192. Mikrobiom und Umweltbakterien wichtige Faktoren. Der Niedergelassene Arzt, 10, 2012 S. 66

193. Darmkrebsaktion-BKKen als Vorbild, Wolfgang van den Bergh, Ärzte Zeitung, 27.6.2012

194. Darmkrebs durch Mikroben ausgelöst? K. Malberg. MMW-Fortschr. Med. Jg. 153, Nr. 46, 2011, S. 33

195. Köstler, W., Ist Krebs eine Infektionskrankheit? Life Light Trend Forum, 12.10.2012

196. Oropharynxkarzinom. Patienten mit viraler Genese haben bessere Prognose. Dr. Renate Leinweber, Deutsches Ärzteblatt, Jg. 109, Heft 24, 15.6.2012, A 1236

197. Virustests gegen Leberkrebs. CME, Springer, 6. 2012, S. 36; Quelle: www.welthepatitistag.info

198. Jeder sechste Krebs durch Infektionen. Ärzte Zeitung, 18.5.2012, S. 8; Quelle: Catherine de Martel et al., Lancet Oncology 2012; online first

199. Die Rolle von Mykotoxinen. Prof. Dr. Herbert Hof, Der Allgemeinarzt 9/2012, S. 62f.

200. Kolonkarzinom. Welche Rolle spielt die Darmflora? MMW-Fortschr. Med. Jg. 153, Nr. 47, 2011, S. 6; Quelle: 19. United European Gastroenterology Week (UEWG), 22.–26.10.2011 in Stockholm

201. Bralley J. Alexander, Lord S. Lord. Laboratory Evaluations for Integrative and Functional Medicine, 2. Auflage, S. 349

202. Der intestinalen Mikrobiota auf der Spur. V. Falk Gastro-Konferenz, München, 8.–11.2.2012, Aktuelle Wissenschaft für Klinik und Praxis, S. 2

203. 17. Internationales Symposium für Functional Medicine, Carlsbad, CA, USA, vom 20.–23.5.2010

204. David Brady, An open Letter from Designs for Health about Folic Acid, USA, Mai 2010

205. Rationale for Replacing Folic Acid with Nature Folate, Info Published in May 2010 from Designs for Health

206. Ungereimtheiten zu Folsäure und Krebs, Prof. Klaus Pietrzik, Ärzte Zeitung, 8.5.2010

207. Sellers T.A., Kushi L.H., Cerhan J.R. et al., Dietary folate intake, alcohol, and risk of breast cancer in a prospective study of postmenopausal women, Epidemiology, 2001; 12 (4): 420–428

208. Shrubsole M.J., Jin F., Dai Q. et al. Dietary folate intake and breast cancer risk: results from the Shanghai Breast Cancer Study. Cancer Res, 2001; 61 (19): 7136–7141

209. Bland, Jeffrey, Confronting Cancer as a Chronic Disease, Cancer Part 2, 17. Internat. Symposium on Functional Medicine, 20.–23.5.2010, Carlsbad, California; Source: J Nutr 2005; 145: 5–8

210. Folsäurezusätze schützen Kinder offenbar vor Krebs. Ärzte Zeitung, 23.5.2012; Quelle: Pediatrics 2012; online 21.5.2012

211. Alternativmedizin und Krebs? MMW-Fortschr. Med. Nr. 20, 2011, 153. Jg., S. 28; Quelle: E. Han et al., Alternative therapy used as primary treatment for breast cancer negatively impacts outcomes. Ann Surg Oncol. 18 (2011) 912–916

212. Macht Tee schöne DNA? Michael Strausz, DocCheck News, 4.1.2013

213. Schicksal des Gehirns schon mit 50 besiegelt? Psychostress fördert Demenz. Medical Tribune, 8.10.2010, S. 9; Quelle: Lena Johansson et al., Brain 2010; online first

214. Tumoren nach Organtransplantation. Das Krebsrisiko ist im Vergleich zur Allgemeinbevölkerung verdoppelt. Rüdiger Meyer, Deutsches Ärzteblatt, Jg. 108, Heft 47, 25.11.2011; Quelle: Engels E.A., Pfeiffer R.M. et al., Spectrum of cancer risk among US solig organ transplant recipients. JAMA 2011; 306: 1891–1901

215. Heilpraktiker im Patiententest gnadenlos durchgefallen. Irisdiagnostik blamiert sich bei Krebs. Medical Tribune, 43.Jg, Nr. 11, 14.3.2008

216. Abwehrschwäche: Vitamin D in hohen Dosen spart Antibiotika. Elke Oberhofer, Ärzte Zeitung, Titelseite, 20.12.2012; Quelle: BMJ open 2012, online 13.12.2012

217. Präventionsstudie mit Ärzten. Vitaminpillen schützen vor Krebs, oder? CME 12, 2012, S. 26; Quelle: Gaziano J.M. et al., Multivittamins in the Prevention of Cancer in Men –
The Physicians' Health Study II Randomized Controlled Trial. JAMA 2012 (online first)

218. Mit Alfacaroten Krebs und Herzinfarkt fernhalten. Gemüsekost sorgt für langes Leben. Medical Tribune, 27.5.2011, S. 2; Quelle: Chaoyang Li et al., Arch Intern Med 2011, 171: 507–515

219. Nahrungsergänzungsmittel für Krebskranke. Palliativsituation: Können Sie Vitamine guten Gewissens empfehlen? Manuela Arand, Medical Tribune, 47. Jg, Nr. 36, 7.9.2012, S. 27

220. Creighton Study Shows Vitamin D Reduces Cancer Risk. Prof. Joan Lappe, Creighton University News, 8.6.2007, Creighton University, 2500 California Plaza, Omaha N.E.; www.creighton.edu

221. Omega-Fette schützen bei Strahlentherapie. Ärzte Zeitung, 24.11.2011, S. 13; Quelle: DGEM-Newsletter

222. Gröber, U.; Selen in der komplementären Onkologie. Eine kritische Stellungnahme zur SELECT-Studie, MMP 33. Jg. 4/2010

223. Nutzen oder schaden Vitamine bei Krebs? Birgit Maronde, Medical Tribune, 46. Jg., Nr. 24, 17.6.2011

224. Pyridoxin steigert Erfolg bei Chemotherapie. Univadis. Kurzmeldungen. 6.8.2012 (APA); Quelle: Cell Reports

225. Krebszellen: Das Teilen verhindern. DocCheck News, 4.1.2013; Quelle: PSI

226. Deutsches Ärzteblatt, 15.4.2011, S. 251

227. Krebs: Früher Start der Bewegungstherapie von Vorteil. Ärzte Zeitung, 18./19.5.2012, S. 10

228. Sportlich lebt sich's wesentlich länger. Werner Stingl. Ärzte Zeitung, 9.7.2012, S. 7; Quelle: Lancet; 378: 1244–1253

229. Postmenopause. Jeder dritte Brustkrebs vermeidbar? MMW-Fortschr. Med. Nr. 4, 27.1.2011, S. 1; Quelle: Cancer Epidemiol. 2010

230. DocCheck Newsletter, 7.7.2011; Prof. Irenäus Adamietz, zitiert von Dr. Thomas Kron

231. Gene im Stress. Univadis News, 16.8.2012; APA; Quelle: Translational Psychiatry

232. Übertherapie gehört dazu. Interview: Jörg Blech. Der Spiegel. 30, 2012, S. 102f.

233. Vortrag Dr. Dwight McKee: Dealing with Incomplete Information in the Assessment, Prevention and Treatment of Cancer: Confronting Cancer as a Chronic Disease, 17. International Symposium on Functional Medicine, 20–23.5.2010, Carlsbad, California

234. Pflanzenwirkstoff senkt Brustkrebsrisiko. Der Allgemeinarzt 20/2011; Quelle: Buck K. et al. (2011) J Clin Oncol

235. Brustkrebs: Schlechte Karten für dicke Frauen. Ärzte Zeitung, 19.9.2012, S. 12

236. Mehr Metastasen bei Adipösen mit Brustkrebs. Ärzte Zeitung, Ausgabe 65, 8./9.4.2011; Quelle: Symposium: State of the Art in der Therapie der morbiden Adipositas, 117. Kongress für Innere Medizin, 1.5.2011

237. Dem Brustkrebs davonlaufen? Medical Tribune 20.7.2012; Quelle: L.E. Mc Cullough et al., Cancer 2012, online first

238. Ernährung und Medizin, Stand der wissenschaftlichen Forschung zum Thema Soja, Hippokrates Verlag; Quelle: Shanghai Breast Cancer Survival Study, JAMA 2009; 302: 2437–2443

239. Erste monophasische Pille mit Estradiol. Deutsches Ärzteblatt, Jg. 108, Heft 48, 2.12.2011

240. Macht die Pille krank? HNA Wolfhagen, 9.1.2013

241. Krebs-Prophylaxe bei Crohn und Colitis. Medical Tribune, 11.1.2013, S. 10, Kongressbericht, 7. DGIM-Internisten-Update Seminar, 30.11.–1.12.2012, Wiesbaden

242. Folgen der Fleisch-Lust, Hannes Koch, HNA, 11.1.2013

243. Chen, P., J. Stone et al. (2011), »Anti-cancer effect of pharmacologic ascorbate and its interaction with supplementary parenteral glutathione in preclinical cancer models«, Free Radic Biol Med 51 (3): 681–687.

244. Joseph A. Baur et al.: Resveratrol improves health and survival of mice on a high-calorie diet. Nature 2006; 444: 237–244

245. Ciorba, Matthew A. et al., Lactobacillus probiotic protects intestinal epithelium from radiation injury in a TLR-2/cyclo-oxygenase-2-dependent manner, Okt. 2011, Gut doi: 10.1136/gutjnl-2011-300367

246. Sainz M. Rosa, Reiter J. Russel et al.: Melatonin Reduces Prostate Cancer Cell Growth Leading to Neuroendocrine Differentiation via a Receptor and PKA Independent Mechanism, The Prostate 63: 29–43 (2005)

247. Vortrag Prof. Russel J. Reiter, Dietary Melatonin: Importance for Cancer Inhibition, Seminar des Instituts für Umweltmedizin (IFU), Leitung: K.-D. Runow, 3.5.2008, Bad Emstal

248. Dustin Hoffmann, ZDF Magazin Aspekte, 11.1.2013

249. Alterations of the gut microbiota in high-fat diet mice is strongly linked to oxidative stress. Appl Microbiol Biotechnol. 5.9.2012

250. Newsletter Resveratrol Synergy, Designs for health, ZTEC RVS 01/11

251. Mertens-Talcott SU, Percival SS. Ellagic acid and quercetin interact synergistically with resveratrol in the induction of apoptosis and cause transient cell cycle arrest in human leukemia cells. Cancer lett. 10.2.2005; 218 (2): 141–151

252. K. C. Han, W. C. Wong and Iris F. F. Benzie : Genoprotective effects of green tea (Camellia sinensis) in human subjects: results of a controlled supplementation trial; British Journal of Nutrition Cambridge University Press, 1.9.2010

253. Grüner Tee hält Prostatakrebs auf. Medical Tribune, 18.9.2009; Quelle: Jerry McLarty et al., Cancer Prevention Research; online first

254. Schöne »Miss DC« will sich Brüste abnehmen lassen, Nachrichten. T-online, 12.1.2013

255. Ehrgartner B., Morbus Alzheimer. Nach Jahren Auftrieb für die Aluminiumhypothese. Deutsches Ärzteblatt, Jg. 110, Heft 6, 8.2.2013, A 222

256. Schäfer Lea, Die Schutzfunktion von natürlichen, gemischten Carotinoiden im Kampf gegen Krebs und Herz-Kreislauf-Erkrankungen. Die herausragende Rolle von Lycopin. Neue Wege zur Gesundheit, (NWZG Nr. 40, 12, 2007), www.nwzg.de

257. Döll M., Polyphenole – bioaktive Pflanzenstoffe mit vielseitigem protektiven Potential. Neue Wege zur Gesundheit, (NWZG Nr. 33, 5/2006); www.nwzg.de

258. Maroon Joseph, Longevety and Cancer Prevention, Confronting Cancer as a Chronic Disease, 17. Internat. Symposium on Functional Medicine, 23.5.2010, Carlsbad, California

259. Schäfer Lea, Isoflavone aus Soja und Rotklee in der Krebsprävention, Neue Wege zur Gesundheit Nr. 41, 3, 2008 www.nwzg.de

260. Jyoti, A., Sharma, D., Neuroprotective role of Bacopa monniera extract against aluminum-induced oxidative stress in the hippocampus of rat brain, Neurotoxicology 2006; 27(4): 451–457

261. Tripathi, S. , Mahdi, A. A., Hasan, M. et al., Protective Potential of Bacopa monniera (Brahmi) … Cell Mol Biol, 12.2.2011, 57 (1): 3–15

262. Zschäbitz Stefanie et al., B-Vitamin intakes and incidence of colorectal cancer: Results from the Women's Health Initiative Observational Study Cohort. Am J Clin Nutr, Januar 2013, ajcn. 034736

263. Leiner P., Goldgräberstimmung bei personalisierter Medizin. Ärzte Zeitung, 4.2.2013, S. 9

264. Krebs und demografischer Wandel – eine Herausforderung, Prof. Karen Steindorf, DKFZ, 1.2.2013

265. Krebs immer häufiger Todesursache. Univadis, ein Service von MSD, Presseagentur Gesundheit, 6.2.2013

266. Raatz, C., Krebspatienten: Krafttraining im Fitnesstudio, Ärzte Zeitung, 4.2.2013, S. 6

267. Vetter C., Säureblocker nur bei Indikation verordnen. Medical Tribune, 48 Jg., Nr. 5, 1.2.2013, S. 19

268. Neue Wege zur maßgeschneiderten Antikörpertherapie, Uniklinik Jena, Aktuelle Pressenews, 16.1.2013

269. Die neue Krebs-Medizin, Focus, Nr. 4, 21.1.2013, S. 82

270. Todesursache Kachexie, Leber steuert Auszehrung bei Krebs, Ärzte Zeitung, 16.1.2013, S. 1

271. Strahlentherapie. Frakturen nach Monaten. Praxis Depesche 1/2013, S. 26; Quelle: Rodriguez-Ruiz M.E. et al., Pathological vertebral fracture after stereotactic body radiation therapy for lung metastases. Case report. Radiat Oncol 7 (2012) 50

272. Klohn, A., Plastik vermüllt Nordsee. Tödliche Gefahr für Tiere – Kleinste Partikel gelangen in die Nahrungskette, HNA-Wolfhagen, 4.2.2013

273. Safarinejad M.R. et al., Effects of EPA, Gamma-Linolensäure or Coenzyme Q10 on serum Prostata-specific antigen levels: a randomised, double-blind trial. British Journal of Nutrition, Published online: 30.11.2012

274. Nimptsch K., Rohrmann S. , Linseisen J.; Dietary intake of vitamin K and risk of prostate cancer in the Heidelberg cohort oft he European Prospective Investigation into Cancer and Nutrition (EPIC-Heidelberg); Am J Clin Nutr, April 2008, Bd. 87, Nr. 4, 985–992

275. Gessner C., Tumorkranke machen sich oft falsche Hoffnungen. Medical Tribune, 47. Jg, Nr. 50, 14.12.2012, S. 12

276. Daiichis erstes eigenes Krebsmittel gescheitert. Ärzte Zeitung, 4.10.2012, S. 18

277. Risiko von Hepatotoxizität unter Agomelatin (Valdoxan, Thymanax), Deutsches Ärzteblatt, Jg. 109, H. 43, 26.10.2012, A 2146

278. Selbsttest zeigt: Besser keine Konserven essen. www.feelgreen.de 19.2.2013

279. Immer mehr Patienten mit Krebs. Ärzte Zeitung, 22./23.02.2013

280. Extreme Umweltverschmutzung: China räumt Existenz von Krebsdörfern ein, T-Online Nachrichten, 23.2.2013; Quelle: »Die Presse«, Print-Ausgabe, 25.2.2013

281. Pascoe pharmazeutische Präparate GmbH: Die Vitamin C Hochdosis-Infusionstherapie. 5. Auflage. Gießen 2012

282. HNA Wolfhagen, 15.9.2018

283. Ärzte Zeitung, 29.8.2018, S. 11

284. Medial Tribune, 12.1.2018, S. 8

285. Ärzte Zeitung, 20. /21.7.2018, S. 14

286. Der Hausarzt 15, 2018, S. 42ff.

287. Medical Tribune, 3. November 2017, S. 20

288. MMW (Münchner Medizinische Wochenschrift) – Fortschritte der Medizin,13.2.2018

289. Hunderte Tonnen Plastik gelangen jährlich ins Abwasser, dpa/T-Online, 12.10.2018

290. Medical Tribune, 29.6.2018

291. MMW (Münchner Medizinische Wochenschrift) – Fortschritte der Medizin, 13.11.2014

292. Deutsches Ärzteblatt 27.Juli 2014, A1217

293. Ärzte Zeitung, 19./20. Okt. 2018, Int J Cancer 2018; online 24. September; Leweke FM, Dickeson FB, Yolken RH. Gastrointestinal Inflammation and associated immune activation in schizophrenia, in: Schizophr Res., Juni 2012;138 (1): 48–53

294. Medical Tribune, 29.3.2018, S. 15

295. Der Allgemeinarzt 12, 2018, S. 12

296. Arzt & Wirtschaft, März 2018, Pearson-Stuttgard J et al. Lancet Diabetes Endocrinol 2018; 6: 95–104)

297. Medical Tribune, 8.12.2017, S. 3

298. Ärzte Zeitung 15.1.2018; Lancet Oncol 2018, online 11.1.2018

299. Deutsches Ärzteblatt 16.3.2018, A491

300. CRI scientists discover vitamin C regulates stem cell function and suppresses leukemia development, University of Texas, Children's Medical Center Research Institute, Dallas, 21.8.2017. Außerdem: Malignes Melanom, Preis für Arbeit zu Vitamin C bei Krebs, Ärzte Zeitung, 12.11.2014, S. 8; Front Oncol. 2014; 4: 227

301. *Medical Tribune*, 13. Juli 2018

Register

3-E-Konzept der Functional Medicine 39, 69, 124, 149, 174, 177f., 228
4-R-Programm 224f.

A
Alpha-Liponsäure 59, 138, 155, 163, 178 182, 206f., 212f., 218f., 221f., 227
Antibiotika: übermäßiger Einsatz 142
Antidiabetika 111f.
Antikörper als Therapie 40, 78, 81, 154ff., 161, 164f., 200
Armut 133f.
Arzneimittel als Umweltfaktor 110–119
Arzt als Umweltfaktor 107–110
Aufklärung durch den Arzt 83f.

B
Bewegungsmangel: Einfluss auf Brustkrebs 48f., 136f., 166ff.
Biokost 180
Biowasser 94
Blutanalyse 64, 97, 132, 180ff., 184, 218, 230, 232, 234, 240, 250
Blutdruckmittel 112
Brokkoli: genetische Wirkung 59f., 182, 187
Brustkrebs 13, 33ff., 43f., 48, 106, 124, 128, 138, 147f., 161, 166–173, 184f., 197f., 204, 214, 223
Brustkrebs, Vorsorge 68–71, 75f., 182
Brustkrebsgen 48f., 64, 71, 124, 137, 174ff., 228

C
Chemikalien als Umweltfaktor 49, 51f., 86, 89, 91ff., 95–98, 103f., 106f., 111, 117, 119ff., 169, 207, 228ff., 244
Chemotherapie 24, 27, 30, 32f., 35f., 38, 40, 53, 56, 58, 63, 68, 71, 77, 80–83, 130, 160–163, 167, 170, 185f., 200, 210ff., 217ff., 224, 252f.
Chemotherapie: Therapieunterstützung 216–220
Coenzym-Q10 (Ubiquinol) 59, 119, 138, 155, 163, 173, 206f., 212f., 218, 220ff., 233f., 236
Computertomografie 124
Curcuma: genetische Wirkung 154, 182, 195f., 199, 207, 219, 251

D
Darmbakterien als Krebsrisiko 140ff.
Darmkrebs 55, 66, 71, 75, 78, 83, 93, 113, 128, 130, 132, 134, 136, 139ff., 145, 157, 160, 164ff., 181, 199, 223
Darmtherapie 224–227
Depression 26, 79, 142, 149, 151, 244
Diabetes und Umweltgifte 138
DNA-Schäden 52, 158
Dopingmittel 116f.

E
3-E-Konzept der Functional Medicine 39, 69, 124, 149, 174, 177f., 228
Elektronik als Umweltfaktor 103ff., 109
Entgiftung: 3-E-Konzept 178f., 207
Entgiftung: integrative Krebstherapie 207–223
Entspannung: 3-E-Konzept 223f.
Entzündung durch Umweltgifte 85, 136–143, 150, 165f., 179, 183, 228, 232
Enzym COMT 205, 248–251
Enzyme 80, 104, 200, 204, 222, 225f., 238
Epigenetik 188ff., 207, 247
Ernährung, Einfluss auf Krebsbildung 127–136, 184

Ernährung: 3-E-Konzept 179-206

F
Folsäure 64, 147, 155, 170, 191, 200–206, 218, 220, 222, 233–236, 247, 249
Folsäure: genetische Wirkung 247, 249
Folsäure-Spezialtest 234f.

G
Gadolinium 104f., 109
Gebärmutterhalskrebs 71, 73, 144
Gen-Analysen 247
genetische Stabilität 51, 59, 147, 150, 154f., 163, 170, 173, 188
Genistein: genetische Wirkung 198, 206
Gentherapie 31, 40, 114, 153, 156ff.
Gifte: Risikopotenzial 89
Glutathion 59, 138, 155, 163, 178, 182, 194, 199, 206f., 210–213

H
Handystrahlung 122
Hautkrebs, Früherkennung 73, 101, 122, 166, 199, 203
Heilung: Prognose 77ff., 82f.
HeLa-Zellen 61
Hormonanalyse 115, 122, 214, 241
Hormone als Umweltfaktor 119–122
Hormontherapie bei Brustkrebs 115f., 168f., 250

I
Immuntherapie 58, 81, 155f., 253
Infektionen als Umweltfaktor 144–147
integrative Krebstherapie 207–223, 254
integrative Onkologie 27–30, 36, 254

K
Kachexie (Abmagerung) 181f., 232
Kalorien und Krebs 49ff., 86, 127, 136, 181, 199
komplementäre Therapie 27, 39f., 216, 252, 255
Kosmetika als Umweltfaktor 93, 106f.
Kosmetika und Brustkrebs 107, 169
Krebsdiät 179f.
Krebstherapie, integrative 207–223, 254
Krebsvorläuferzellen 53
Krebszelle 19, 32, 51–55, 60ff., 75, 80, 85, 96, 112, 119, 126, 129, 153–156, 159, 164, 186, 192, 194, 198f., 208ff., 214f.

L
Lycopin: genetische Wirkung 60, 172f., 196f., 206

M
Magenmittel 112f.
Mammografie, Strahlenbelastung 69ff., 124, 169
Mammografie, Nutzen 70
Melatonin (Hormonanalyse) 241ff.
Melatonin 64, 122, 207, 214ff., 218, 221, 223
Metabolisches Syndrom 138, 226
Mikronährstoffe zur präventiven Grundversorgung 222f.
Mikrotubuli und deren Störung 158f.

N
Nährstoffbedarfsanalyse 178, 232
Nährstoffmangel und Brustkrebs 170
Nahrung als Umweltfaktor 126–136

Nahrungsmittel als Umweltfaktor 126–136
Nahrungsmittelunverträglichkeit 182ff., 240
Naturheilmittel als Umweltfaktor 98ff.
Nuklearfaktor (NF-kappaB) 52, 158, 193
Nutriprävention 185–188, 222

O
onkogenes Potenzial (Krebsrisiko) 63, 121
Onkologie, integrative 27–30, 36, 254
Osteocalcin (Vitamin K-Marker) 235

P
Palliativmedizin 24f., 29, 84, 281
Physiotherapie 223
Polyphenole 52, 59f., 155, 188, 191, 194, 198f., 207, 218, 222, 247
Polypille 117f.
Potenzial, onkogenes (Krebsrisiko) 63, 121
Prävention 29, 32ff., 36, 39f., 64, 114, 117, 119, 124, 174f., 177, 181, 185f., 191, 198, 207, 217, 222ff., 228, 236
progressionsfreies Überleben 78–81, 130, 155, 162
Prostatakrebs durch Nahrungsmittel 129, 131
Prostatakrebs 60, 72, 92, 112, 128–131, 171ff., 195, 197, 199, 214, 236
Prostatakrebs, Früherkennung 72
psychoonkologische Betreuung 26
Psychopharmaka 93, 110, 117

Q
Quercetin: genetische Wirkung 199f., 206, 219, 222

R
4-R-Programm 224f.
Rauch/Rauchen als Umweltfaktor 100–103
Resveratrol: genetische Wirkung 50f., 60, 198f., 206, 219, 222
Röntgendiagnostik und Brustkrebs 169

S
Schläferzellen 53, 162
Schlafmittel 22, 113
Schleimhautschädigung 140
Selen 125, 146, 172, 185f., 207, 218, 222, 230f.
Sexualhormone (Hormonanalyse) 241, 244
Sexualhormone 114ff., 244, 248
Sport 28, 30, 32, 35, 38 116, 136, 167, 223f.
Stammzellen 62, 189, 209
Stoffwechselanalyse 232
Strahlenbelastung bei zahnärztlicher Diagnostik 109
Strahlentherapie: Therapieunterstützung 216, 220f.
Strahlung als Umweltfaktor 122–126
Strahlung und Brustkrebs 169
Stress 25ff., 30, 33, 35, 51, 63f., 116, 121, 139, 147, 149–152, 178f., 202, 207, 210, 223, 233, 241, 244f., 247, 255
Stresshormone (Hormonanalyse) 241
Stresshormone 121f., 241, 243, 249
Stuhlanalyse 141f., 226
Sulforaphan/Brokkoli 192ff., 206, 222, 251

T
Tee: genetische Wirkung 99, 119, 191f., 199, 206, 218, 222
Therapie, komplementäre 27, 39f., 216, 252, 255

Therapieunterstützung bei Chemo- und Strahlentherapie 216–223
Tumorstammzellen 62

U
Übergewicht als Umweltfaktor 49, 86, 130, 134, 136, 138, 142, 165–168, 184
Übergewicht: Einfluss auf Brustkrebs 136f., 166f.
Überlebensraten einzelner Krebstherapien 80ff.
Umweltgifte und Entzündung 139
Urinanalyse 121, 139, 228–231
Ursache von Prostatakrebs 172

V
Verdauungsanalyse 64, 143, 145, 147, 178 , 236
Viren 67, 86, 109, 128, 132, 144ff., 237
Vitalstoffe bei Chemo-, Strahlentherapie 218–221
Vitamine 143, 178, 226
Vitamin-C-Hochdosis-Infusion 207–210
Vitamin K (Menaquinon/
Phylloquinon) 172, 235f., 239
Vitaminmangel als Umweltfaktor 147–150
Vorbeugung von Prostatakrebs 172f.
Vorsorge mithilfe sensibler Tiernasen 75f.
Vorsorge-Mythos 68–76

W
Wasser als Umweltfaktor 90–94

Literaturempfehlungen

Krebs

Living Downstream. An Ecologist's Personal Investigation of Cancer and the Environment. Sandra Steingraber, A Merloyd Lawrence Book, Published by Da Capo Press, 2. Auflage, 2010.

The Definitive Guide to Cancer. An Integrative Approach to Prevention, Treatment, and Healing. Lise Alschuler, Gazella K., 3. Auflage, Celestial Arts, USA, 2010, Crown Publishing Group, New York

The Longevity Factor. How Resveratrol and Red Wine Activate Genes for a Longer and Healthier Life. Dr. Joseph Maroon, Atria Books, New York

Krebszellen mögen keine Himbeeren. Nahrungsmittel gegen Krebs. Prof. Richard Béliveau, Dr. Denis Gingras, Mosaik bei Goldmann, 5. Auflage 2010

Die Unsterblichkeit der Henrietta Lacks. Rebecca Skloot. Irisiana Verlag, München, 2010

Checkliste Komplementäre Onkologie. Peter Holzhauer, Uwe Gröber (Hrsg.), Hippokrates Verlag, Stuttgart, 2010

Ernährung

Anständig Essen. Karen Duve, Galiani Verlag, Berlin, 4. Auflage 2011

Tiere essen. Jonathan Safran Foer, Kiepenheuer & Witsch, Köln, 2010

Vegetarisch leben. Vorteile einer fleischlosen Ernährung. Armin Risi, Ronald Zürrer, Govinda Verlag, Zürich, 8. aktualisierte Auflage, Oktober 2008

Essen ohne Sinn und Verstand. Wie die Lebensmittelindustrie uns manipuliert. Brian Wansink; Campus Verlag, Frankfurt am Main, 2008

Fast Food Gesellschaft. Die dunkle Seite von McFood & Co. Eric Schlosser, Riemann Verlag, München, 2002

Stevia. Süßen mit dem Wunderkraut. Brigitte Speck, Fona Verlag, Lenzburg, Schweiz, 2004

Vorsicht Geschmack. Was ist drin in Lebensmitteln? Udo Pollmer, Cornelia Hoicke, Hans-Ulrich Grimm, Hirzel Verlag, 1998

Die Essensfälscher. Was uns die Lebensmittelkonzerne auf die Teller lügen. Thilo Bode, S. Fischer, 2012

The China Study: The Most Comprehensive Study of Nutrition Ever Conducted and the Startling Implication for Diet, Weight Loss, and Long-term Health. T. Colin Campbell, Thomas M. Campbell, Wakefield Press 2007

Vitalstoffe – Orthomolekulare Medizin

Burgersteins Handbuch Nährstoffe. Karl F. Haug Fachbuchverlag, Heidelberg, 10. Auflage, 2002

Handbuch Nähr- und Vitalstoffe. Dieter Henrichs, Constantia Verlag, Leer, 4. Auflage, 2005

Neue Wege zur Gesundheit: Gesundheitsbriefe zur orthomolekularen Medizin. Erscheint viermal jährlich, Constantia Verlag, Leer, www.nwzg.de

Umweltmedizin – Functional Medicine

Laboratory Evaluations For Integrative and Functional Medicine. Richard D. Lord, J. Alexander Bralley, 2. Auflage, 2008, Metametrix Institute, Duluth, Georgia; erhältlich im IFU-Wolfhagen unter info@ifu-wolfhagen.de

Die Pestizidlüge. Wie die Industrie die Gesundheit unserer Kinder aufs Spiel setzt. André Leu, Oekom, München, 2. Auflage 2018.

The Disease Delusion. Conquering the Causes of Chronic Illness for a Healthier, Longer, and Happier Life. Jeffrey S. Bland, Harper Wave, 2015.

The Toxic Solution. How Hidden Poisons in the Air, Water, Food, and Products We Use Are Destroying Our Health – and what we can do to fix it. Joseph Pizzorno, New York, HarperOne, 2017.

Chemical Sensitivity. William J. Rea, Bde. 1–4, Lewis Publishers.

Chemical Sensitivity and Sick-Building Syndrome. Yanagisawa Yukio, Ishikawa Satoshi et al., unter Mitarbeit von K.-D. Runow, CRC Press, 2017.

Super Genes. Deepak Chopra und Rudolph E. Tanzi, Nymphenburger, München, 2016

Klinische Ökologie. Angewandte Umweltmedizin. Klaus-Dietrich Runow; Hippokrates Verlag, Stuttgart, 2. Auflage, 1994.

Gehirn und Nervensystem

Wenn Gifte auf die Nerven gehen. Klaus-Dietrich Runow, Südwest Verlag, 3. Auflage, April 2009

Endstation Gehirn. Die Bedrohung der menschlichen Intelligenz durch die Vergiftung der Umwelt. Christopher Williams, Klett-Cotta, Stuttgart 2003

BrainRecovery.com: Powerful Therapy for Challenging Brain Disorders. David Perlmutter; Perlmutter Health Center, Naples, Florida, USA, 2000

Grain Brain. David Perlmutter. Little, Brown and Company, 1. Auflage, September 2013. Deutsche Ausgabe: **Dumm wie Brot.** Mosaik, Februar 2014

Ernährung und Psyche. Erkenntnisse der Klinischen Ökologie und der Orthomolekularen Psychiatrie (Reihe Ökologische Konzepte 43). Anne Calatin (Hrsg.) unter Mitarbeit von Klaus-Dietrich Runow; 7. Auflage, 2002, Stiftung Ökologie & Landbau (SÖL), Bad Dürkheim

Gastrointestinal Dysregulation: Connections to Chronic Disease – Functional Medicine Monograph (in englischer Sprache) – Galland, Leo; 2008, The Institut for Functional medicine, USA, www.functional-medicine.org; erhältlich im IFU-Wolfhagen unter info@ifu-wolfhagen.de

Feeding the Brain: How Foods affect children. C. Keith Conners; Da Capo Press, New York, 1989

Optimale Ernährung für die Psyche. Patrick Holford; Veda Nutria Verlag, Vorchdorf, Österreich, 2004

The Better Brain Book. David Perlmutter; Riverhead Books, New York, 2004

Coenzym Q10

Energie und Schutz – Coenzym Q10: Fakten und Perspektiven in der Biologie und Medizin. Gian Paolo Littarru; Vertrieb: MSE Pharmazeutika GmbH, Bad Homburg, www.mse-pharma.de

The Coenzyme Q10 Phenomenon: The Breakthrough Nutrient That Helps Combat Heart Disease, Cancer, Aging and More. Stephen T. Sinatra; Keats Publishing Inc., New Canaan, Connecticut, USA, 1998

Hormone – Wechseljahre

Natural Progesteron: The Multiple Roles of a Remarkable Hormone. John R. Lee; BLL Publishing, Sebastopol, California, 9. Auflage, 2004

What Your Doctor May Not Tell You About Menopause. John R. Lee, Warner Books, New York, 2004

Hilfreiche Links

Supplementa
(original amerikanische Nahrungsergänzungen)
www.supplementa.com

Coenzym-Q10-Spezialisten
(Coenzym-Q10-Spezialprodukte)
Dr. Franz Enzmann, Bad Homburg
MSE-Pharma Pharmazeutika GmbH
www.mse-pharma.de

Aubrey Organics
(Naturkosmetik aus den USA)
Alle Produkte sind 100 Prozent natürlich und frei von jeglichen Petrochemikalien. Mit dem Qualitätssiegel für tierversuchsfreie Kosmetik und Toilettenartikel. BDIH geprüfter Naturkosmetik-Hersteller.
www.aubrey-organics.de

Pure Nature
(Produkte und Service für Menschen mit multipler Chemikaliensensibilität)
www.purenature.de

Umweltanalytik
(Raumluft- und Materialanalysen, Luftfilter)
Ingenieurbüro Oetzel
www.umweltanalytik.com

Chemical Sensitivity Network
Netzwerk für chemikaliensensible Patienten
www.csn-deutschland.de

Foodwatch – Die Essensretter
Brunnenstr. 181, 10119 Berlin
Info-Hotline: 030-28093995
www.foodwatch.de

Aktionen – Kampagnen – Politisches

AVAAZ. Die Welt in Aktion. Weltweites Kampagnen- Netzwerk.
www.avaaz.org

Hilfe für Menschen mit Allergien und multipler Chemikaliensensibilität (MCS):
http://www.avaaz.org/de/petition/Umweltkatastrophe_Beschleunigte_Einfuehrung_einer_Behindertengerechten_Uebergangsregelung_fuer_Umwelterkrankte_BUefU/?cfthrdb

• Wasser
Wasser ist ein Menschenrecht. Protest gegen die Privatisierung der Wasserrechte in der EU:
www.right2water.eu/de

DAS BIO-MINERALWASSER <BIOKRISTALL®>
www.bio-mineralwasser.de

• Plastik und Gesundheit
www.plastic-planet.de

• Palliativmedizin
Die kostenfreie iPhone-App »Palliativ-Portal« ermöglicht einen mobilen Zugang zu Informationen für alle Berufsgruppen im Hospiz- und Palliativbereich.

Weitere wichtige Internetseiten

www.umweltmedizin.de
www.gdx.net <Genova Diagnostics>
www.nwzg.de
www.ehcd.com <Prof. Rea, Dallas>
www.csn-deutschland.de
www.microtherapy.info
www.umweltanalytik.com
www.functionalmedicine.org
www.foodwatch.org/de
www.abgespeist.de
www.peta.de
www.tier-wege.at
www.vegetarische-initiative.de
www.vebu.de
www.vegetarismus.ch
www.vegetarier.at
www.ivu.org/german

Anlaufstellen für Diagnostik und Therapie

IFU – Institut für Umweltmedizin
Ärztliche Leitung: Klaus-Dietrich Runow
- Umweltmedizinische Diagnostik und ärztliche Beratung
- US-Analysen (Functional Medicine)
- Entgiftungstherapie (Infusionen) in baubiologisch gestalteten Räumlichkeiten
- Vor- und Nachbehandlung bei Chemo- und Strahlentherapie und Operationen (OnkoTox-Therapie)
- Hochdosis-Vitamin-C-Infusionen

34466 Wolfhagen
Tel: 05692/997790, Fax: 05692/9977922
E-Mail: info@ifu-wolfhagen.de
www.umweltmedizin.org

NEU ab 2019: IFU-Behandlungszentrum für Functional Medicine in der Kleiststr. 1, D-34466 Wolfhagen

Original US-Laboranalysen
Genova Diagnostics (Asheville, NC)
www.gdx.net

Jetzt auch in Deutschland, Österreich und der Schweiz erhältlich über das IFU-Diagnostic Center in Wolfhagen:
www.umweltmedizin.org, Tel: 05692/997790

Environmental Health Center, Dallas
Spezialeinrichtung mit Environmental Care Units (umweltkontrollierten Abteilungen) für Patienten mit multipler Chemikaliensensibilität Leitung: Prof. Dr. William J. Rea
Prof. Rea ist im August 2018 verstorben. Das Zentrum wird weitergeführt.
8345 Walnut Hill Lane, Suite 220, Dallas, Texas 75231, USA
Tel: 001/214/3 68 41 32, www.ehcd.com

Academy for Functional Medicine (AFM) – Fortbildung für Therapeuten
Seit Oktober 2010 hat die europäische Academy for Functional Medicine (AFM) mit der Durchführung von Fachseminaren für Therapeuten begonnen, um ein Netzwerk von AFM-zertifizierten Ärzten aufzubauen. Die Termine entnehmen Sie bitte diesen Internetseiten: www.ifu-afm.de und auch www.umweltmedizin.org
Kontakt: info@ifu-wolfhagen.de

Bildnachweis

Lopomedia, Kassel, Museum für Sepulkralkultur, Kassel: 16; Deutsche Telekom: 17; Klaus-Dietrich Runow, Museum für Sepulkralkultur, Kassel: 18, 20, 21 oben rechts, unten; Museum für Sepulkralkultur: 21 oben links, 23; Getty Images: 41 (2011 Bloomberg), 108 (Shana Novak); Springer/Annals of Surgical Oncology" 2011, April 18 (4)/ Alternative Therapy Used as Primary Treatment for Breast Cancer Negatively Impacts Outcomes: 44; Jeff Miller: 50; Peter Duesberg: 55; Nature Publishing Group/Molecular Systems Biology/Human disease classification in the postgenomic era: A complex systems approach to human pathobiology/Jul 10, 2007/Joseph Loscalzo, Isaac Kohane, Albert-Laszlo Barabasi: 57; Picture Alliance: 58 (dpa); Veronika Moga: 60 (Quelle: Lise Alschuler: The Colorful Adventures of Polyphenolic Flavonids: A Story of Epigenetic Transformation, Integrative Health Care Symposium, New York 2012), 86 (Quelle: Genova Diagnostics, Asheville, USA), 205 (Quelle: Deutsches Ärzteblatt, 15. April 2011, S. 251), 232 (Quelle: Genova); Reinhard Soll: 81 (Quelle: Journal of Clinical Oncology <http://jco.ascopubs.org/> 2012); Klaus-Dietrich Runow: 101, 190, 192; Labor Genova Diagnostics, USA: 102; Pascoe: 150, 209, 212; Mauritius Images/Alamy: 193; Randy Jirtle: 196; Handout Webinar, Curcumin and Epigenetics, InfoMedicaUSA (100): 197; Indian Journal of Pharmaceutical Sciences 2008/70 (4), 445-449: 189; Metametrix: 239 Prof. Russel J. Reiter, Universität San Antonio, Texas, 2007: 215; GUT – BMJ Publishing Group Ltd & British Society of Gastroenterology, 2012; 61: 6 829–838 Published Online First: 24 October 2011 doi:10.1136/gutjnl-2011-300367/ Lactobacillus probiotic protects intestinal epithelium from radiation injury in a TLR-2/cyclo-oxygenase-2-dependent manner: 221; Genova/Metametrix: 229; Genova: 229, 233, 242, 243, 245, 250 Labrix Clinical Services, Clackamas, OR, USA, Jay H. Mead: Estrogen Dominance is really Progesterone Defiency: 234

Dank

Ein schwieriges Thema, eine große Datenflut, ein großer Zeitbedarf.

Ohne die Unterstützung der Familie, von Freunden und Mitarbeiter/innen kann man ein solches Buch über Krebs nicht »nebenbei« schreiben.

Ich danke ganz besonders meiner Frau Hiltrud, meinem Sohn Christian, Enkelsohn Linus und Lisa Biermann sowie Mechthild Brede-Stefani und Karl-Heinz Stefani, Katja Schubert und Nadine Siebert.

Meinem Freund Felix Henrichs danke ich für die wunderbar inspirierende Zusammenarbeit und die gemeinsamen Aktivitäten im Bereich überregionaler Fortbildungsveranstaltungen und auch für die Unterstützung beim Aufbau unserer europäischen Academy for Functional Medicine (AFM).

Durch die freundschaftliche Zusammenarbeit mit Uwe Kleinkauf konnten wir unser Angebot an medizinischen Analysen, die sowohl im Bereich der Prävention als auch der Therapie für unsere Patienten wertvolle Innovationen darstellen, auf internationaler Ebene weiter ausbauen. Bei Familie Kleinkauf möchte ich mich für das Vertrauen und die Unterstützung ganz herzlich bedanken.

Frau Dr. Ute Hünigen danke ich, dass sie sich trotz ihrer schweren Krebserkrankung die Zeit nehmen konnte und auch die Kraft dafür hatte, mir wichtige Anregungen für mein Buch zu geben. Möge sie noch lange einem weiteren Tumorwachstum trotzen und dem Leben viele angenehme Stunden abgewinnen. Gleiches wünsche ich auch meinen Freunden und Mitstreitern Monika Lerche und Dr. Klaus-Michael Weber.

Ich bin sehr glücklich, dass ich stets auf die konstruktive und geduldige Unterstützung von Herrn Dr. Harald Kämmerer und seinem Team vom Südwest Verlag in München zählen darf. Ein ganz besonderes Dankeschön gilt meiner Lektorin, Frau Claudia Lenz, deren Empfehlungen und Korrekturvorschläge ich gerne und dankbar befolgt habe.